Diagnóstico
Genético e Molecular em
Oncologia

DIAGNÓSTICO GENÉTICO E MOLECULAR EM ONCOLOGIA:

156 Perguntas e Respostas
Larissa Fontes Generoso
Camila Guindalini
Sarvier, 1ª edição, 2016

Projeto Gráfico/Produção
CLR Balieiro Editores Ltda.

Revisão
Maria Ofélia da Costa

Capa
Memo Editorial

Impressão/Acabamento
AM Produções Gráficas Ltda.

Direitos Reservados
Nenhuma parte pode ser duplicada ou
reproduzida sem expressa autorização do Editor

sarvier

Sarvier Editora de Livros Médicos Ltda.
Rua dos Chanés 320 – Indianópolis
CEP 04087-031   Telefax (11) 5093-6966
E-mail: sarvier@sarvier.com.br
São Paulo – Brasil

Dados Internacionais de Catalogação na Publicação (CIP)
(Câmara Brasileira do Livro, SP, Brasil)

Generoso, Larissa Fontes
    Diagnóstico genético e molecular em oncologia /
Larissa Fontes Generoso, Camila Guindalini. --
São Paulo : SARVIER, 2016. -- (Coleção 156
perguntas e respostas / organizadora Carmen Paz
Oplustil)

    Vários colaboradores.
    ISBN 978-85-7378-256-1

    1. Biologia molecular 2. Carcinogênese –
Aspectos moleculares 3. Oncologia – Aspectos
moleculares I. Guindalini, Camila. II. Oplustil,
Carmen Paz. III. Título. IV. Série.

	CDD-616.992042
16-07307	NLM-QZ 200

Índices para catálogo sistemático:

1. Oncologia molecular   616.992042

DIAGNÓSTICO
GENÉTICO E MOLECULAR EM
ONCOLOGIA

LARISSA FONTES GENEROSO
CAMILA GUINDALINI

COLEÇÃO

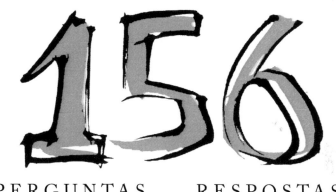

PERGUNTAS e RESPOSTAS

Org. Carmen Paz Oplustil

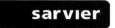

Sarvier Editora de Livros Médicos Ltda.
Rua dos Chanés 320 – Indianópolis
CEP 04087-031   Telefax (11) 5093-6966
E-mail: sarvier@sarvier.com.br
São Paulo – Brasil

Colaboradores

ADRIANO BONALDI
Biólogo, Mestre em Ciências pelo Departamento de Genética e Biologia Evolutiva do Instituto de Biociências da Universidade de São Paulo.

ANA CAROLINA FONSECA
Bióloga, Mestre em Ciências pelo Departamento de Genética e Biologia Evolutiva do Instituto de Biociências da Universidade de São Paulo.

ANA LÚCIA PEREIRA MONTEIRO CATELANI
Bióloga, Especialista em Citogenética Humana, Doutora em Ciências pelo Departamento de Genética e Biologia Evolutiva da Universidade de São Paulo.

ANTONIO ABÍLIO PEREIRA DE SANTA ROSA
Médico, Doutor em Genética pela Universidade Federal do Rio de Janeiro, Especialista em Oncogenética pelo Instituto Nacional do Câncer e pelo City of Hope, Los angeles, EUA.

AURORA MARQUES CIANCIARULLO
Bióloga, Especialista em Microbiologia, Doutora em Biologia Celular e Molecular pelo Instituto Oswaldo Cruz, Pós-Doutorado no German Cancer Research Center – DKFZ, Pesquisadora Científica do Instituto Butantan.

BEATRIZ DOLABELA DE LIMA
Bióloga, Mestre e Doutora em Ciências Biológicas (Genética, Biologia Molecular) pela Universidade de Brasília e Professora Associada na Universidade de Brasília.

BENEDITO MAURO ROSSI

Médico, Especialista em Oncologia/Cirurgia pelo Hospital AC Camargo, Mestre e Doutor em Oncologia. Livre-Docente na Faculdade de Medicina da Universidade de São Paulo (FMUSP) e Orientador de Pós-Graduação no Instituto Sírio Libanês.

BERNARDO GARICOCHEA

Médico, Especialista em Hematologia Oncológica, Doutor em Medicina, Coordenador de Ensino e Pesquisa e da Unidade de Aconselhamento Genético em Oncologia do Hospital Sírio Libanês.

CAMILA DE MOURA EGÍDIO

Bióloga, Doutora em Bioquímica e Biologia Molecular pelo Instituto de Química da Universidade de São Paulo, Especialista em Aplicação de Produtos na Fluidigm Corporation.

CAMILA GUINDALINI

Bióloga, Doutora em Ciências pela Universidade de São Paulo e PhD pela University of London. Especialista em Ciência, Tecnologia, Produção e Inovação na Fundação Oswaldo Cruz.

CARLOS FRANCISCO L. BENEVIDES

Médico, Especialista em Oncologia pela Sociedade Brasileira de Cancerologia, Doutor em Medicina (subárea Oncologia) pela Fundação Antônio Prudente, Professor na Universidade Federal da Bahia.

CARMEN PAZ OPLUSTIL

Biomédica. Mestre em Microbiologia Clínica pelo ICB da USP. Diretora da Formato Clínico e da GC2 – Gestão do Conhecimento Científico.

CYNTHIA DE TOLEDO OSÓRIO

Médica do AC Camargo Cancer Center, Especialista em Anatomia Patológica pela Sociedade Brasileira de Patologia, Doutora em Oncologia pelo AC Camargo Cancer Center.

DANIEL FERNANDES SARAGIOTTO

Especialista em Oncologia Clínica, Médico Assistente da Disciplina de Oncologia Clínica do Instituto de Câncer do Estado de São Paulo, FMUSP.

DANIELE COSTA ABREU

Biomédica, Especialista em Histocompatibilidade, Mestre em Ciências pelo Departamento de Fisiopatologia Clínica e Experimental da Universidade Estadual do Rio de Janeiro.

DEBORAH AZZI NOGUEIRA

Bióloga, doutoranda em Ciências pelo Departamento de Genética e Biologia Evolutiva do Instituto de Biociências da Universidade de São Paulo.

DIRCE MARIA CARRARO

Engenheira Agrônoma, Doutora em Bioquímica pelo Instituto de Química da Universidade de São Paulo, Cientista, Professora e Coordenadora da Divisão Genômica para Diagnósticos do AC Camargo Cancer Center.

DELMAR MUNIZ LOURENÇO

Médico, Especialista em Endocrinologia e Metabologia pela Universidade Federal do Triângulo Mineiro, Doutor em Ciências e Pós-Doutorado pela Faculdade de Medicina da Universidade de São Paulo. Professor Colaborador na Faculdade de Medicina da USP, Médico Assistente no Hospital das Clínicas da FMUSP e do Instituto de Câncer do Estado de São Paulo.

ERIKA LOPES FREITAS

Bióloga, Doutora em Ciências Médicas com ênfase em Genética Médica pela Universidade Estadual de Campinas.

FABIO PIRES DE SOUZA SANTOS

Médico Hematologista no Hospital Israelita Albert Einstein, Especialista em Hematologia pela Universidade de São Paulo, atuou como Clinical Fellow no Departamento de Leucemia do University of Texas MD Anderson Cancer Center.

FATIMA SOLANGE PASINI
Farmacêutica, Mestre e Doutora em Biotecnologia pela Universidade de São Paulo.

FERNANDA DIAS GONZALEZ GUINDALINI
Médica, Radiologista com Residência em Radiologia pela Escola Paulista de Medicina – UNIFESP, Especialização em Radiologia Oncológica pelo Instituto do Câncer do Estado de São Paulo – ICESP-USP, Fellow em Tomografia e Ressonância de Abdome na Northwestern University (Chicago – EUA). Atualmente, Coordenadora Médica da Delfin Imagem de Salvador – BA.

FERNANDA TEIXEIRA DA SILVA BELLUCCO
Doutora em Ciências pelo Departamento de Morfologia e Genética da Universidade Federal de São Paulo. Supervisora do Setor de Medicina Molecular da Associação Fundo de Incentivo à Pesquisa (AFIP).

FERNANDO AUGUSTO SOARES
Médico, Doutor em Patologia Humana pela Faculdade de Medicina de Ribeirão Preto da Universidade de São Paulo, Professor Titular de Patologia Geral da FOUSP e Diretor do Departamento de Anatomia Patológica do AC Camargo Cancer Center.

FERNANDO JANCZUR VELLOSO
Biólogo, Mestre e Doutor em Ciências pelo Departamento de Genética e Biologia Evolutiva do Instituto de Biociências da Universidade de São Paulo.

GUSTAVO LOUREIRO
Médico, Especialista em Hematologia e Doutor em Ciências pela UNIFESP. Assessor Médico no Grupo Fleury.

ISABELA WERNECK DA CUNHA
Médica, Mestre e Doutora em Oncologia, Especialista em Patologia e Professora de Patologia dos Tumores no AC Camargo Cancer Center.

ÍSIDA DE CAMPOS SOUZA

Bióloga, Especialista em Patologia Clínica pela Universidade de Santo Amaro, Mestre em Tecnologia Nuclear pelo IPEN-CNEN/SP, USP, Doutora pelo Instituto de Biociências da USP.

JINHWA LEE

Médica, Especialista em Patologia pelo Hospital das Clínicas da Faculdade de Medicina da USP.

JULIANA DA CRUZ CORRÊA VELLOSO

Bióloga, Mestre em Fisiopatologia Clínica e Experimental pela Universidade do Estado do Rio de Janeiro e Doutora em Ciências pelo Departamento de Genética e Biologia Evolutiva do Instituto de Biociências da Universidade de São Paulo.

LARISSA FONTES GENEROSO

Bióloga. Doutora em Ciências pela Universidade de São Paulo: atua na Área de Pesquisa e Desenvolvimento Farmacêutico e Biotecnológico na GC2 – Gestão do Conhecimento Científico.

LOUISE DE BROT

Médica, Especialista em Anatomia Patológica pelo AC Camargo Cancer Center, Doutora em Ciências pela Fundação Antonio Prudente.

LUCIANA NARDINELLI

Farmacêutica, Doutora em Ciências pela Faculdade de Medicina da Universidade de São Paulo.

LUIS GUSTAVO RAIMUNDO

Médico, Especialista em Patologia Clínica e Medicina Laboratorial pela UNIFESP, Mestre em Oncologia pela FMUSP.

MARCIA DOS SANTOS MARÇAL

Bióloga, Mestre em Imunologia pela Universidade de São Paulo.

MARGARETH FERNANDES

Biomédica, Especialista em Imunologia, Doutora em Hematologia pela Faculdade de Medicina da Universidade de São Paulo, Gerente de Citometria de Fluxo na Beckman Coulter do Brasil.

MARIA DIRLEI BEGNAMI

Médica, Especialista em Anatomia Patológica pela USP de Ribeirão Preto, Mestre e Doutora em Oncologia pela Fundação Antonio Prudente.

MARIA ISABEL WADDINGTON ACHATZ

Médica, Especialista em Genética Médica, Mestre em Oncologia pela Fundação Antonio Prudente e Doutora em Oncologia pela Faculdade de Medicina da USP. Professora da Disciplina Oncogenética e Orientadora de Pós-Graduação da Fundação Antonio Prudente.

MARIA DE LOURDES CHAUFFAILLE

Médica, Especialista em Hematologia e Hemoterapia pela Universidade Estadual de Campinas e em Patologia Clínica pela SBPL/ML, Mestre e Doutora pela Universidade Federal de São Paulo, onde é Livre-Docente.

MARIA DEL PILAR ESTEVEZ DIZ

Médica, Mestre e Doutora em Oncologia Clínica pela Faculdade de Medicina da USP. Diretora Médica Multiespecialidades da Área Clínica e Coordenadora da Oncologia Clínica no Instituto do Câncer do Estado de São Paulo e Médica Assistente no Hospital Sírio Libanês. Professora Colaboradora de Oncologia Clínica na FMUSP.

PATRÍCIA ASHTON-PROLLA

Médica, Especialista em Genética Médica, Doutora em Ciências (Bioquímica) pela Universidade Federal do Rio Grande do Sul (UFRGS). Professora do Núcleo Permanente dos Programas de Pós-Graduação em Genética e Biologia Molecular e Medicina: Clínica Médica da UFRGS.

PAULO VIDAL CAMPREGHER

Médico, Especialista em Hematologia pela UNICAMP e em Patologia Clínica pela Sociedade Brasileira de Patologia Clínica. Pós-Doutorado pelo Fred Hutchinson Research Center (EUA). Atua no Hospital Israelita Albert Einstein e Diretor Médico da Foundation Medicine no Brasil.

PRISCILLA LUBRAICO PEREIRA

Médica, Especialista em Pediatria e Oncologia Pediátria. Atua no Instituto de Tratamento do Câncer Infantil (ITAICI) do Instituto da Criança do HC-FMUSP.

REGINA CÉLIA MINGRONI NETTO

Bióloga, Mestre, Doutora e Livre-Docente em Genética Humana e Professora Associada no Instituto de Biociências da USP.

RICARDO DE GODOI MATTOS FERREIRA

Biólogo, Doutor em Ciências pelo Instituto de Ciências Biomédicas da USP. Pesquisador em Saúde Pública da Fundação Oswaldo Cruz e Professor da Universidade Federal de Rondônia.

RODRIGO DE ALMEIDA TOLEDO

Biólogo, Mestre, Doutor e Especialista em Genética Humana pela Faculdade de Medicina da USP.

RODRIGO GUINDALINI

Médico, Oncologista com Residência em Cancerologia Clínica no Instituto do Câncer do Estado de São Paulo (ICESP), da Faculdade de Medicina da Universidade de São Paulo (FMUSP). Ex-Visiting Scholar no Center for Clinical Cancer Genetics e Residente de Ética Médica no MacLean Center for Clinical Medical Ethics, ambos da Universidade de Chicago – EUA. Atualmente é Oncologista Clínico da CLION (Salvador – BA) e Fundador/Coordenador do Centro de Genética e Prevenção do Câncer do Grupo CAM (Salvador – BA).

RODRIGO VIEIRA RODRIGUES

Biomédico, Doutor em Genética pelo Instituto de Biociências da USP, Diretor Científico do Grupo Investiga Institutos de Pesquisa.

VICTOR PIANA DE ANDRADE

Médico, Especialista em Anatomia Patológica pela Universidade Federal de Minas Gerais, Doutor em Oncologia pela Fundação Antonio Prudente, Pesquisador e Professor no AC.

Dedicatória

Aos nossos filhos, Manuela, Mateus e Marina.

Agradecimentos

A todos os colaboradores, que dedicaram seu precioso tempo e compartilharam seu conhecimento, trazendo conteúdos relevantes que abrilhantam esta obra.

Às nossas famílias, pelo exemplo de vida e pelo apoio incondicional durante toda a nossa formação e a escrita deste livro.

Prefácio

Graças ao esforço de pesquisadores e ao voluntariado de pacientes oncológicos, imensa quantidade de conhecimento sobre a biologia molecular do câncer foi acumulada nas últimas décadas. Atualmente, reconhece-se que a heterogeneidade biológica intra e intertumoral e a variação interpessoal do genoma humano diferenciam a apresentação clínica, prognóstico, resposta tumoral e tolerância ao tratamento para cada paciente e seu respectivo tumor.

Em paralelo, avanços tecnológicos significantes culminaram em metodologias e equipamentos mais acessíveis, viabilizando a universalização da utilização de testes genéticos na prática clínica mesmo fora de grandes centros acadêmicos de países desenvolvidos. Esse cenário abriu o caminho para o início de uma nova era para a prevenção e o tratamento do câncer – a Era da Medicina de Precisão.

A Medicina de Precisão utiliza características individuais do perfil molecular do paciente e do seu tumor, selecionando terapias personalizadas para oferecer o melhor medicamento, com sua dose mais adequada, no momento em que ele será mais eficaz no curso da doença. Com isso, objetiva otimizar os desfechos clínicos e diminuir a toxicidade dos tratamentos.

Medicina de Precisão não é o futuro do tratamento do câncer, é o presente! Para que isso se torne realidade no Brasil, profissionais da área básica precisam trabalhar em equipe com profissionais da área assistencial, diminuindo o espaço que existe entre a bancada do laboratório e a beira do leito do paciente. Conhecimentos básicos sobre todos os processos precisam ser compartilhados por toda a equipe, fazendo com que todos utilizem a mesma linguagem. É justamente para suprir esta necessidade que Camila, Larissa e Carmen tiveram a árdua tarefa de organizar o livro "156 Perguntas e Respostas sobre diagnóstico genético e molecular do câncer", o qual traz uma inestimável contribuição para este campo do conhecimento. Com perguntas diretas e respostas objetivas, o livro foi concebido para ser um guia prático para todos os profissionais da saúde envolvidos no cuidado do paciente com câncer. Nele, os leitores poderão encontrar informações atualizadas, concisas e precisas sobre as dúvidas mais frequentes da oncogenética, familiarizando-se com as novas ferramentas que determinam condutas terapêuticas da medicina personalizada.

Rodrigo Guindalini

Apresentação

O diagnóstico genético e molecular tem sido um importante aliado da prática clínica em oncologia. Pelo fato de o câncer ser uma doença muito heterogênea, a caracterização molecular do tumor pode auxiliar na definição do tratamento personalizado do paciente e no prognóstico da doença. Além disso, o entendimento das bases genéticas de síndromes de predisposição a neoplasias permite o estabelecimento de ações preventivas e de diagnóstico precoce.

Nesse contexto, esta obra se faz relevante por trazer conceitos em genética e biologia molecular e considerações sobre técnicas aplicáveis, infraestrutura laboratorial necessária e controle de qualidade para a realização de testes genéticos e moleculares em oncologia, além de uma variedade de exemplos de sua aplicação na prática clínica, como auxiliar na predição do prognóstico e na escolha do tratamento mais adequado.

Para garantir uma abordagem tão abrangente, contamos com a colaboração de profissionais experientes em diversas áreas de conhecimento no contexto da saúde, como médicos, biomédicos e biólogos, envolvidos na prática clínica, pesquisa, diagnóstico e controle de qualidade em oncologia molecular.

O formato de perguntas e respostas, separadas por temas, permite a consulta de forma rápida, objetiva e prática sobre tópicos de interesse e as referências bibliográficas citadas orientam para uma leitura mais aprofundada no tema.

Boa leitura!

As autoras

Conteúdo

I – INTRODUÇÃO

1. A quem este livro é destinado?.. 3
Larissa Fontes Generoso
Camila Guindalini

2. O que significa medicina de precisão em oncologia?....................... 4
Rodrigo Guindalini
Fernanda Gonzalez Guindalini

II – CONCEITOS EM GENÉTICA E BIOLOGIA MOLECULAR

3. O que é um heredograma? Como construí-lo? 9
Regina Célia Mingroni Netto

4. O que é cariótipo e qual a sua aplicação no diagnóstico do câncer? 12
Ana Lúcia Catelani

5. Como identificar a localização de um determinado gene no genoma?........ 15
Regina Célia Mingroni Netto

6. Como são grafadas as anomalias cromossômicas?...................... 20
Ana Lúcia Catelani

7. Qual o mecanismo de formação dos transcritos ou genes de fusão?............ 23
Danielle Abreu

8. Qual a diferença entre polimorfismo e mutação? 25
Diego Mazzotti

9. Quais as principais nomenclaturas utilizadas para descrever mutações?....... 27
Regina Célia Mingroni Netto

10. O que é epigenética e como seu estudo pode auxiliar no diagnóstico do câncer? 30
Rodrigo Vieira Rodrigues

III – ASPECTOS GENÉTICOS E MOLECULARES DO CÂNCER

11. Como é o processo de desenvolvimento do câncer?.................... 35
Rodrigo Vieira Rodrigues

12. O que são proto-oncogenes, oncogenes e genes supressores de tumor?........ 37
Larissa Fontes Generoso

13. Que tipo de mutações pode ser detectado por exames moleculares?
Qual seu significado clínico em oncologia?... 39
Danielle Abreu

14. Qual a importância dos biomarcadores moleculares em oncologia?............ 41
Rodrigo Guindalini

15. O diagnóstico molecular do câncer pode ajudar na escolha do
tratamento a ser aplicado?... 43
Rodrigo Vieira Rodrigues

16. Qual a diferença entre alterações constitutivas e alterações tumorais
relacionadas ao câncer?... 47
Diego Mazzotti

17. Exames genéticos e moleculares podem predizer a ocorrência de tumores?.... 49
Regina Célia Mingroni Neto

18. Qual a importância do histórico familiar no desenvolvimento do câncer?...... 52
Beatriz Dolabela de Lima

19. Quando o densenvolvimento de um câncer é considerado hereditário
e quando é considerado esporádico?.. 54
Patrícia Ashton Prolla

20. Que tipos de câncer são associados a mutações gênicas herdadas?.............. 56
Larissa Fontes Generoso

21. Em estudos sobre câncer hereditário, o termo penetrância variável
é frequente. Qual o significado deste termo e como aplicá-lo em
dados de incidência de câncer?... 59
Jin Lee

22. Quem deve realizar exame para pesquisa de mutações que predispõem
ao câncer?... 59
Jin Lee

23. Em uma família na qual se suspeita que um câncer hereditário esteja
sendo transmitido quem é a pessoa mais indicada para fazer o primeiro
teste genético?... 61
Benedito Mauro Rossi

24. Quando se deve considerar testar uma criança para um tipo de câncer
hereditário que segrega em sua família?.. 63
Benedito Mauro Rossi

IV – INFRAESTRUTURA LABORATORIAL

25. Quais os requisitos estruturais básicos para a montagem de um
laboratório de diagnóstico molecular?.. 67
Fernanda Bellucco

26. Quais os requisitos estruturais básicos para montagem de um laboratório de citogenética e FISH? 69

Danielle Abreu

V – TÉCNICAS E PROCESSOS

27. O que é patologia molecular? Como esta especialidade pode auxiliar no diagnóstico e no tratamento do câncer? 73

Isabela Werneck da Cunha
Fernando Augusto Soares

28. Que tipos de cuidados devem ser tomados na coleta e preparação de amostras para testes de patologia molecular? 75

Mariana Petacchia de Macedo
Fernando Augusto Soares

29. Que tipo de material biológico pode ser encaminhado para testes genéticos e moleculares em oncologia? 77

Ana Lúcia Catelani

30. Como coletar e armazenar material biológico para testes genéticos e moleculares em oncologia? 79

Camila Guindalini

31. Qual o tempo de estabilidade das amostras utilizadas para diagnóstico molecular e como devem ser transportadas? 81

Fernanda Bellucco

32. Quais as causas comuns de rejeição de amostras clínicas pelo laboratório para o diagnóstico molecular e citogenético em oncologia? 83

Fernanda Bellucco

33. Quais informações básicas devem constar na solicitação médica de um exame molecular? 85

Fernanda Bellucco

34. O que é termo de consentimento informado? Por que ele deve ser utilizado no diagnóstico genético? 86

Fernanda Bellucco

35. Quem pode ter acesso ao resultado do teste genético de um determinado paciente? 88

Camila Guindalini

36. Quais informações devem estar contempladas nos laudos dos testes genéticos e moleculares? 90

Camila Guindalini

37. As técnicas de amplificação de DNA são muito sensíveis a contaminações. Como evitá-las? 92

Camila de Moura Egídio

38. Como avaliar se a amostra biológica coletada possui DNA ou RNA de qualidade para análise molecular? 96

Camila de Moura Egídio

39. Qual a diferença entre PCR, RT-PCR e qRT-PCR? Como essas técnicas se aplicam ao diagnóstico/prognóstico do câncer? 100
  Camila de Moura Egídio

40. Como a técnica de imuno-histoquímica auxilia no diagnóstico do câncer? 104
  Maria Dirlei Begnami
  Fernando Augusto Soares

41. Qual é a aplicação da citometria de fluxo no diagnóstico de neoplasias hematológicas? 106
  Margareth Fernandes

42. Quais os critérios utilizados na classificação das neoplasias hematológicas por citometria de fluxo? 109
  Margareth Fernandes

43. Qual a diferença entre as técnicas de *microarray* e CGH-*array* (hibridização comparativa de genomas)? 113
  Erika Freitas

44. Qual a importância das metodologias de *microarray* e hibridização comparativa de genomas (CGH-*array*) na identificação de biomarcadores moleculares? 114
  Erika Freitas

45. Existem testes moleculares disponíveis para a análise de padrões de expressão gênica em tumores? 116
  Diego Mazzotti

46. De que forma as metodologias de SNP-*array* e CGH-*array* podem ser utilizadas para o estudo de mosaicismo e perda de heterozigosidade no câncer? 118
  Diego Mazzotti

47. O que é *next generation sequencing* (NGS) e qual sua importância para o estudo molecular das neoplasias? 120
  Jin Lee

48. O que deve ser considerado na escolha entre o sequenciamento de um único gene, um painel contendo os genes mais frequentemente mutados ou a realização do exoma completo em determinada patologia? 122
  Jin Lee

49. Qual a importância da bioinformática na análise e interpretação dos resultados moleculares? 124
  Ricardo Ferreira

50. Quais são os bancos de dados atualmente utilizados para auxiliar na interpretação clínica das alterações moleculares encontradas no estudo da predisposição genética ao câncer? 126
  Fátima Pasini

VI – CONTROLE DE QUALIDADE

51. Quais as certificações e acreditações aplicáveis a laboratórios de diagnóstico genético e molecular em oncologia?.. 131
Camila Guindalini

52. O que é controle externo de qualidade e como ele deve ser utilizado em exames moleculares?.. 133
Camila Guindalini

53. Quais qualificações são requeridas para os profissionais que assinam os laudos de diagnóstico genético e molecular sobre o câncer? Existe legislação a esse respeito? 135
Danielle Abreu

54. A análise do cariótipo demanda muita prática do analista. É possível fazer controle de qualidade deste exame?... 137
Maria de Lourdes Chauffaille

55. Quais os controles aplicáveis aos testes de hibridização *in situ* fluorescente (FISH)?... 139
Maria de Lourdes Chauffaille

56. O que são controles internos de qualidade utilizados nas diferentes metodologias moleculares?.. 141
Danielle Abreu

57. Quais os requisitos analisados na validação de exames utilizando a reação em cadeia da polimerase (PCR)? 143
Diego Mazzotti

58. Como validar ensaios de PCR qualitativos em tempo real? 145
Fátima Pasini

59. Como validar testes baseados em sequenciamento de DNA? 146
Fátima Pasini

60. Como garantir a qualidade dos ensaios de citometria de fluxo (CF) para caracterização de neoplasias hematológicas? 147
Margareth Fernandes

61. No caso da análise de mutações presentes no tumor do paciente, que tipos de cuidados devem ser realizados para evitar contaminações com células normais?.. 149
Louise de Brot
Fernando Augusto Soares

62. Existem *kits* diagnósticos e controles internos comerciais em oncologia molecular válidos no mercado nacional? 151
Larissa Fontes Generoso

VII – TUMORES SÓLIDOS

CÂNCER HEREDITÁRIO

– CÂNCER DE MAMA E OVÁRIO

63. Quais alterações nos genes *BRCA1* e *BRCA2* podem estar envolvidas no câncer de mama e ovário hereditário?..... 157
Dirce Maria Carraro

64. Além dos genes *BRCA1* e *BRCA2*, quais outros genes podem estar associados com o desenvolvimento de câncer de mama e ovário? 159
Dirce Maria Carraro

65. Qual o significado clínico de mutações nos genes *BRCA1* e *BRCA2* em homens? 160
Maria Del Pilar Estevez Diz

66. Quais são os principais bancos de dados para consulta do significado clínico das mutações encontradas nos genes *BRCA1* e *BRCA2*? 162
Camila Guindalini

67. O que são variantes desconhecidas de um gene ligado ao câncer de mama? Qual o significado clínico desse achado?..... 165
Dirce Maria Carraro

68. O que é câncer de mama triplo negativo? E como esse achado pode influenciar o prognóstico do paciente? 167
Maria Del Pilar Estevez Diz

69. Quais são as indicações clínicas para se realizar a pesquisa de mutações no gene *CHEK2* na investigação de suscetibilidade genética ao câncer de mama? 169
Maria Del Pilar Estevez Diz

– OUTROS TUMORES

70. Quais características clínicas são sugestivas de neoplasia endócrina do tipo 1 e qual exame molecular pode auxiliar no diagnóstico? 173
Rodrigo de Almeida Toledo
Delmar Muniz Lourenço Junior

71. Qual a relação entre as mutações no gene *RET* e os fenótipos das neoplasias endócrinas múltiplas tipo 2?..... 175
Rodrigo de Almeida Toledo
Delmar Muniz Lourenço Junior

72. Além dos genes *RET* e *MEN1*, quais outros genes podem ser pesquisados no caso das neoplasias endócrinas múltiplas? 178
Rodrigo de Almeida Toledo
Delmar Muniz Lourenço Junior

73. Como podem ser classificadas as síndromes de câncer colorretal hereditário e de que forma os genes atualmente reconhecidos podem auxiliar na identificação de pacientes de risco?... 179
Benedito Mauro Rossi

74. Como deve ser realizado o diagnóstico molecular de pacientes e familiares com predisposição genética ao câncer colorretal não poliposo? 182
Antônio Abílio Soares

75. Qual a importância da pesquisa de mutações no gene *RB1* para o prognóstico de pacientes com retinoblastoma? 184
Patrícia Ashton Prolla

76. Como o diagnóstico molecular pode auxiliar pacientes e famílias com a doença de von Hippel-Lindau?... 186
Antônio Abílio Soares

77. O que é síndrome de Li-Fraumeni e qual a importância do diagnóstico molecular para pacientes e familiares em risco?... 188
Maria Isabel Achatz
Karina Miranda Santiago

78. Quais genes podem ser atualmente pesquisados para o diagnóstico de melanoma familial? 190
Bernardo Garicochea

79. O que é xeroderma pigmentoso e como devem ser conduzidos o diagnóstico molecular e o aconselhamento genético dessa condição? 193
Maria Isabel Achatz
Karina Miranda Santiago

80. A mutação germinativa do gene *CDH1* predispõe a quais tipos de câncer hereditário? 195
Marcia Marçal

81. Como deve ser realizada a avaliação de risco e aconselhamento genético de pacientes com suspeita de câncer gástrico difuso hereditário?...... 196
Antônio Abílio Soares

82. Quais genes são atualmente reconhecidos como associados ao câncer de pâncreas familial? 198
Patrícia Ashton Prolla

83. Quais genes podem ser pesquisados para detecção de predisposição genética ao câncer renal?... 199
Deborah Azzi Nogueira

84. Quais genes estão associados à suscetibilidade ao câncer de próstata? 201
Deborah Azzi Nogueira

85. Mutações no gene *APC* podem estar associadas ao desenvolvimento de quais tumores?... 203
Deborah Azzi Nogueira

Indicação de Tratamento

86. A presença do receptor HER2/neu em tumores de mama é indicador de elegibilidade para qual tratamento? 207
Larissa Fontes Generoso

87. Qual a importância da pesquisa por mutações no gene *EGFR* nos pacientes com câncer de pulmão de não pequenas células (CPNPC) metastático? 208
Daniel Fernandes Saragiotto

88. Por que é recomendado o teste do gene *ALK* por FISH, juntamente com o teste de mutações do gene *EGFR*, em câncer de pulmão de não pequenas células (CPNPC)? 209
Larissa Fontes Generoso

89. Qual a importância da identificação de rearranjos do gene *ROS1* para o tratamento de câncer de pulmão de não pequenas células (CPNPC)? 211
Rodrigo Guindalini
Fernanda Gonzalez Guindalini

90. Quais os testes moleculares recomendados em casos de CPNPC resistentes ao tratamento com inibidores de tirosina quinase direcionados à EGFR? 213
Larissa Fontes Generoso

91. Quais as alterações moleculares identificadas até o momento para câncer de pulmão de não pequenas células subtipo carcinoma de células escamosas e câncer de pulmão de pequenas células? 215
Rodrigo Guindalini
Fernanda Gonzalez Guindalini

92. De que maneira o resultado da pesquisa de mutações nos genes *KRAS* e *BRAF* influencia diretamente a escolha do tratamento de pacientes com câncer colorretal? 217
Carlos Benevides

93. O que significam os termos RAS ou all-RAS na resposta ao tratamento de câncer colorretal metastático à terapia direcionada à EGFR? 219
Daniel Fernandes Saragiotto

94. Qual a relevância da mutação ativadora V600E do gene *BRAF* para o tratamento do melanoma? 221
Rodrigo Guindalini

95. De que maneira mutações no gene *PTEN* podem indicar prognóstico e ajudar na escolha da terapia-alvo em tumores de mama e endometriais? 223
Larissa Fontes Generoso

96. Qual a importância do polimorfismo no gene *UGT1A1* no tratamento de cânceres gastrintestinais? 224
Camila Guindalini

97. Por que pesquisar alterações moleculares no gene da enzima tiopurina metiltransferase (TPMT)? 226
Camila Guindalini

Auxílio no Diagnóstico e Prognóstico

98. A amplificação do gene N-MYC em neuroblastomas é indicativa de qual prognóstico? 231
Marcia Marçal

99. Qual a relevância de se estudar a metilação do promotor do gene *MGMT* no glioblastoma? 232
Camila Guindalini

100. Nos oligodendrogliomas, como a pesquisa de deleções 1p e 19q auxilia no diagnóstico e prognóstico? 234
Erika Freitas

101. Qual a importância clínica da pesquisa de mutação nos genes *GNA11* e *GNAQ* no prognóstico de pacientes com melanoma? 236
Carlos Benevides

102. Qual a importância da identificação de mutações no gene *PDGFRA* em tumores estromais gastrintestinais? 238
Camila Guindalini

103. Como a pesquisa por mutações de ponto no gene *KIT* pode auxiliar no diagnóstico e na escolha de terapia em tumores estromais gastrintestinais? 240
Camila Guindalini

104. Mutações no gene *PIK3CA* foram identificadas em diversos tipos de tumores. Qual é o significado clínico da presença dessas alterações? 242
Camila Guindalini

105. Qual a importância clínica da perda de heterozigosidade no braço longo do cromossomo 18? 244
Larissa Fontes Generoso

106. Mutações somáticas no gene *TP53* estão associadas a vários tipos de câncer. Por quê? 246
Juliana Correa

107. Qual a importância de se estudar a expressão dos receptores de estrogênio e progesterona em tumores de mama utilizando imuno-histoquímica? 248
Cynthia Aparecida Bueno de Toledo Osório
Victor Piana de Andrade
Fernando Augusto Soares

108. A mutação somática C134W no gene *FOXL2* é considerada um marcador de que tipo de neoplasia ovariana? 251
Camila Guindalini

109. Qual a importância da investigação da amplificação do gene *MDM2* para o diagnóstico de lipossarcoma? 252

Juliana Correa

110. O que é tumor de Wilms e qual a situação atual do diagnóstico molecular da doença? 254

Dirce Maria Carraro

111. Quais marcadores moleculares podem ser pesquisados para definição da conduta clínica em casos de aspirados tireoidianos com citologia indeterminada? 256

Larissa Fontes Generoso

112. Qual a importância clínica da pesquisa de mutações do gene *BRAF* em casos de carcinoma papilífero de tireoide? 258

Carlos Benevides

113. O gene *GNAS* pode estar mutado, superexpresso ou amplificado em uma série de doenças, incluindo algumas neoplasias. Por que é importante se investigar alterações moleculares nesse gene? 260

Larissa Fontes Generoso

114. Existe correlação entre as características histológicas de tumores de pâncreas e mutações genéticas? 262

Larissa Fontes Generoso

115. Quais alterações são características das diferentes lesões císticas do pâncreas? 263

Larissa Fontes Generoso

116. Quais alterações estão presentes em adenocarcinoma ductal de pâncreas, tumor neuroendócrino de pâncreas, carcinoma de células acinares e pancreatoblastoma? 266

Larissa Fontes Generoso

117. Quais os desafios atuais para o desenvolvimento de um painel analítico para a caracterização de carcinomas de células escamosas de cabeça e pescoço? 267

Rodrigo Vieira Rodrigues

VIII – TUMORES HEMATOLÓGICOS

LEUCEMIAS MIELOIDES AGUDAS E CRÔNICAS

118. Qual a importância da análise das alterações cromossômicas em hematologia oncológica? 273

Ana Carolina Fonseca
Priscila Lubraico

119. O que é cromossomo Philadelphia e qual sua importância na leucemia mieloide crônica? 275

Luciana Nardineli

120. Quais as indicações para análise de mutações no domínio quinase *ABL1* na leucemia mieloide crônica (LMC)?.. 276
　Luciana Nardineli

121. O cromossomo Philadelphia está presente apenas nas leucemias mieloides crônicas?.. 277
　Luciana Nardineli

122. Qual a principal diferença entre as metodologias disponíveis para a detecção do cromossomo Philadelphia? 278
　Maria de Lourdes Chauffaille

123. Quais são as alterações moleculares mais frequentes na leucemia mieloide aguda (LMA)?... 281
　Beatriz Dolabela

124. Em que casos de leucemia mieloide aguda é recomendada a pesquisa de mutações do gene *FLT3*?.. 283
　Paulo Vidal Campregher

125. Qual a importância prognóstica da presença de mutações no gene *NPM1* em pacientes com LMAs?.. 285
　Luis Gustavo Raimundo

126. O gene de fusão *CBFB/MYH11*, associado à Inv(16)(p13.1q22), é encontrado em 5 a 8% dos casos de LMA. Como o exame quantitativo do transcrito pode auxiliar no diagnóstico? 287
　Luis Gustavo Raimundo

127. De que maneira mutações somáticas no gene *DNMT3A* podem estar associadas ao prognóstico das LMAs?... 289
　Luis Gustavo Raimundo

128. Por que é indicado pesquisar mutações no éxon 17 do gene *KIT* em leucemias mieloides agudas (LMAs)? 291
　Luis Gustavo Raimundo

129. Mutações nos genes *IDH1* e *IDH2* são indicativas de qual prognóstico em leucemia mieloide aguda e tumores da glia?.................. 293
　Luis Gustavo Raimundo

130. Que tipo de deleção é observada na síndrome hipereosinofílica crônica/leucemia eosinofílica? 295
　Luis Gustavo Raimundo

131. Qual o significado clínico da detecção do transcrito da fusão *RUNX1-RUNX1T1* (AML1-ETO), resultante da translocação cromossômica t(8;21)(q22;q22)? 296
　Paulo Vidal Campregher

132. Quais exames moleculares podem ser utilizados no monitoramento pós-transplante de medula óssea?.. 297
　Gustavo Loureiro

LEUCEMIAS LINFOIDES AGUDAS E CRÔNICAS

133. Quais as principais alterações moleculares encontradas na leucemia linfoide aguda (LLA) em adultos? 301

Juliana Corrêa

134. Quais as principais alterações moleculares encontradas na LLA em crianças? 303

Priscilla Lubraico

135. Qual a relevância prognóstica das translocações envolvendo o lócus do gene *IGH* para leucemias linfoides agudas (LLA)? 305

Ana Carolina Fonseca

136. Quais as principais alterações moleculares encontradas na leucemia linfocítica crônica? 306

Adriano Bonaldi

IX – LINFOMAS

137. Nos casos de leucemias linfoides crônicas, que testes moleculares podem ser utilizados para direcionar o tratamento? 313

Gustavo Loureiro

138. Como pode ser diagnosticado e acompanhado com exames moleculares o linfoma de células do manto? 315

Isida Souza

139. Qual a importância clínica da detecção da translocação t(14;18)(q32;q21) *IGH/BCL2* no diagnóstico de linfomas foliculares e linfoma difuso de grandes células B? 317

Isida Souza

140. Quais rearranjos cromossômicos estão presentes no linfoma de Burkitt e qual a relevância clínica para o prognóstico dessa neoplasia? 319

Isida Souza

141. Qual exame pode ser utilizado para predizer a resistência ao tratamento de erradicação do *Helicobacter pylori* em linfoma gástrico do tipo MALT? 321

Isida Souza

142. Quais as aplicações clínicas da pesquisa de clonalidade de células sanguíneas B e T? 323

Gustavo Loureiro

143. Qual a relevância clínica da detecção da mutação L265P do gene *MYD88* como uma ferramenta complementar no diagnóstico de subclasses de doenças linfoproliferativas de células B? 325

Bernardo Garicochea

144. Qual gene de fusão pode ser encontrado na síndrome hipereosinofílica e na doença sistêmica de mastócitos? 328
Adriano Bonaldi

X – DOENÇAS MIELOPROLIFERATIVAS/ SÍNDROME MIELODISPLÁSICA

145. Por que o teste da mutação V617F do gene *JAK2* é um importante critério diagnóstico para as doenças mieloproliferativas crônicas? 333
Paulo Vidal Campregher

146. Quando é indicado pesquisar a presença da mutação W515L e W515K no gene *MPL*? 335
Fabio Santos

147. Quando se deve pesquisar por mutações no gene *CALR* em casos de mielofibrose primária e trombocitemia essencial? 337
Fabio Santos

148. A translocação t(5;12), causando a fusão dos genes *ETV6* e *PDGFBR*, está associada a quais doenças? 339
Ana Carolina Fonseca

149. Qual a translocação cromossômica de maior frequência presente nos casos de leucemia promielocítica aguda? 341
Fabio Santos

150. Por que o gene *GATA1* deve ser pesquisado em crianças com síndrome de Down (SD) portadoras de doença mieloproliferativa transitória (DMT) ou leucemia mieloide aguda (LMA)? 343
Beatriz Dolabela de Lima

151. Quais são as alterações moleculares mais frequentes na síndrome mielodisplásica (SMD)? 345
Fernando Janczur Velloso

XI – MIELOMA MÚLTIPLO

152. Como prever e orientar o tratamento de mieloma múltiplo com base na pesquisa da deleção 13q14? 351
Fernando Janczur Velloso

153. Que outras alterações cromossômicas estão associadas ao prognóstico de mieloma múltiplo? 353
Fernando Janczur Velloso

XII – HPV E CÂNCER

154. Como as infecções por HPV podem originar câncer do colo uterino? 357
Aurora Marques Cianciarullo

155. Quais são as indicações clínicas para a pesquisa da presença de RNA mensageiro da oncoproteína E6/E7 do vírus HPV? 361
Aurora Marques Cianciarullo

156. As infecções por HPV podem originar somente câncer de colo uterino? 365
Aurora Marques Cianciarullo

I

INTRODUÇÃO

1 A quem este livro é destinado?

Larissa Fontes Generoso
Camila Guindalini

Este livro é destinado a uma variedade de profissionais e estudantes da área da saúde, como medicina, enfermagem, biomedicina, ciências farmacêuticas, biologia, e demais áreas de conhecimento em saúde, que poderão se familiarizar com termos, técnicas e aplicações do diagnóstico genético e molecular em oncologia, pois inclui desde conceitos em genética e biologia molecular até indicações clínicas dos testes e consequências para o prognóstico e tratamento do câncer, passando por informações sobre os requisitos básicos dos laboratórios e até mesmo validação de testes diagnósticos.

O conteúdo deste livro foi fruto de uma união de esforços que incluiu profissionais das mais diversas formações, e o formato de perguntas e respostas permite que esta seja uma obra útil, tanto para consulta de conceitos quanto para respostas rápidas às perguntas que surgem no dia a dia dos profissionais da saúde relacionados a pesquisa, diagnóstico e tratamento do câncer.

Boa leitura!

2 O que significa medicina de precisão em oncologia?

Rodrigo Guindalini
Fernanda Gonzalez Guindalini

Medicina de precisão em oncologia pode ser compreendida como uma terapia personalizada para melhorar os desfechos clínicos e diminuir a toxicidade dos tratamentos aplicados, a partir do conhecimento detalhado do perfil genômico do paciente e do seu tumor.

Em relação ao paciente, a terapia individualizada pode basear-se na detecção de mutações germinativas com características prognósticas e/ou preditivas, e também na obtenção de informações genéticas que influenciam no perfil de metabolização de fármacos. Com isso, a partir de maior conhecimento acerca das características moleculares do paciente, o manejo clínico passa a ser personalizado, seja pela escolha mais acertada de um medicamento, seja pela adequação da dose terapêutica.

Em relação ao tumor, os avanços tecnológicos tornaram viável a caracterização molecular cada vez mais detalhada das neoplasias. A partir da identificação de biomarcadores moleculares encontrados especificamente na lesão do paciente, pode-se refinar a classificação tumoral e individualizar o tratamento, direcionando-o para alvos moleculares encontrados nesse paciente. Tais tratamentos direcionados são chamados de terapias alvomolecular.

Dessa forma, a finalidade da Medicina de Precisão é individualizar as condutas terapêuticas, na tentativa de oferecer o tipo e a dose de fármaco mais adequado para cada paciente. Entretanto, apesar de revolucionária e muito promissora, a era da medicina de precisão na oncologia está apenas iniciando. A complexidade e heterogeneidade da evolução tumoral, a ausência de medicamentos eficazes capazes de atuar na maioria das alterações moleculares, a necessidade da racionalização dos custos e algumas limitações técnicas dos testes moleculares figuram como os principais desafios que precisam ser superados até a utilização da medicina de precisão de forma plena na prática clínica.

Bilbiografia Consultada

GARRAWAY LA; VERWEIJ J; BALLMAN KV. Precision oncology: an overview. J Clin Oncol. 2013;31(15):1803-5.

MENDELSOHN J. Personalizing oncology: perspectives and prospects. J Clin Oncol. 2013;31(15):1904-11.

II

Conceitos em Genética e Biologia Molecular

3 O que é um heredograma? Como construí-lo?

Regina Célia Mingroni Netto

O heredograma é uma representação gráfica das relações de parentesco entre indivíduos, ou seja, da história genealógica de uma família. Os termos genealogia e *pedigree* são frequentemente usados como sinônimos do termo heredograma. A construção de um heredograma é muito importante quando se investiga a ocorrência de uma doença que se suspeita ser genética em certa família, para se tentar definir qual o seu padrão de herança. A construção do heredograma é uma atividade de rotina em serviços de aconselhamento genético, processo que frequentemente se inicia com a anamnese genética, durante a qual são feitas várias perguntas sobre a constituição da família do consulente e sobre os quadros clínicos apresentados pelos seus parentes. Com base nessas informações e em um conjunto de convenções gráficas, é desenhado o heredograma, que fica registrado no prontuário do paciente.

As principais convenções para a construção de um heredograma são praticamente universais e constam nos bons livros-texto de genética. Alguns símbolos gráficos usados não são necessariamente universais. Por isso, é fundamental que o heredograma tenha boa legenda, para que não se deixe dúvida sobre o significado de alguns dos sinais utilizados por quem o desenhou. A numeração das gerações representadas nos heredogramas é recomendada, assim como a numeração dos indivíduos de cada geração, especialmente nas famílias grandes. A numeração é também obrigatória nos artigos científicos, para facilitar a descrição das observações feitas sobre cada indivíduo da família representada. Os principais símbolos utilizados em um heredograma são os apresentados na figura 1, e um exemplo de um heredograma típico está representado na figura 2.

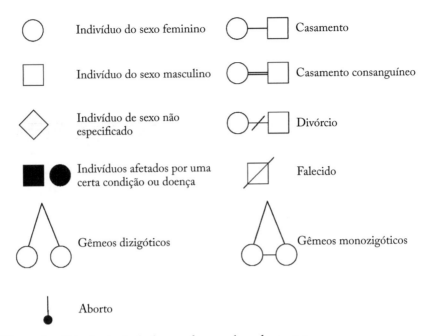

Figura 1 – Principais símbolos usados nos heredogramas.

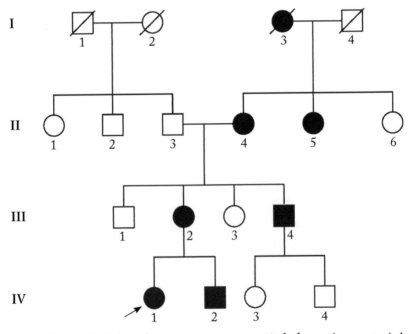

Figura 2 – Exemplo de heredograma, com os seus símbolos mais característicos, as gerações e os indivíduos adequadamente numerados.

Bibliografia Consultada

BENNETT RL et al. Standardized human pedigree nomenclature: update and assessment of the recommendations of the National Society of Genetic Counselors. J Genet Counsel. 2008;17:424-33.

NUSSBAUM RL et al. Thompson & Thompson Genetics in Medicine. 7th ed. Philadelphia PA: Saunders Elsevier, 2007.

OTTO PA; MINGRONI-NETTO RC; OTTO PG. Genética Médica. Editora Roca Ltda. 2013.

4 O que é cariótipo e qual a sua aplicação no diagnóstico do câncer?

Ana Lúcia Catelani

O cariótipo é o estudo da constituição genética nuclear de uma célula, por meio de estruturas denominadas cromossomos que, devido ao grau de compactação e/ou organização, são mais bem estudados em metáfases mitóticas ou meióticas. Nessa fase do ciclo celular é possível, após algumas etapas de preparações e coloração, realizar o pareamento dos cromossomos, identificando cada par de homólogos com base no tamanho, posição do centrômero e o padrão de bandas. Para melhor compreensão se faz necessário descrever como foram desenvolvidos os métodos da citogenética clássica que permitiram identificar as estruturas e as informações presentes nesses cromossomos, os quais muito ainda têm a contribuir para o conhecimento de processos biológicos relacionados a muitas doenças humanas, em especial ao câncer.

A Citogenética Humana teve início com os trabalhos de Arnold em 1879 e Fleming em 1882, que primeiramente observaram cromossomos mitóticos humanos. A partir daí surgiram vários trabalhos com estimativas quanto ao número de cromossomos humanos. Em 1956, Tjio e Levan descreveram 46 como o número cromossômico em fibroblastos de pulmão, após superarem as dificuldades técnicas de se obter preparações cromossômicas melhores com o uso de solução hipotônica e adição da colchicina, uma substância química que bloqueia as células em metáfase, permitindo maior número de células em divisão para a análise. É a partir daí que ocorre o grande avanço da citogenética clínica com relatos dos primeiros cariótipos humanos anormais. Em 1960, Nowell descobriu que a fito-hemaglutinina (PHA) estimulava a divisão de linfócitos em cultura. Esse achado adicional permitiu a Moorhead et al. descreverem o método de preparação de cromossomos combinando culturas de linfócitos usando PHA, colchicina e solução hipotônica, tendo como resultado maior número de células em metáfase e maior espalhamento dos cromossomos, seguido por fixação com metanol-ácido acético.

Em 1968, Caspersson et al. demonstraram que cada cromossomo apresentava um padrão distinto de bandas após a coloração fluorescente com quinacrina mostarda (banda Q). Outros métodos, para a obtenção de bandas, foram descritos subsequentemente. A banda G, em que emprega digestão com tripsina seguida de coloração com Giemsa, não requer fluorescência e é o procedimento mais usado em diagnóstico clínico até hoje. As bandas R (reversas) são decorrentes de uma desnaturação controlada por aquecimento e têm o padrão "negativo" da banda G (banda escura em vez de clara, e vice-versa). As bandas C revelam a presença de heterocromatina constitutiva e estão situadas, sobretudo, nas regiões pericentroméricas dos cromossomos humanos, mais acentuadamente na região pericentromérica dos cromossomos 1, 9, 16 e braço longo do cromossomo Y. As bandas T (teloméricas) evidenciam as regiões teloméricas dos cromossomos. Em 1981, Yunis descreveu um método para estudar os cromossomos humanos com alta resolução (ao redor de 2.000 bandas), usando preparações prometafásicas, quando os cromossomos estão apenas na fase inicial de condensação, permitindo descrever anormalidades raras e sutis do genoma humano.

Esses avanços permitiram caracterizar alterações citogenéticas associadas às neoplasias. O exemplo clássico é o cromossomo *Philadelphia*, descrito em 1960 por Nowell e Hungerford, que o descreveram como um "cromossomo minuto" em leucemia mieloide crônica (LMC) e demonstrado por Rowley em 1973 ser resultante da translocação entre os cromossomos 9 e 22.

Desde então, a citogenética ganhou um papel importante na identificação de alterações cromossômicas recorrentes características de diversos tipos de câncer. São inúmeras as alterações citogenéticas demonstradas como sendo específicas de algumas neoplasias, como nas leucemias, mielomas e linfomas definindo diferentes subtipos e, também de outros tumores, disponíveis em banco de dados de Mitelman.

A realização do cariótipo onco-hematológico como rotina laboratorial tem permitido definir qual(is) a(s) alteração(ões) cromossômica(s) está(ão) presente(s) ao diagnóstico, cujos achados são correlacionados com outros dados como os da morfologia, imunofenotipagem e anatomopatológico. Além disso, serve de base para a realização de outros estudos aplicando-se outras metodologias para detectar alterações cromossômicas crípticas ou genômicas ao estudo da citogenética do câncer, como a hibridização *in situ* por fluorescência (FISH), a reação em cadeia da polimerase (PCR), os microarranjos baseados na hibridização genômica comparativa (*a*CGH), os arranjos de SNPs (polimorfismo de único nucleotídeo) e o sequenciamento de próxima geração (NGS). As informações geradas por essas pesquisas são mais bem interpretadas, além de confirmarem e/ou complementarem a detecção de rearranjos cromossômicos não perceptíveis pela resolução do cariótipo.

Portanto, o cariótipo ainda é uma ferramenta fundamental ao diagnóstico para evidenciar a presença de alterações cromossômicas específicas, diferenciando-se das formas variantes, além de também detectar alterações citogenéticas adicionais quando presentes, apesar de ser uma técnica trabalhosa e de requerer um profissional experiente. Permite o diagnóstico diferencial e o monitoramento da doença diante de uma conduta terapêutica adotada.

Bibliografia Consultada

NOWELL PC. Phytohemagglutinin: an initiator of mitosis in cultures of normal human leukocytes. Cancer Res. 1960;20:462-6.

MOORHEAD M et al. Chromosome preparations of leukocytes cultured from human peripheral blood. Exp Cell Res. 1960;20:613-6.

TRASK BJ. Human cytogenetics: 46 chromosomes, 46 years and counting. Nat Rev Genet. 2002;3:769-78.

SHAFFER LG et al. ISCN: An International System for Human Cytogenetic Nomenclature. Karger Medical and Scientific Publishers, Basel, 2013.

NOWELL PC; HUNGERFORD D. Chromosome studies on normal and leukemic human leukocytes. J Natl Cancer Inst.1960;25:85-109.

ROWLEY JD. Identificaton of a translocation with quinacrine fluorescence in a patient with acute leukemia. Ann Genet. 1973;16:109-12.

MITELMAN F; JOHANSSON B; MERTENS F. Mitelman Database of Chromosome Aberrations and Gene Fusion in Cancer [online]. Disponível em: http://cgap.nci.nih.gov/Chromosomes/Mitelman. Consulta em 03 de novembro de 2014.

5 Como identificar a localização de um determinado gene no genoma?

Regina Célia Mingroni Netto

Há cerca de 40 anos, na década de 1970, metodologias diversas relacionadas à tecnologia de DNA recombinante foram desenvolvidas. Entre elas se destacaram o uso das enzimas de restrição, a capacidade de clonar genes em vetores e a técnica de *Southern blotting*. Imediatamente surgiu a ideia de se aplicar essas tecnologias para clonar, identificar e sequenciar os genes humanos que estivessem relacionados às doenças e assim desenvolver ferramentas que pudessem facilitar o diagnóstico das doenças genéticas e o aconselhamento genético das famílias de afetados. Muitas foram as estratégias aplicadas nessas quatro décadas para localizar os genes humanos, algumas muito bem-sucedidas. Do ponto de vista didático e histórico, essas estratégias foram divididas em dois conjuntos básicos.

No primeiro conjunto, o das chamadas estratégias independentes da posição do gene no cromossomo, pistas oriundas das bases bioquímicas da doença, da composição das proteínas relacionadas à doença e da expressão de RNA mensageiro do gene foram utilizadas para identificar os genes. Algumas histórias memoráveis de identificações de genes podem ser citadas como exemplos. Por exemplo, o conhecimento de que os indivíduos afetados por hemofilia não produziam certo fator de coagulação motivou a purificação desse fator proteico de coagulação e a identificação da sequência de aminoácidos de um fragmento desse polipeptídeo. Com base na sequência de aminoácidos foram planejadas diversas sondas de oligonucleotídeos de DNA que foram marcadas e utilizadas para hibridizar e identificar colônias de bactérias (clones) de uma biblioteca de cDNA humano. Essa estratégia permitiu a identificação, em 1984, do gene do fator VIII da coagulação como responsável pela hemofilia A. Em história similar, foi obtida uma preparação de RNA em moléculas de RNAm correspondente ao da enzima fenilalanina hidroxilase, enzima não funcional nos indivíduos afetados por fenilcetonúria. Para isso, foram desenvolvidos anticorpos específicos contra essa enzima e esses anticorpos foram utilizados para precipitar polirribossomos traduzindo a enzima fenilalanina hidroxilase. Esses polirribossomos ao ser isolados, originaram uma preparação enriquecida com o RNAm correspondente à enzima. O RNAm assim purificado foi transformado em cDNA e utilizado para triar uma biblioteca de cDNAs humanos e permitiu a identificação do clone contendo sequência de DNA correspondente ao gene da enzima. Nos dias de hoje, a purificação de uma proteína e a identificação dos aminoácidos presentes em uma pequena porção dessa proteína (por exemplo, por espectrometria de massa) pode ser suficiente para que se busque *in silico*, ou seja, em bancos de dados genômicos, qual sequência nucleotídica pode corresponder ao peptídeo identificado, permitindo rapidamente a identificação do gene correspondente.

Outros tipos de experimentos foram usados para identificar ou para confirmar o papel de certo gene, por meio de estudo da sua função in *vitro* ou em modelo animal. Essas estratégias foram apelidadas de "complementação funcional", pois se baseiam na capacidade de certa sequência de DNA complementar uma função bioquímica ausente em uma linhagem de células ou em modelo animal. Por exemplo, se dada linhagem celular imortal obtida a partir de certo tipo de tumor se multiplica no laboratório e uma sequência de DNA introduzida nessas células desacelera a multiplicação celular, essa sequência pode ser forte candidata a representar um gene supressor de tumor. De modo análogo, muitos genes relacionados ao reparo de DNA foram identificados ou tiveram sua função confirmada porque sua introdução restituiu a capacidade de reparo adequado do DNA em células obtidas de pacientes com doenças genéticas relacionadas ao reparo do DNA, nas quais essa atividade estava reduzida ou ausente. A introdução de cópias de genes funcionais em animais modelo com doenças genéticas (ou artificialmente nocauteados), normalizando o fenótipo, também foi utilizada para identificar genes correspondentes a doenças, e essa é uma ferramenta ainda muito utilizada para confirmar o papel de genes candidatos na origem de doenças.

Em um segundo conjunto de estratégias, as chamadas "dependentes de posição" (ou clonagem posicional), o princípio que norteia a busca do gene é a identificação da sua posição aproximada no cromossomo. Com muita sorte, às vezes um paciente com certa doença genética de herança mendeliana apresenta fenótipo atípico e o estudo cromossômico é realizado por técnicas convencionais ou por técnicas citogenéticas moleculares. Ocasionalmente, o paciente é portador de um rearranjo cromossômico, como, por exemplo, deleção ou translocação. Partindo-se do princípio que o rearranjo cromossômico contribuiu para o fenótipo apresentado, a identificação dos seus pontos de quebra pode mostrar a localização aproximada do gene, cuja função foi alterada no rearranjo. Esse tipo de achado encurta muito o caminho da clonagem posicional, pois delimita a região candidata a conter o gene a uma região relativamente pequena, com poucos genes candidatos, que podem então ser investigados mais detalhadamente para esclarecer sua relação com a origem da doença. Por exemplo, é clássico o exemplo da história de identificação do gene *RB1*, relacionado ao retinoblastoma hereditário, que teve sua localização cromossômica muito facilitada porque foi observado que, em alguns indivíduos com o tumor, o estudo cromossômico revelava deleção em certa região no cromossomo 13, que hoje sabemos conter o gene *RB1* que, quando alterado, pode levar ao retinoblastoma.

Na ausência de qualquer pista prévia sobre a localização cromossômica de um gene, resta a alternativa de localizá-lo utilizando técnicas que se baseiam em princípios de mapeamento genético. Essas técnicas são conhecidas como estudos de ligação. Com base em mapas genéticos previamente construídos do genoma humano, um gene pode ser localizado relativamente à posição de marcadores genéticos previamente mapeados nos cromossomos humanos. Os indivíduos de uma família, na qual ocorre a doença genética, têm o DNA extraído e são determinados os genótipos de todos os membros da família em relação a marcadores moleculares já previamente mapeados. A segregação dos alelos dos marcadores moleculares é comparada à do fenótipo em estudo na família. A coincidência no padrão de transmissão dos alelos dos marcadores com a transmissão do fenótipo pode indicar que a localização do gene correspondente ao fenótipo é muito próxima à localização cromossômica do marcador molecular empregado. Isso auxilia muito os estudos posteriores que visam à identificação de um gene.

Nos primeiros anos da tecnologia do DNA recombinante, os estudos de ligação se basearam na identificação dos alelos em lócus polimórficos do tipo RFLPs (*restriction fragment lenght polymorphisms*). O genótipo nesses lócus era determinado por meio de digestão do DNA com enzimas de restrição, seguida de eletroforese, *Southern blotting* e hibridação com sondas de DNA correspondentes aos lócus de polimorfismo. Essas técnicas, embora trabalhosas e lentas, trouxeram enormes sucessos ao processo de identificação de genes "célebres", como da distrofia muscular de Duchenne, doença de Huntington e fibrose cística. Com os avanços das tecnologias moleculares, rapidamente foram disponibilizados mapas de marcadores moleculares do tipo microssatélites, hoje muito facilmente genotipados por meio da PCR (reação em cadeia da polimerase), seguida da determinação do tamanho dos fragmentos em géis de poliacrilamida ou analisadores genéticos automatizados. Em seguida, foram desenvolvidos microarranjos de DNA (*microarrays*) que permitem a genotipagem automática e simultânea de milhares ou até milhões de marcadores moleculares do tipo polimorfismo de um único nucleotídeo (SNPs). Isso aumentou em muito a velocidade de mapeamento das regiões cromossômicas candidatas a conter um gene de interesse. No entanto, mesmo com a rapidez e a automação das técnicas de genotipagem, os estudos de ligação geralmente revelam regiões cromossômicas candidatas extensas, que podem conter dezenas ou centenas de genes candidatos a explicar a doença em estudo. Por isso, a seleção cautelosa dos genes candidatos, para a busca de mutações por meio do sequenciamento convencional (pelo método de Sanger) de suas regiões codificadoras, pode ser tarefa lenta e, às vezes, infrutífera. Uma revolução tecnológica importante foi o desenvolvimento do sequenciamento "massivo" em paralelo, também apelidado de sequenciamento de nova geração. Essa técnica possibilita o sequenciamento rápido e simultâneo de grande número de genes, de genomas inteiros ou, pelo menos, dos éxons de todos os genes codificadores de proteínas de um genoma (exoma). Essas técnicas são hoje poderosas aliadas dos estudos de mapeamento. Elas permitem que, por meio de sequenciamento massivo de amostras de DNA de um ou poucos pacientes com doença hereditária, sejam rapidamente evidenciadas as variantes nucleotídicas que diferem da sequência de referência da espécie humana. O uso combinado de programas computacionais que procuram inferir a possível patogenicidade de uma variante, aliado às informações obtidas por meio do mapeamento da região cromossômica candidata (por estudo de ligação), pode apontar rapidamente o gene alterado que explica o fenótipo da doença. A combinação das estratégias posicionais com as técnicas recentes de sequenciamento, de fato, acelerou muito o ritmo da identificação de genes humanos relacionados a doenças, especialmente nos últimos cinco anos.

Bibliografia Consultada

GISTSCHIER J et al. Characterization of the human factor VIII gene. Nature. 1984;312:326-30.

ROBSON KJ et al. Polysome immunoprecipitation of phenylalanine hydroxylase mRNA from rat liver and cloning of its cDNA. Proc Natl Acad Sci U S A. 1982;79:4701-5.

STRACHAN T; READ AP. Identifying human disease genes and susceptibility factors. In STRACHAN T; READ AP. Human Molecular Genetics. New York. Garland Science, Taylor and Francis Group, 2011.

6 Como são grafadas as anomalias cromossômicas?

Ana Lúcia Catelani

Com o grande avanço da citogenética clínica, a partir da publicação de Tjio e Levan, que definiram como sendo 46 o número cromossômico na espécie humana e com os relatos dos primeiros cariótipos humanos anormais, como a síndrome de Down, anormalidades envolvendo o número de cromossomos sexuais, como a síndrome de Turner e Klinefelter, os citogeneticistas perceberam a necessidade de definir uma maneira universal de descrever essas alterações cromossômicas.

Assim, em Denver (1960), citogeneticistas se reuniram e classificaram os cromossomos com base no tamanho e posição do centrômero. Em 1963, em Londres, decidiram usar designações de letras para os vários grupos, e na Conferência de Chicago (1966) outras modificações foram feitas para determinar anomalias numéricas e estruturais. Porém, apesar do marcante desenvolvimento da citogenética entre 1956 e 1966, outros avanços foram necessários para identificar mais detalhadamente os cromossomos por meio dos métodos de bandamento demonstrados por Caspersson et al. em 1968. Os diferentes métodos de bandas permitiram definir regiões claras e escuras presentes ao longo de cada cromossomo. Com base nesses padrões, essas regiões, bandas e sub-bandas foram numeradas do centrômero à região distal do braço longo (símbolo **q**) e do centrômero à região distal do braço curto (símbolo **p**) de cada par de cromossomos.

A padronização e a nomenclatura dos cromossomos ocorreram na Conferência de Paris, em 1971. Em 1978, tem-se a primeira edição do documento intitulado como *An International System for Human Cytogenetic Nomenclature* – ISCN (1978), em que um comitê descreveu todas as modificações ocorridas nas conferências de Denver, Londres,

Chicago e Paris. Outras publicações se sucederam (ISCN, 1981; ISCN, 1985; ISCN, 1991; ISCN, 1995; ISCN, 2005 e ISCN, 2009). A atual versão é o ISCN (2013).

Os cromossomos humanos apresentam 22 pares de cromossomos autossômicos, designados de 1 a 22, organizados em grupos com base no tamanho e posição do centrômero: grupo A – cromossomos grandes e metacêntricos (cromossomos 1, 2 e 3); grupo B – cromossomos grandes e submetacêntricos (cromossomos 4 e 5); grupo B – cromossomos médios, submetacêntricos (cromossomos 6, 7, 8, 9, 10, 11 e 12); grupo D – cromossomos médios, acrocêntricos (cromossomos 13, 14 e 15); grupo E – cromossomos pequenos, submetacêntricos; grupo F – cromossomos pequenos, metacêntricos (cromossomos 16, 17 e 18); grupo G – cromossomos pequenos, acrocêntricos (cromossomos 21 e 22) e um par de cromossomos sexuais designados de X e Y, sendo que nas células femininas apresentam dois cromossomos X e nas células masculinas um cromossomo X e um Y. Portanto, os cariótipos normais são descritos seguindo as normas do ISCN da seguinte forma: primeiro o número de cromossomos, seguido da designação dos cromossomos sexuais, separados por vírgula, ou seja, 46,XX para o sexo feminino ou 46,XY para o sexo masculino.

Para cariótipos anormais, as alterações cromossômicas sexuais devem ser descritas primeiramente e, em seguida, as anormalidades cromossômicas autossômicas descritas de acordo com a ordem numérica dos cromossomos, sempre acompanhadas do símbolo + quando presente um cromossomo adicional ou pelo símbolo – quando ausente um cromossomo autossômico ou um cromossomo X (monossomia) ou o cromossomo Y (nulissomia) separadas por vírgula. Podem também estar presentes nos cariótipos alterações estruturais acompanhadas ou não de alterações numéricas. São consideradas alterações cromossômicas estruturais: translocações, inversões, deleções, inserções, duplicações, isocromossomos, sítios frágeis, cromossomos dicêntricos, marcadores e em anel.

Essas alterações, quando presentes nos cariótipos, são assim descritas: o número de cromossomos, os cromossomos sexuais precedidos de vírgula, o símbolo ou a forma abreviada da alteração estrutural, vírgula, o(s) cromossomo(s) envolvido(os) entre parênteses separados por ponto e vírgula. Quando for mais de um cromossomo, vírgula, entre parênteses: a designação dos braços cromossômicos, regiões, bandas e/ou sub-bandas separados por ponto e vírgula, respectivamente, com exceção para as inversões. Para exemplificar, o cariótipo de um indivíduo do sexo masculino com a presença de cromossomo *Philadelphia* é descrito como: 46,XY,t(9;22)(q34.1;q11.2)[20], ou seja, é um cariótipo com a translocação (t) entre o braço longo (q) do cromossomo 9, cujo ponto de quebra foi na região 3, banda 4, e sub-banda 1 com o braço longo (q) do cromossomo 22, com ponto de quebra na região 1, banda 1 e sub-banda 2. O número entre colchetes representa o número de metáfases observadas com essa alteração. Os colchetes, após a designação do cariótipo, têm a finalidade de descrever o número de células de cada clone, sendo de uso obrigatório em estudo de neoplasias ou quando em cariótipo constitucional se observa mais de uma linhagem.

Diante dessa complexidade, o citogeneticista deve ter o conhecimento das normas brevemente aqui citadas e de todo o teor que consta na publicação atual do ISCN para descrever corretamente um cariótipo. E, ainda, de facilitar o entendimento desse resultado ao fazer um comentário/interpretação.

Bilbiografia Consultada

TRASK BJ. Human cytogenetics: 46 chromosomes, 46 years and counting. Nat Rev Genet. 2002;3:769-78.

SHAFFER LG et al. ISCN: An International System for Human Cytogenetic Nomenclature. Karger Medical and Scientific Publishers, Basel, 2013.

7 Qual o mecanismo de formação dos transcritos ou genes de fusão?

Danielle Abreu

Os genes podem sofrer alterações devido a pequenas mudanças na sequência de DNA como as mutações pontuais; ou alterações em larga escala como as deleções parciais ou translocações cromossômicas que envolvem a quebra e o rearranjo do DNA. Essas alterações podem ocorrer em regiões codificantes de proteína gerando um produto hiperativo ou em regiões de controle gênico onde a expressão gênica será em concentrações maiores ou menores que o normal. A classe mais comum de mutação somática registrada no censo de genes relacionados ao câncer envolve translocações cromossômicas que resultam em transcrição quimérica, ou na justaposição de um gene às regiões reguladoras de um outro gene, geralmente genes codificadores de imunoglobulina ou de receptores de células T. Esse tipo de mutação é comum em leucemias, linfomas e tumores mesenquimais. Nem sempre os oncogenes são fruto de uma mutação no DNA. Em alguns casos um proto-oncogene é ativado por uma mutação cromossômica. O exemplo mais clássico é a formação de cromossomo Philadelphia na LMC, pela transposição do segmento 3' do gene *ABL*, localizado no cromossomo 9q34 ao segmento 5' do gene *BCR* localizado no cromossomo 22q11 formando uma fusão de genes ou quimera *BCR/ABL*. Nesse exemplo, o produto da fusão dos genes tem atividade tirosina quinase aumentada, associada à inibição da apoptose induzindo a proliferação celular e a alteração dos processos de sinalização em células portadoras do gene de fusão. Outros exemplos de genes de fusão já foram relatados entre as neoplasias epiteliais, incluindo carcinoma papilar da tireoide (RET e NTRK1, ambos com vários parceiros), carcinoma folicular da tireoide (PAX8 e PPAR), carcinoma papilar renal (PRCC e TFE3) e carcinomas mamários secretores (ETV6 e NTR3). Como dois genes são estruturalmente reorganizados em cada translocação cromossômica, o número de genes translocados relacionados ao câncer é maior quando comparado a outros genes mutados relacionados a outros tipos de câncer. Além disso, certos genes, tais como *MLL* (leucemia de linhagem mista), são altamente promíscuos formando transcrições quiméricas com um grande número de genes parceiros. Como consequência dessa capacidade de formar genes quiméricos com mais de um parceiro, uma "rede" de parceiros de translocação é encontrada. Por exemplo, o gene *MLL* pode formar uma quimera por translocação cromossômica como da proteína de ligação CREB (CREBBP; também conhecido como CBP). Além do *MLL*, *PFC* também pode formar uma quimera com o gene *RUNXBP2* (também conhecido como *ZNF220*). *RUNXBP2*, por sua vez, pode formar um gene quimérico com EP300 e esse gene pode formar uma quimera com o gene *MLL*.

Considerando a prevalência e as características comuns entre os diferentes tipos de câncer, os genes de fusão podem ser considerados uma classe de mutações distintas com papel na carcinogênese e restrita às células cancerígenas. Essa característica os transforma no representante ideal para a utilização como marcador para o diagnóstico e alvo de novas terapias.

Bibliografia Consultada

FUTREAL et al. A census of human cancer genes. Nature Rev Cancer. 2004; 4(3):177-83.

GARDNER A; DAVES T. Human Genetics. 2nd ed. Scion Publishing Ltd, UK. Unit 8. Cancer Genetics. 2009, p. 232-3.

MAHERCA et al. Transcriptome Sequencing to Detect Gene Fusions in Cancer. Nature. 2009;458(7234):97-101.

8 Qual a diferença entre polimorfismo e mutação?

Diego Mazzotti

Para que possamos compreender a diferença entre polimorfismo e mutação, precisamos entender com mais detalhes o que significam esses termos. Usando uma nomenclatura mais ampla, polimorfismos e mutações são variantes genéticas, ou seja, regiões em nosso genoma que podem variar entre dois ou mais indivíduos. Essas variantes podem ser classificadas de acordo com dois aspectos: sua frequência na população e seu impacto sobre determinado fenótipo. Em relação à frequência populacional, as variantes podem ser raras (presentes em poucos indivíduos na população) ou comuns (presentes em muitos indivíduos na população). Já em relação ao seu impacto sobre o fenótipo, podemos classificar as variantes como de efeito baixo, moderado ou alto.

Historicamente, a distinção entre polimorfismo e mutação se dá pela combinação entre as classificações das variantes. É possível entender, por exemplo, que variantes com efeito elevado sobre um fenótipo prejudicial tendem a ser raras na população, por motivos evolutivos. Por outro lado, entende-se que variantes comuns podem participar na contribuição genética de fenótipos comuns. Assim, de maneira geral, podemos definir mutações como variantes genéticas que são raras na população e que, na maioria das vezes, apresentam efeito elevado e prejudicial sobre o organismo. Polimorfismos, por sua vez, são variantes genéticas frequentes na população e que normalmente apresentam efeito baixo sobre um fenótipo, podendo, por exemplo, contribuir como um fator de suscetibilidade a doenças complexas e multifatoriais. Por muito tempo, um valor limite quanto à frequência da variante foi estabelecido para classificá-la como mutação ou polimorfismo: quando a frequência populacional é menor que 1%, a variante é classificada como mutação, e quando é maior, como polimorfismo.

Embora essa classificação tivesse sido bem aceita na comunidade científica, algumas críticas surgiram, como a variabilidade da frequência de variantes em diferentes populações. Algumas variantes podem ser extremamente raras ou inexistentes na Ásia, porém comuns na Europa, e, ainda, com frequência variável em populações miscigenadas como no Brasil. Associado a esse fato, o advento de novas metodologias de sequenciamento de DNA e desenhos mais robustos para estudos em Genética Humana permitiram melhor entendimento a respeito da contribuição genética de doenças complexas e multifatoriais. Como consequência, a classificação entre mutação e polimorfismo está progressivamente se extinguindo, pois variantes comuns podem ter efeitos grandes e nocivos, variantes raras podem não ter efeito prejudicial para a espécie e variantes de efeito intermediários apresentam variabilidade quanto à frequência populacional. Nesse sentido, embora os termos "mutação" e "polimorfismo" ainda sejam usados dentro de seus respectivos contextos, há uma tendência à aplicação de um único termo mais genérico como "variantes genéticas", sempre associado à sua frequência populacional e ao seu efeito quanto ao fenótipo.

Bibliografia consultada

MANOLIO TA et al. Finding the missing heritability of complex diseases. Nature. 2009;461:747-53.

9 Quais as principais nomenclaturas utilizadas para descrever mutações?

Regina Célia Mingroni Netto

Já houve várias nomenclaturas utilizadas para descrever as mutações que ocorrem no material genético de seres humanos. Vários artigos foram muito importantes em delinear as regras principais que norteiam essas descrições, com sugestões importantes sobre a maneira de descrever mutações e alguns grupos trabalham regularmente para uniformizar as regras.

As variações encontradas devem ser descritas como se apresentam no nível da sequência nucleotídica do DNA e devem ser incluídas, quando possível, as descrições de seus efeitos sobre as proteínas correspondentes. O trabalho de Antonarakis et al. foi por muito tempo adotado como base para normas de descrição de mutações para muitos bancos de dados e revistas internacionais. Esse trabalho foi depois revisto e complementado e as orientações mais atualizadas sobre a descrição de mutações são encontradas no portal da *Human Genome Variation Society* (http://www.hgvs.org/mutnomen/recs.html#general), onde as normas sugeridas nessas duas publicações são apresentadas de modo revisto, corrigido e atualizado. Comentaremos aqui as recomendações sugeridas no portal da *Human Genome Variation Society*, em virtude da sua grande aceitação entre os geneticistas nos dias atuais.

De acordo com as orientações desse portal, os genes onde ocorrem as mutações devem ser descritos com seu nome oficial, conforme descrito no HGNC (*Hugo Gene Nomenclature Committee*, http://www.genenames.org/). Para se descrever uma alteração é importante levar em conta que descrições da posição das mutações no DNA e das alterações dos aminoácidos nas proteínas devem ser feitas com base em sequências de referência já publicadas em bancos de dados. Essas sequências de referência contidas em bancos de dados apresentam a numeração de cada nucleotídeo na sequência de um gene e também a numeração de cada aminoácido na cadeia polipeptídica correspondente. É recomendável incluir na descrição a sequência genômica de referência usada, que pode ser o LRG (*locus reference genomic sequence*, por exemplo, *LRG_329.*), ou, se isso não for disponível, deve-se usar o registro no *RefSeq database*, listando o número de acesso e o número da versão (por exemplo, *NM_004006.2*).

Para evitar confusão na descrição da posição de uma variante, essa sempre deve ser precedida de uma letra que indica qual o tipo de sequência de referência foi usado. Por exemplo, a letra "c" indica que a referência usada foi a sequência de DNA codificadora de proteína de um gene. Assim, a descrição c.76A>T indica uma substituição de adenina por timina no nucleotídeo 76, quando comparada com a sequência de referência, a qual correspondente somente à porção do gene codificadora de aminoácidos. De acordo com essa numeração, o nucleotídeo 1 corresponde à base A que está presente no primeiro códon (ATG, correspondente à metionina) que inicia a tradução desse polipeptídeo.

Se a descrição da variante for precedida pela letra "g", por exemplo, g.476A>T, a contagem da posição da substituição ocorreu a partir da sequência genômica do gene. É preciso lembrar que essa contagem nucleotídica pode incluir nucleotídeos de sequências de íntrons ou outras regiões não traduzidas dos genes, que não obrigatoriamente correspondem a aminoácidos. Essa descrição é a menos utilizada porque é mais complicada (os números de nucleotídeos acabam por ficar enormes porque os íntrons são incluídos) e, além disso, sofre mais variação porque há certa arbitrariedade na escolha de qual nucleotídeo na sequência não codificadora (geralmente na 5´UTR) é o considerado o de número 1.

A letra "m." é usada para a descrição de mutações mitocondriais, como, por exemplo, m.8993T>C. Deleções são descritas com o símbolo "del". Por exemplo, c.76_78delACT indica a deleção de três nucleotídeos, ACT, que correspondem aos nucleotídeos 76, 77 e 78 da sequência de código do gene. Há também símbolos específicos para inserções ("ins"), duplicações ("dup") e inversões ("inv").

Os efeitos das mutações nas proteínas são descritos sempre com a letra "p" precedendo a descrição, como, por exemplo, p.Lys76Asn, que indica a substituição do aminoácido lisina pelo aminoácido asparagina.

Algumas mutações já descritas na literatura, ou seja, mutações frequentes e conhecidas há muito tempo, possuem nomes que não são compatíveis com a nomenclatura sugerida pela literatura mais recente. Nesse caso, é possível utilizar o nome mais consagrado da mutação, mas é recomendável incluir também a descrição completa e correta da mutação, com a alteração correspondente a nucleotídeos e aminoácidos, de acordo com a nomenclatura atual sugerida acima.

Bibliografia Consultada

ANTONARAKIS SE et al. Recommendations for a nomenclature system for human gene mutations. Nomenclature Working Group. Hum Mutation. 1998;11:1-3.

DEN DUNNEN JT; ANTONARAKIS SE. Mutation nomenclature extensions and suggestions to describe complex mutations: a discussion. Hum Mutation. 2000;15:7-12.

HUMAN GENOME VARIATION SOCIETY. Disponível em: http://www.hgvs.org/mutnomen/recs.html#general. Consultado em 20 de janeiro de 2015.

10 O que é epigenética e como seu estudo pode auxiliar no diagnóstico do câncer?

Rodrigo Vieira Rodrigues

O material genético de eucariotos está altamente compactado e organizado em uma estrutura condensada, constituída por DNA, RNA e proteínas, denominada cromatina. A cromatina é uma estrutura extremamente dinâmica, cuja conformação muda drasticamente com o estágio do ciclo celular. Essas diferenças na arquitetura da cromatina são diretamente relacionadas com padrões distintos de atividade transcricional.

As modificações químicas do DNA ou das proteínas que constituem o arcabouço da cromatina, particularmente as histonas, exercem enorme influência na regulação da replicação do DNA e da expressão gênica. Em células de mamíferos, a cromatina pode ser modificada pela metilação do DNA, e também as caudas N-terminais das histonas estão sujeitas a diversas modificações, incluindo acetilação, metilação, fosforilação e ubiquitinação. Essas modificações covalentes do DNA nucleossomal e do cerne de histonas são mantidas durante o processo de divisão celular. Dessa forma, podemos concluir que a informação necessária para o crescimento e desenvolvimento de organismos multicelulares não está armazenada somente na sequência do DNA, mas também em "marcas epigenéticas" presentes na estrutura da cromatina. Nesse contexto, epigenética é definida como o estudo de modificações na cromatina, não decorrentes de mudanças na sequência do DNA, hereditárias e que regulam a transcrição gênica.

Os principais mecanismos de regulação epigenética são metilação do DNA, modificação pós-traducional em histonas, modificações não covalentes em histonas, como o remodelamento do nucleossomo e o uso alternativo de variantes de histonas, e regulação da expressão gênica mediada por RNAs não codificadores (ncRNAs).

O estabelecimento do padrão de metilação apropriado do DNA é essencial para o desenvolvimento e o funcionamento celulares, e qualquer anormalidade nesse processo pode levar ao surgimento de várias doenças, incluindo o câncer. A ausência do padrão normal de metilação é um dos achados mais comuns em células transformadas e vários estudos têm revelado que tal alteração é um evento precoce no processo tumorigênico e contribui diretamente para a transformação maligna. Em câncer, a inativação epigenética de genes relacionados com o controle normal do crescimento celular é um evento frequente e tão importante quanto a inativação por mutação. A repressão transcricional epigenética foi demonstrada em ampla variedade de tipos tumorais e verificada em genes de reparo do DNA, supressores de tumor, reguladores do ciclo celular e naqueles envolvidos em processos de invasão e metástase.

Tais alterações nos perfis de metilação do DNA, modificações de histonas e expressão de RNAs não codificadores de miRNAs podem ser utilizadas como marcadores diagnóstico e prognóstico do câncer. Na verdade, alguns inibidores de deaceatilases (HDACs) e de DNA metiltransferases estão sendo utilizados em protocolos clínicos para o tratamento de pacientes com câncer. Ao contrário das mutações gênicas, as modificações epigenéticas da cromatina, tanto a metilação do DNA como as modificações covalentes em histonas, são potencialmente reversíveis. Devido a essa característica importante, muitos pesquisadores têm direcionado seus esforços na compreensão dos mecanismos envolvidos nas alterações epigenéticas em câncer e no desenvolvimento de novas terapias epigenéticas.

Bibliografia Consultada

ADALSTEINSSON BT; FERGUSON-SMITH AC. Epigenetic control of the genome-lessons from genomic imprinting. Genes. 2014;5(3):635-55.

SOSA MS; BRAGADO P; AGUIRRE-GHISO JA. Mechanisms of disseminated cancer cell dormancy: an awakening field. Nat Rev Cancer. 2014;14(9): 611-22.

YOU JS; JONES PA. Cancer genetics and epigenetics: two sides of the same coin? Cancer Cell. 2012;22(1):9-20.

KELLY TK; DE CARVALHO DD; JONES PA. Epigenetic modifications as therapeutic targets. Nat Biotechnol. 2010;28(10):1069-78.

TORTORELLA SM; HUNG A; KARAGIANNIS T. The CpG island methylator phenotype in breast cancer is associated with the lobular subtype. Epigenomics. 2014;27:1-13.

TOIYAMA Y; OKUGAWA Y; GOEL A. DNA methylation and microRNA biomarkers for noninvasive detection of gastric and colorectal cancer. Biochem Biophys Res Commun. 2014;455(1-2):43-57.

III

Aspectos Genéticos e Moleculares do Câncer

11 Como é o processo de desenvolvimento do câncer?

Rodrigo Vieira Rodrigues

O câncer é uma doença multifatorial que envolve a ação de fatores ambientais externos e a predisposição genética, com os primeiros desempenhando papel central na causa dos cânceres, e os fatores hereditários, um papel secundário. Os fatores ambientais relevantes podem ser divididos em quatro grupos relacionados: 1. aos hábitos e às condições de vida (tabagismo, etilismo, sedentarismo e dieta); 2. ao ambiente de trabalho (agentes físicos e químicos presentes em diferentes processos industriais, misturas de agentes químicos e radiações); 3. ao meio ambiente (poluição, contaminação da água e alimentos, exposição à luz ultravioleta); e 4. a intervenção terapêutica (medicação, radiação). Esses agentes intrínsecos e/ou extrínsecos, além de agredirem diretamente as células, também alteram o microambiente celular, o que contribui para o desenvolvimento tumoral.

O câncer é estabelecido a partir do acúmulo de mutações e alterações na estrutura da cromatina em uma única célula, a qual perde a capacidade de controlar o ciclo celular, prolifera desordenadamente e torna-se capaz de invadir e colonizar os tecidos adjacentes. A carcinogênese é dividida invariavelmente em três etapas principais: 1. iniciação; 2. promoção; e 3. progressão tumoral. Na iniciação, ocorrem mutações e alterações cromossômicas irreversíveis que possibilitam o desenvolvimento tumoral. O processo de promoção é caracterizado pela alteração lenta e progressiva de vias de sinalização celular envolvidas, principalmente na regulação da proliferação celular e apoptose (morte celular programada). Por fim, a etapa de progressão tumoral é caracterizada pelo acúmulo de alterações genéticas e epigenéticas, angiogênese (formação de novos vasos) e metástase.

Bibliografia Consultada

ALBERTS B et al. Biologia Molecular da Célula. 5ª ed. Porto Alegre, RS: Artmed, 2010. p. 1205-68.

12 O que são proto-oncogenes, oncogenes e genes supressores de tumor?

Larissa Fontes Generoso

Proto-oncogenes e genes supressores de tumor são genes que codificam componentes das vias de sinalização do ciclo de divisão celular (mitose); alterações que resultem em uma atividade muito aumentada ou diminuída do produto gênico contribuem para a causa do câncer, por serem capazes de promover o crescimento celular e a sobrevivência das células cancerosas, o que resulta na progressão do tumor.

Os proto-oncogenes são aqueles que, quando sofrem mutações que aumentam sua função, levam a câncer; e seus mutantes, as formas hiperativas, são denominados oncogenes. Um exemplo de proto-oncogene é o *RET*, que codifica um dos receptores de tirosina quinase, moléculas de superfície celular que promovem a transdução de sinais para crescimento e diferenciação celulares. A atividade normal do gene *RET* é crucial no desenvolvimento da crista neural durante o desenvolvimento embrionário; porém, mutações que levam à sua ativação oncogênica estão associadas a uma série de tumores, como as neoplasias endocrinológicas múltiplas do tipo IIA e IIB, doença de Hirschsprung e carcinoma medular da tireoide.

Nos genes supressores de tumor, deleções ou mutações que levam à perda de função podem contribuir com o câncer. É o caso do gene PTEN, que codifica para uma proteína tirosina fosfatase cuja função é regular negativamente a via de sinalização AKT/PKB que, por sua vez, é mediadora de processos de proliferação e sobrevivência celular característicos de tumores. Assim, a perda da função de regulação negativa da proteína PTEN, por mutação ou deleção no gene que a codifica, favorece o desenvolvimento do tumor.

Existe ainda uma terceira classe de genes, cujo efeito na etiologia do câncer é mais indireto, que é a dos genes de manutenção do DNA. As mutações nesses genes resultam em instabilidade genômica, permitindo que as células acumulem mutações em taxa elevada e propiciando o acúmulo de mutações característico das células cancerosas. Um exemplo de doença resultante de mutações hereditárias desse tipo é a *xeroderma pigmentosa*, cujos portadores estão sujeitos a alta incidência de câncer de pele, por terem mutações em genes como *XPA* e *XPC*, que causam defeitos nos mecanismos de reparo de dano ao DNA induzidos por luz ultravioleta.

Bibliografia Consultada

ALBERTS, B et al. Biologia Molecular da Célula. 5ª ed. Porto Alegre. Artmed. 2010. p. 1231.

National Center for Biotechnology Information (NCBI) Genes. *RET*. Disponível em: http://www.ncbi.nlm.nih.gov/gene/5979. Acessado em 08 de julho de 2015.

National Center for Biotechnology Information (NCBI) Genes. *XPA*. Disponível em: http://www.ncbi.nlm.nih.gov/gene/7507. Acessado em 08 de julho de 2015.

National Center for Biotechnology Information (NCBI) Genes. *XPC*. Disponível em: http://www.ncbi.nlm.nih.gov/gene/7508. Acessado em 08 de julho de 2015.

National Center for Biotechnology Information (NCBI) Genes. *PTEN*. Disponível em: http://www.ncbi.nlm.nih.gov/gene/5728. Acessado em 08 de julho de 2015.

13 Que tipo de mutações pode ser detectado por exames moleculares? Qual seu significado clínico em oncologia?

Danielle Abreu

As mutações podem levar a alterações na estrutura de uma proteína codificada ou à diminuição ou perda completa na sua expressão. Alteração na sequência de DNA afeta todas as cópias da proteína codificada, as mutações podem ser particularmente prejudiciais para uma célula ou organismo. Uma mutação envolvendo a mudança de um único par de bases, mutação pontual, ou deleção de pares de bases em geral afeta a função de um único gene. A alteração em um único par de bases pode produzir um dos três tipos de mutação: mutação *missense* que resulta em uma proteína na qual um aminoácido é substituído por outro, mutação *nonsense*, em que um *stop* códon substitui um códon que codifica um aminoácido, conduzindo à finalização prematura da tradução; e mutação *frameshift*, o que provoca alteração na estrutura de leitura gerando introdução de aminoácidos independentes na proteína, e geralmente é seguida por *stop* códon. Outro tipo de mutação envolve mudanças em grande escala na estrutura dos cromossomos e pode afetar o funcionamento de alguns genes, resultando em maiores consequências fenotípicas. Tais mutações cromossômicas (ou anormalidades) podem envolver deleção ou inserção de genes, e inversão ou a troca de grandes segmentos de DNA entre os cromossomos não homólogos. A pesquisa dessas alterações utilizando técnicas moleculares pode gerar resultados com maior especificidade e acurácia.

Testes de reação em cadeia da polimerase (PCR) podem detectar alterações na sequência de DNA, desde que a região pesquisada seja conhecida. Para o diagnóstico, a PCR e a PCR em tempo real são técnicas utilizadas para a detecção de alterações *missense* e genes de fusão conhecidos. A tecnologia de *microarray* é capaz de medir milhares de genes em um chipe e um chipe de *microarray* pode cobrir toda a coleção de genes codificadores de proteínas, permitindo análise minuciosa da transcrição e regulação gênica. As técnicas de *microarray*, pirossequenciamento e sequenciamento de próxima geração (NGS) permitem a investigação e estudo de maior número de fragmentos de DNA. Essas técnicas permitem detectar alterações pontuais, de códon ou de expressão no genoma humano. Em relação aos *arrays*, ainda existem algumas controvérsias quanto à detecção de translocações balanceadas. Alguns fabricantes indicam que, com a experiência do analisador, pode-se avaliar a ocorrência de translocação por sugestão de achados durante a análise, porém não afirmam a existência desse tipo de alteração.

Diagnóstico preciso, prognóstico e acompanhamento de resposta ao tratamento são essenciais para o tratamento personalizado para qualquer doença genética, principalmente o câncer. A lista de genes que indicam prognóstico ou evolução do câncer, por exemplo, cresce a cada dia com o avanço dessas técnicas moleculares que permitem investigar as altarações no genoma de forma tão minuciosa. O significado biológico da maioria dos achados, entretanto, não é clara, e as taxas de sucesso publicadas são consideradas ainda muito otimistas. Duas abordagens que podem dar esperança de obter melhor prognóstico são baseadas no uso prévio do conhecimento existente; uma propõe combinar moléculas preditoras com os achados clínicos estabelecidos, e a outra infere biologicamente dados relevantes de expressão para cada tumor para conhecer e estratificar cada alteração individualmente.

Bibliografia Consultada

LODISH H et al. Molecular Cell Biology. 4th ed. New York. W. H. Freeman; 2000.

DING C; HE J. Molecular techniques in the biotechnological fight against halogenated compounds in anoxic environments. Microbial Biotechnol. 2012; 5(3):347-67.

DOMANY E. Using high-throughput transcriptomic data for prognosis: a critical overview and perspectives. Cancer Res. 2014;74(17):4612-21.

14 Qual a importância dos biomarcadores moleculares em oncologia?

Rodrigo Guindalini

O desenvolvimento do arsenal diagnóstico e terapêutico em oncologia tem sido drasticamente remodelado pelos recentes avanços no conhecimento da biologia molecular do câncer, atingido por meio da incorporação de novas tecnologias. Inúmeros esforços têm sido desprendidos na descoberta de biomarcadores moleculares que sejam capazes de refletir o funcionamento normal ou patológico de uma via de sinalização relacionada ao câncer. Uma vez identificados esses biomarcadores, pesquisas translacionais buscam selecionar aqueles que podem ter importância no diagnóstico, na monitorização do tratamento, ou ter valor prognóstico e/ou preditivo em determinada neoplasia.

Existem biomarcadores somáticos e germinativos. Biomarcadores somáticos são alterações específicas encontradas somente no tumor, enquanto biomarcadores germinativos são características genéticas do próprio paciente que foram herdadas dos seus pais. Tais características herdadas podem aumentar a predisposição ao câncer (por exemplo, mutações germinativas no gene *APC*, responsável pela polipose familiar intestinal), influenciar no prognóstico ou resposta terapêutica a quimioterápicos (por exemplo, pacientes com câncer de ovário e mutações germinativas de *BRCA1* ou *BRCA2* têm melhor prognóstico e melhor resposta a platinas) ou ter impacto no perfil de metabolização de fármacos (farmacogenômica). A incorporação dessas informações na rotina tem individualizado a conduta, ora definindo a terapia mais adequada, ora titulando a melhor dose terapêutica.

A localização primária e a análise histopatológica tumoral ainda são as características principais para o diagnóstico e manejo da maioria das neoplasias. Atualmente, entretanto, a descoberta e a crescente utilização de biomarcadores moleculares tumorais na prática clínica têm auxiliado oncologistas e pesquisadores a elucidar por que tumores histologicamente tão semelhantes apresentam evoluções clínicas tão distintas. As discussões sobre o perfil molecular tumoral estão se tornando cada vez mais corriqueiras no refinamento do diagnóstico e na monitorização terapêutica. Principalmente para neoplasias hematológicas, exames moleculares têm auxiliado na classificação da doença e aumentado consideravelmente a sensibilidade da pesquisa de doença residual tumoral.

Finalmente, no contexto terapêutico, o progresso no conhecimento dos mecanismos moleculares envolvidos na transformação de uma célula normal em tumoral revelou inúmeros alvos terapêuticos em potencial. Tais descobertas permitiram a seleção de pacientes com base em biomarcadores preditivos de resposta, os quais foram fundamentais para o sucesso no desenvolvimento e aprovação de terapias-alvo moleculares do câncer, como os inibidores de tirosina quinase e os anticorpos monoclonais.

Bibliografia Consultada

ONG FS et al. Personalized medicine and pharmacogenetic biomarkers: progress in molecular oncology testing. Expert Rev Mol Diagn. 2012;12(6):593-602.

GARRAWAY LA; VERWEIJ J; BALLMAN KV. Precision oncology: an overview. J Clin Oncol. 2013;31(15):1803-5.

MENDELSOHN J. Personalizing oncology: perspectives and prospects. J Clin Oncol. 2013;31(15):1904-11.

15 O diagnóstico molecular do câncer pode ajudar na escolha do tratamento a ser aplicado?

Rodrigo Vieira Rodrigues

Nas últimas décadas, o câncer manteve-se como um dos problemas de saúde pública mais importante. Esse fato deve-se, em parte, ao aumento substancial da média de expectativa de vida da população e à forte correlação positiva entre câncer e idade. Aproximadamente 10 milhões de casos de câncer são diagnosticados a cada ano em todo o mundo e espera-se que esse número duplique até 2020. Como consequência, novas técnicas para detecção precoce, prognóstico e monitoramento da doença são necessárias.

O paradigma para o tratamento do câncer evoluiu de agentes citotóxicos relativamente inespecíficos para agentes altamente seletivos. Os agentes quimioterápicos foram identificados incialmente por meio de *screening* para compostos que matavam células em divisão celular. Essas drogas continuam sendo os principais agentes terapêuticos contra o câncer, contudo seu uso é limitado, uma vez que apresentam baixa especificidade, toxicidade elevada, além de frequentemente induzir resistência tumoral. Mais recentemente, os estudos sobre os mecanismos moleculares envolvidos na patogênese do câncer têm dado origem a novas opções de tratamento direcionadas com o uso drogas alvo específicas e imunoterapia.

As terapias direcionadas agem bloqueando vias bioquímicas essenciais ou proteínas mutantes que são necessárias para o crescimento e desenvolvimento de células tumorais. Essas drogas podem interromper a progressão do tumor e induzir a regressão tumoral em determinado subgrupo de pacientes. O primeiro agente quimioterápico direcionado a uma alteração molecular específica, o inibidor da cinase *imatinibe* BCR-ABL, induz resposta citogenética completa em 76% dos pacientes com leucemia mieloide crônica. Por outro lado, as terapias direcionadas com agentes quimioterápicos clássicos também modulam respostas imunológicas, o que levanta a possibilidade de que sejam criadas estratégias de tratamento onde essas drogas sejam combinadas com a imunoterapia para melhorar os resultados clínicos. De fato, vários desses estudos encontram-se em estado avançado de desenvolvimento (Quadro 1).

Quadro 1 – Exemplos de combinações terapêuticas utilizando imunoterapia e drogas-alvo no tratamento do câncer.

Droga	Efeito no tumor	Efeito no sistema imune	Estudo de combinações de drogas
Imatinibe	Bloqueia a atividade de tirosinas cinase em múltiplos tipos de tumores, incluindo tumores gastrintestinais (mutação: KIT) e leucemia mieloide crônica (mutação: BCR-ABL)	Bloqueia IDO, diminui número e efetividade de células T_{Reg}, promove comunicação entre células DC e NK e aumenta o número de células B B-1 e quantidade de anticorpos antitumorais	– Estudo clínico fase III utilizando IFN-alfa2A e imatinibe em CML – Estudo clínico fase II utilizando imatinibe em combinação com vacina contra proteína mutante BCR-ABL em CML – Estudo pré-clínico utilzando a combinação de imatinibe, anti-CTLA4 em GIST
Cetuximabe	Bloqueia a sinalização do fator de crescimento epitelial (EGF). A droga é um anticorpo que se liga ao receptor de EGF (EGFR)	– Ativação imune: aumenta a expressão de MHC classes I e II e resposta primária de CTL – Atividade imunossupressora: ativação de macrofágos M2	Estudo clínico fase II utilizando cetuximabe em combinação com vacina contra EGFR (NCT00305760)

Droga	Efeito no tumor	Efeito no sistema imune	Estudo de combinações de drogas
Bortezomibe	Bloqueia a unidade 26S do proteossomo	Sensibiliza células tumorais a lise mediada por CTL e células NK por regular negativamente a expressão de MHC classe I e aumenta a resposta de células T	Sensibiliza células tumorais a lise mediada por CTL e células NK por regular negativamente a expressão de MHC classe I e aumenta a resposta de células T

IDO = *indoleamine-pyrrole 2,3-dioxygenase*; T_{Reg} = células T regulatórias; DC = células dendríticas; NK = células *natural killers*; HCC = carcinoma hepatocelular; RCC = carcinoma de células renais; CTL = linfócito T citotóxico; MHC = complexo principal de histocompatibilidade; CML = leucemia mieloide crônica; GIST = tumores grastrintestinais.

Atualmente, diversos pacientes que apresentam alterações moleculares em genes específicos são tratados com drogas direcionadas, o que tem aumentado a sobrevida desses indivíduos. Entre essas drogas encontram-se o *imatinibe* utilizado na leucemia mieloide crônica (translocação entre os cromossomos 9 e 22, gerando uma proteína recombinante mutante decorrente da fusão de dois genes, *BCR-ABL*), o *erlotinibe* para neoplasia de pequenas células de pulmão (mutações em *EGFR*), e *sorafenibe* para câncer de rim e fígado (Inibide proteínas cinases, as quais regulam as vias de sinalização molecular de Raf/MEK/ERK, PI3K/Akt/mTOR, e Jak/STAT). Dessa forma, marcadores moleculares relacionados com alterações malignas são ferramentas poderosas para o diagnóstico e escolha de tratamento adequado para cada tipo de tumor.

Bibliografia Consultada

DRUKER BJ, KARNOFSKY DA. Award lecture. Imatinib as a paradigm of targeted therapies. J Clin Oncol. 2003;21:239s-45s.

HALL J; FRIEDMANN T; DUNLAP J. Epigenetics and Cancer, Part A. In Advances in Genetics. Elsevier Inc. 2010;70:2-396.

BALACHANDRAN VP et al. Imatinib potentiates antitumor T cell responses in gastrointestinal stromal tumor through the inhibition of Ido. Nature Med. 2011;17: 1094-100.

JAIN N et al. Synthetic tumor-specific breakpoint peptide vaccine in patients with chronic myeloid leukemia and minimal residual disease: a phase 2 trial. Cancer. 2009;115:3924-34.

HEHLMANN R et al. Deep molecular response is reached by the majority of patients treated with imatinib, predicts survival, and is achieved more quickly by optimized high-dose imatinib: results from the randomized CML-study IV. J Clin Oncol. 2014;32(5):415-23.

LEE SC et al. Natural killer (NK): dendritic cell (DC) cross talk induced by therapeutic monoclonal antibody triggers tumor antigen-specific T cell immunity. Immunol Res. 2011;50:248-54.

SEEGER JM et al. The proteasome inhibitor bortezomib sensitizes melanoma cells toward adoptive CTL attack. Cancer Res. 2010;70:1825-34.

16 Qual a diferença entre alterações constitutivas e alterações tumorais relacionadas ao câncer?

Diego Mazzotti

O câncer é uma das doenças mais complexas e ao mesmo tempo mais curiosas. De acordo com a fisiopatologia do câncer por meio de um ponto de vista genético, podemos tentar entender a tumorigênese como o acúmulo de mutações que contribuem para o crescimento desordenado e a imortalidade celular. Diversos modelos foram propostos para tentar entender a participação de alterações genéticas para o desenvolvimento do câncer, e a caracterização de alterações constitutivas e tumorais pode auxiliar a identificação da origem do câncer e do risco de recorrência. Uma das hipóteses, proposta por Alfred Knudson em 1971, tenta explicar o câncer pelo modelo *two-hit*, ou seja, são necessárias duas mutações genéticas para que o desenvolvimento tumoral aconteça. Um paciente pode apresentar uma mutação em um gene importante para a manutenção saudável da replicação celular, mas mesmo assim não desenvolver o tumor. No entanto, caso outra mutação seja criada nas células do indivíduo (como consequência de radiação, falha no reparo do DNA etc.), quando somada com a mutação já presente, pode desencadear o câncer. As alterações constitutivas são aquelas que estavam presentes na linhagem germinativa que gerou o organismo em questão, podendo ser herdada dos pais ou surgir *de novo* (por algum erro na meiose dos gametas ou nos estágios iniciais do desenvolvimento). Essas alterações estão presentes em todas as células do organismo e muitas vezes são consideradas fatores de risco para o desenvolvimento de câncer de origem familiar.

Por outro lado, as alterações tumorais, também conhecidas por alterações somáticas, são aquelas presentes apenas no tecido tumoral e que provavelmente se originaram por algum evento externo ou por falha no reparo do DNA. As alterações tumorais, por terem originado no tecido tumoral, não são herdadas, pois não estão nas células da linhagem germinativa. O estudo de mutações e alterações tumorais normalmente está associado ao prognóstico e ao tratamento do câncer, podendo indicar o risco de metástase ou a resposta ao tratamento com determinados quimioterápicos.

Bilbiografia Consultada

GREENMAN C et al. Patterns of somatic mutation in human cancer genomes. Nature. 2007;446:153-8.

KNUDSON AG. Two genetic hits (more or less) to cancer. Nat Rev Cancer. 2001;1:157-62.

17 Exames genéticos e moleculares podem predizer a ocorrência de tumores?

Regina Célia Mingroni Neto

A literatura acumulada e a velocidade de publicação de artigos sobre genética molecular do câncer são absolutamente assombrosas nos dias atuais. Em virtude de uma quantidade enorme de informações, sem dúvida, é muito difícil para o pesquisador, para o clínico e mais ainda para o leigo filtrar quais são as informações sobre genética que são de fato aplicáveis na clínica e no dia a dia do paciente com câncer.

Para se explicar a importância da aplicação de testes genético-moleculares em pacientes com câncer e em seus familiares, é preciso distinguir com clareza dois tipos de situações.

Na primeira situação, estão os casos de câncer que ocorrem de maneira isolada ou em poucos indivíduos em uma dada família. Esses casos de câncer são comumente chamados de esporádicos. Há muitos estudos genéticos que revelam a **associação** entre certos marcadores moleculares e a **suscetibilidade aumentada** a vários tipos diferentes de tumores esporádicos. No entanto, a inspeção desses trabalhos, do ponto de vista estatístico, mostra claramente que o genótipo do indivíduo em relação a cada marcador testado, de modo geral, aumenta pouco o risco de certo tipo de câncer em relação à população geral e de modo algum pode ser concluído que um indivíduo que não apresenta esse genótipo de risco está protegido ou isento de desenvolver esse tipo de câncer. Portanto, a genotipagem dos indivíduos de uma população ou família para prevenir o câncer é ainda ineficaz, pois tem baixo valor preditivo do quadro clínico.

Por outro lado, há o caso de ocorrência de certos tipos de tumores em vários indivíduos de uma mesma família, em mais de uma geração, caracterizando os chamados tumores hereditários ou síndromes de predisposição a câncer. Não são exatamente os tumores que são transmitidos ou herdados nesses casos, mas sim a predisposição a desenvolvê-los. Nesses casos, existe uma mutação que é transmitida na família, com forte efeito sobre a dinâmica do ciclo celular (a maioria das vezes são mutações em genes supressores de tumor). A presença dessa mutação aumenta significativamente o risco de o indivíduo desenvolver em algum momento de sua vida o tipo de câncer que é frequente em sua família. São exemplos clássicos de predisposição ao câncer o retinoblastoma hereditário (relacionado a mutações herdadas no gene *RB1*), a síndrome de câncer de mama e ovário hereditários (relacionada a mutações herdadas nos genes *BRCA1* e *BRCA2*) e a síndrome de Li-Fraumeni (relacionada a mutações no gene *TP53*). Assim, em famílias em que ocorrem vários casos desses tumores reconhecidos como possivelmente hereditários, o estudo genético-molecular, ou seja, a realização de testes genéticos em busca de mutações nos genes conhecidos para a doença, pode estar indicado como importante ferramenta de aconselhamento genético da família e prevenção do câncer. Ainda assim, é necessário esclarecer que o fato de um indivíduo da família ter herdado a mutação não significa que vai obrigatoriamente desenvolver o câncer, mas sim que tem elevada probabilidade de vir a manifestá-lo. Por exemplo, nas famílias em que ocorre o retinoblastoma hereditário, um indivíduo que herda a mutação no gene *RB1* tem probabilidade estimada de 70-80% de vir a apresentar o tumor. Em resumo, mesmo esses testes relacionados aos clássicos tumores hereditários não têm o poder de prever com absoluta certeza se um indivíduo vai desenvolver o câncer, mas indicam somente a probabilidade de que isso venha a ocorrer.

Esses fatos salientam que a realização de testes moleculares em genes relacionados ao desenvolvimento de câncer deve ser indicada para indivíduos selecionados por apresentarem certos tipos específicos de tumores em associação à presença de forte história familial de câncer. A indicação do exame, assim como a interpretação dos resultados, deve ser feita com assessoria de profissionais de saúde treinados em oncogenética, capazes de proceder ao aconselhamento genético da família e indicar o acompanhamento clínico e psicológico adequados para os indivíduos que mostram resultados positivos em testes genéticos relacionados à suscetibilidade aumentada ao tumor.

Bibliografia Consultada

NUSSBAUM R L et al. Risk assessment and genetic counseling. In: Thompson & Thompson. Genetics in Medicine. 7th ed. Philadelphia: Saunders Elsevier, 2007. p. 333-44.

STRACHAN T; READ A. Pharmacogenetics, personalized medicine and population screening. In: STRACHAN T; READ, A. Human Molecular Genetics. Taylor and Francis Group. New York. 2011. p 605-38.

YOUNG I D. Genética Médica. Rio de Janeiro: RJ. Guanabara Koogan SA, 2007.

18 Qual a importância do histórico familiar no desenvolvimento do câncer?

Beatriz Dolabela de Lima

O câncer pode ser definido como uma doença de base genômica que se desenvolve a partir de alterações cumulativas no material genético (DNA), chamadas mutações. Entretanto, sabe-se que a etiologia do câncer é multifatorial, ou seja, para que um câncer se desenvolva é necessário que, além da presença do componente genético, fatores ambientais, clínicos e de estilo de vida interajam entre si.

Sabe-se que em torno de 10% dos casos algumas neoplasias se tornam mais prevalentes em indivíduos de uma mesma família. Isso ocorre em decorrência da transmissão vertical de uma mutação patogênica, que acaba por aumentar a predisposição de desenvolvimento do câncer nos indivíduos que carregam essa alteração genética. Por exemplo, estima-se que mulheres portadoras de mutações deletérias nos genes *BRCA1* ou *BRCA2* possuem até 85% de risco de desenvolver câncer de mama e em torno de 40% a 60% de risco de desenvolver carcinoma de ovário durante toda a vida. Dessa forma, a avalição do histórico familiar é de suma importância, pois pode identificar precocemente pessoas com risco aumentado de desenvolver câncer.

É cada vez mais frequente a procura pelo público na internet por informações sobre a suscetibilidade familial e genética ao câncer e sobre a avaliação de risco. O *marketing* direto ao consumidor, principalmente de testes genéticos para câncer de mama e câncer de cólon hereditário, levanta sérias preocupações sobre como essas informações serão transmitidas para as pessoas e sobre as implicações inerentes à busca de médicos que possam prestar um aconselhamento genético adequado. Em muitos casos, a avaliação e as recomendações serão relativamente simples para os médicos com conhecimentos básicos de câncer. Em um subgrupo de pacientes, a avaliação pode ser mais complexa, exigindo encaminhamento para profissionais com especialidade em genética ou oncogenética.

Bilbiografia Consultada

DANTAS ELR. Genética do Câncer Hereditário. Revista Brasileira de Cancerologia. 2009;55(3):263-9.

ASSOCIAÇÃO MÉDICA BRASILEIRA/CONSELHO FEDERAL DE MEDICINA – Projeto Diretrizes: Testes Preditivos. Dísponível em: http://www.projetodiretrizes.org.br/projeto_diretrizes/027.pdf. Acessado em 20 de novembro 2015.

19 Quando o densenvolvimento de um câncer é considerado hereditário e quando é considerado esporádico?

Patrícia Ashton Prolla

O câncer hereditário é aquele que decorre de uma predisposição herdada ao câncer que é causada por uma (ou raramente mais de uma) alteração genética (mutação) que está presente em todas as células de um indivíduo ao nascimento. Em geral, essa mutação é herdada de um dos pais (ou raramente de ambos pais). A presença da alteração leva ao risco muito maior de desenvolver câncer ao longo da vida, em comparação a pessoas da população geral; podem ocorrer múltiplos cânceres em uma pessoa que tem a mutação e as idades ao diagnóstico de câncer geralmente são mais precoces do que as idades ao diagnóstico daquele tipo de tumor observadas na população geral. Frequentemente, pessoas com câncer hereditário apresentam história familiar de câncer. Um profissional de saúde especializado pode identificar, pela história pessoal e familial de câncer, se há suspeita de câncer hereditário em uma pessoa. Testes genéticos (de DNA) podem ser realizados para confirmar a suspeita e identificam a(s) mutação(ões) causadora(s) do alto risco de câncer em uma pessoa afetada.

O câncer esporádico é aquele que é causado por múltiplos fatores, ambientais, genéticos e mesmo ao "acaso", mas no qual não se identificam mutações em genes de alta predisposição ao câncer. Em geral, as pessoas com câncer esporádico têm pouca ou nenhuma história familiar de câncer e apresentam tumores na mesma idade que a média observada na população geral. Contribuem para o câncer esporádico múltiplos fatores de risco ambientais e múltiplos fatores genéticos de pequeno efeito sobre a predisposição ao câncer.

É importante acrescentar que pessoas que nascem com uma mutação herdada em um gene de predisposição ao câncer de alto risco (as pessoas que desenvolverão câncer hereditário) também podem sofrer influência adicional de fatores de risco ambientais para câncer, bem como de outros fatores genéticos constitutivos.

Bibliografia Consultada

WEITZEL JN et al. Genetics, genomics, and cancer risk assessment: State of the Art and Future Directions in the Era of Personalized Medicine. CA Cancer J Clin. 2011;61(5):327-59.

ROBSON M; OFFIT K. Inherited predisposition to cancer: introduction and overview. Hematol Oncol Clin North Am. 2010;24:793-7.

20 Que tipos de câncer são associados a mutações gênicas herdadas?

Larissa Fontes Generoso

Uma variedade de tipos de câncer pode estar associada a mutações gênicas herdadas, que causam predisposição à doença.

Uma mutação herdada pode causar diferentes tipos de câncer. Mutações germinativas herdadas no gene *RB1*, por exemplo, causam o retinoblastoma, um tumor ocular infantil que se manifesta cedo, geralmente até os 12 meses de idade. Novas neoplasias, no entanto, têm incidência cumulativa de 36% nos portadores, até 50 anos após o diagnóstico do retinoblastoma, e incluem sarcomas, melanomas, câncer no cérebro e nas cavidades nasais.

Existem também as síndromes de câncer hereditário. São exemplos a síndrome de Lynch, de câncer colorretal não poliposo, causada por mutações herdadas em um dos quatro genes de reparo de DNA (*MSH2, MLH1, MSH6* ou *PMS2*); a síndrome de Li-Fraumeni, causada por mutações no gene *TP53* e associada a neoplasias de tecidos moles, mama, pulmão, pâncreas, pele, trato intestinal, plexo coroide e cólon; a síndrome de câncer de mama e ovário, associada a mutações nos genes *BRCA1* e *BRCA2*; a neurofibromatose do tipo 1, consequência de mutações no gene *NF-1*, associada a tumores em 5 a 15% dos portadores, que incluem tumor maligno de bainha de nervo periférico, tumores no sistema nervoso central, sarcoma de tecidos moles, rabdomiossarcoma e tumores estromais gastrintestinais. Já a neurofibromatose do tipo 2, causada por mutação de perda de função no gene *NF-2*, pode originar schawannomas vestibulares e do nervo craniano, meningioma intracraniano e de nervo óptico, tumores espinhais e hamartomas retinianos.

Bibliografia Consultada

MAREES T et al. Risk of second malignancies in survivors of retinoblastoma: more than 40 years of follow-up. J Nat Cancer Inst. 2008;100(24):1771-9.

AGARWAL R et al. Targeted therapy for hereditary cancer syndromes: hereditary breast and ovarian cancer syndrome, Lynch syndrome, familial adenomatous polyposis, and Li-Fraumeni syndrome. Discov Med. 2014;18(101):331-9.

AGARWAL R et al. Targeted therapy for hereditary cancer syndromes: neurofibromatosis type 1, neurofibromatosis type 2, and Gorlin syndrome. Discov Med. 2014;18(101):323-30.

21 Em estudos sobre câncer hereditário, o termo penetrância variável é frequente. Qual o significado deste termo e como aplicá-lo em dados de incidência de câncer?

Jin Lee

Indivíduos com a mesma mutação genética nem sempre apresentam manifestações clínicas idênticas. As razões para isso são potencialmente biológicas (diferenças hormonais entre homens e mulheres, por exemplo), ambientais (diferentes exposições a carcinógenos) ou genéticas (presença de variantes em outros genes que interagem na mesma via da mutação).

A penetrância é a porcentagem de indivíduos que apresentam alteração fenotípica entre os indivíduos que têm uma determinada mutação. Se esse percentual for de 100%, todos que têm a mutação apresentam alteração fenotípica e é chamada de penetrância completa. Mas se essa proporção for menor que 100% é chamada de penetrância incompleta.

Existe certo grau de diversidade de manifestação clínica dentro dos que apresentam a mutação e esse conceito é conhecido como expressão gênica variável. O risco de desenvolvimento de um tumor a partir de uma mutação genética herdada depende da penetrância.

Bilbiografia Consultada

VALLE L. Genetic predisposition to colorectal cancer: Where we stand and future perspectives. World J Gastroenterol. 2014;20(29):9828-35.

DEVITA VT; LAWRENCE TS; ROSENBERG SA. Cancer: principles & practice of oncology: primer of the molecular biology of cancer. Philadelphia: Lippincott Williams & Wilkins, 2012.

22 Quem deve realizar exame para pesquisa de mutações que predispõem ao câncer?

Jin Lee

As pesquisas de mutações herdadas (germinativas) que predispõem ao câncer devem ser realizadas em pessoas com antecedentes familiares importantes, formas precoces ou atípicas de cânceres comuns, ou tipos raros de tumores.

É importante também que os próprios indivíduos que tiveram câncer sejam submetidos ao sequenciamento genético se: o diagnóstico de câncer foi em idade precoce, teve múltiplos tumores de sítios primários diferentes, apresentação atípica de um tipo de tumor, alguma malformação congênita que sabidamente predispõe ao desenvolvimento do câncer, e se pertencer a alguma etnia que conhecidamente está mais predisposta a um tipo de tumor. Caso esse indivíduo tenha alguma mutação germinativa hereditária, os familiares de primeiro grau podem fazer o rastreamento genético.

Os indivíduos positivos para mutação germinativa na variante conhecida são submetidos a exames de rastreamento frequente e precoce, podendo até ser submetidos a procedimentos profiláticos invasivos. Entretanto, os indivíduos sem a mutação em questão são acompanhados como qualquer outro indivíduo que não tinha antecedente familiar para câncer.

Após o sequenciamento de tumores, utilizando *next generation sequencing* (NGS), muitas mutações com diversas variantes foram identificadas em um mesmo tumor. Algumas dessas mutações são de variantes desconhecidas ou de significado incerto. Essa situação tem sido um dos maiores desafios para os pesquisadores, clínicos e geneticistas para a definição da conduta. Mas à medida que mais variantes são descobertas, a tendência é que se compreenda melhor cada uma delas e que sejam desenhados protocolos e medidas preventivas relacionadas.

É importante ressaltar que todos esses testes genéticos devem ser conduzidos mediante a um contexto clínico e consentimento dos indivíduos submetidos ao exame, pois é um tema que envolve muita discussão ética, uma vez que não há ainda nenhuma regulamentação para a realização desses exames. Além disso, os dados obtidos a partir do sequenciamento devem ser avaliados e interpretados por uma equipe de bioinformatas e médicos especialistas na área, para que não se chegue a conclusões equivocadas e não gere ansiedade desnecessária ao indivíduo e familiares.

Bibliografia Consultada

VALLE L. Genetic predisposition to colorectal cancer: where we stand and future perspectives. World J Gastroenterol. 2014;20(29):9828.

SU P. Direct-to-consumer genetic testing: a comprehensive view. Yale J Biol Med. 2013;86(3):359-64.

23 Em uma família na qual se suspeita que um câncer hereditário esteja sendo transmitido quem é a pessoa mais indicada para fazer o primeiro teste genético?

Benedito Mauro Rossi

Apenas a suspeita de predisposição hereditária ao câncer em uma família não basta para a indicação de um teste genético. Poucos genes envolvidos diretamente com a predisposição hereditária ao câncer são conhecidos. Portanto, devem-se ter alguns dos critérios clínicos mínimos bem estabelecidos preenchidos para o diagnóstico de determinada síndrome para que um teste específico seja indicado. Com a possibilidade da realização dos testes de painéis de genes, pode-se ter o resultado de dezenas de genes ao mesmo tempo, o que facilita a tarefa de escolher qual deles deve ser testado em uma família. Contudo, os exames de painéis de genes trazem vantagens e desvantagens. Ao mesmo tempo que temos a possibilidade de ter um único exame com dezenas de genes analisados, custando apenas cerca de 50% mais caro do que quando um só gene é investigado, também obtemos grande quantidade de informações moleculares que ainda não sabemos interpretar, principalmente no que concerne aos significados clínico e prático desses achados.

Portanto, quando há sólida suspeita de predisposição hereditária ao câncer com base em critérios específicos, devemos indicar apenas o teste do gene em questão para aquela síndrome. Apesar da crescente perspectiva de indicação de painéis de genes, proporcional ao aumento do conhecimento molecular, ela ainda está restrita a situações especiais, uma vez que pode não levar ao diagnóstico esperado, além de gerar dúvidas. Em uma família com critérios preenchidos, no que se refere a qual indivíduo deve ser testado, consideram-se dois pré-requisitos ideais: o mais jovem e o portador de um dos tumores típicos da síndrome em questão. Importante lembrar que deve-se usar material biológico (sangue ou saliva) para o teste de DNA genômico (alteração germinativa). Testa-se o indivíduo mais jovem porque teoricamente é o que tem menor influência ambiental de carcinógenos, e provavelmente aquele com maior probabilidade de alteração endógena. Se não for encontrada alteração genética nesse indivíduo de maior risco, consideramos o teste negativo. Se uma mutação patogênica for diagnosticada, o teste é considerado positivo. Se fizermos o teste em um membro da família sem doença e não for encontrada uma mutação que justifique a predisposição hereditária, não será possível saber se o resultado negativo ocorreu porque aquele indivíduo não é portador (50% de probabilidade de herança para as síndromes autossômicas dominantes) ou porque a família realmente não tem a predisposição pesquisada, sendo o exame inconclusivo. No caso de exame positivo para uma mutação patogênica, o diagnóstico fica estabelecido.

Bibliografia Consultada

LYNCH HT et al. Communication and technology in genetic counseling for familial cancer. Clin Genet. 2014;85(3):213-22.

24 Quando se deve considerar testar uma criança para um tipo de câncer hereditário que segrega em sua família?

Benedito Mauro Rossi

O ponto a ser discutido nesta resposta é se a criança desejaria ou não ser testada para determinada predisposição hereditária ao câncer e, consequentemente, saber de sua condição. Existe grande controvérsia se os pais ou responsáveis teriam ou não o direito de tomar essa decisão. A conduta mais aceita hoje para recomendar o teste de predisposição baseia-se no risco envolvido de o menor desenvolver câncer antes dos 18 anos de idade, e também de existir um programa de prevenção efetivo estabelecido para a síndrome em questão. Algumas síndromes têm risco muito baixo para câncer antes dos 18 anos de idade, como, por exemplo, a síndrome de Lynch e a de câncer mama-ovário. Nesses casos, há possibilidade de o indivíduo, ao atingir a maioridade, decidir sobre realizar o teste de predisposição e saber consequentemente sua condição. Em síndromes com risco aumentado de câncer antes dos 18 anos de idade, o teste pode ser realizado se houver justificativa embasada, como, por exemplo, na síndrome causada por mutações no proto-oncogene *RET* (neoplasia endócrina múltipla), que aumenta muito o risco de câncer medular de tireoide. Em algumas situações, como, por exemplo, na polipose adenomatosa familiar, a criança pode ser submetida a exames de prevenção/rastreamento, tais como colonoscopia e endoscopia digestiva alta, sem a realização de teste genético de predisposição.

Bibliografia Consultada

LYNCH HT et al. Communication and technology in genetic counseling for familial cancer. Clin Genet. 2014;85(3):213-22.

IV

INFRAESTRUTURA LABORATORIAL

25 Quais os requisitos estruturais básicos para a montagem de um laboratório de diagnóstico molecular?

Fernanda Bellucco

Um laboratório de diagnóstico molecular precisa contar basicamente com recursos humanos especializados, estrutura física e equipamentos adequados.

Segundo o Guia de Boas Práticas Laboratoriais em Citogenética e Genética Molecular Humana, o laboratório de diagnóstico molecular deve ter pessoal devidamente habilitado e treinado com conhecimento técnico e experiência para as funções designadas. O responsável técnico deve ter, preferencialmente, título de especialista em biologia molecular.

É recomendado que um laboratório de biologia molecular tenha ao menos duas áreas distintas: área de pré-amplificação (pré-PCR) e área de amplificação e detecção (pós-PCR). É necessária a utilização de aventais exclusivos e que todos os equipamentos, vidrarias, materiais e reagentes utilizados nas etapas de pré-PCR sejam distintos daqueles utilizados nas etapas de pós-PCR. O fluxo entre essas salas deve ser limitado e unidirecional, ou seja, da sala de pré-amplificação para a sala de pós-amplificação, mas nunca no sentido inverso. O objetivo dessa medida é evitar que as amostras sejam contaminadas por moléculas de DNA previamente amplificadas em outras reações (amplicons).

A área de pré-amplificação é destinada ao preparo de amostras e reagentes que poderão ser manipulados no mesmo local, desde que sejam respeitados os espaços definidos para cada uma delas. É reco-mendado que o preparo dos reagentes e das reações pré-PCR (extração dos ácidos nucleicos e adição desses à reação) sejam realizados em flu-xos ou capelas de exaustão que devem conter lâmpada de luz ultravio-leta e que sejam exclusivos para cada fim, evitando a contaminação dos reagentes com os ácidos nucleicos extraídos das amostras. Nessa área, os equipamentos necessários são basicamente geladeiras e *freezer* independentes para armazenamento de amostras ainda não processadas e reagentes, capelas ou fluxo de exaustão (para extração de DNA ou RNA e preparo dos reagentes), centrífugas, microcentrífugas, micropipetas, banho-maria e/ou banho seco.

A área de pós-amplificação é destinada aos equipamentos utilizados na amplificação e detecção como termocicladores, equipamentos de PCR em tempo real, sequenciadores, cubas de eletroforese, transiluminador, foto documentador, agitadores de tubo vortex, micro-ondas e micropipetas. O armazenamento do DNA amplificado pela PCR deve ser feito nessa área em *freezer* e/ou geladeira separados dos reagentes.

Bilbiografia Consultada

BOROVIK CL et al. Guia de boas práticas laboratoriais em citogenética e genética molecular humana. 2009. Disponível em: http://www.ib.unicamp.br/caeb/Eduardo%20Becker/art%2016.pdf. Acesso em: Janeiro 2015

26 Quais os requisitos estruturais básicos para montagem de um laboratório de citogenética e FISH?

Danielle Abreu

Um laboratório de citogenética e hibridização *in situ* por fluorescência (FISH) pode ser tratado como um laboratório molecular com três áreas separadas. A rotina em citogenética pode ser dividida em três etapas principais:

1. Cultivo/retirada da cultura.
2. Preparo de lâminas e técnicas de bandeamento.
3. Captura de imagens das metáfases, análise e liberação do resultado.

Ao receber uma amostra de sangue, por exemplo, esse material será processado e colocado em cultura celular a 37ºC, com tempo de incubação de 24 a 96 horas, seguida da retirada, preparo e bandeamento de lâminas para posterior análise do material e liberação do resultado.

Levando em consideração essas três etapas principais, o cenário ideal é uma área com pouco movimento e deslocamento de pessoas onde deve haver fluxo laminar e estufa com injeção de gás carbônico (CO_2), com alarmes que indiquem desvios de temperatura e condições de CO_2, instalados e, ainda, estufa comum a 37ºC. Sugere-se ainda uma segunda área comum para a recepção de amostras, preparação de lâminas, captura de imagens, análise e liberação dos resultados equipada com uma capela de exaustão, termobloco, centrífuga, banho-maria, microscópio óptico comum e bancadas. Além disso, um equipamento completo de captura de imagem e análise automatizada é atualmente considerado bom investimento. Os sistemas automatizados trazem padrão, qualidade, agilidade e reduzem o erro humano durante a etapa de análise das metáfases.

Atualmente já existe automação para a retirada das culturas e produção de lâminas, porém são equipamentos com custo mais elevado.

Para a realização do FISH, é necessário, além das áreas descritas acima e equipamentos de cultivo, a aquisição de um sistema completo de análise e captura composto de microscópio óptico de fluorescência e filtros vermelho, verde, DAPI, duplo (vermelho e verde) e o filtro triplo (DAPI, verde e vermelho). Por utilizar sondas de DNA para hibridização, a técnica de FISH não pode ser realizada em local de luz direta e a leitura das lâminas em fluorescência deve ser realizada em uma área escura. A citogenética ainda é um procedimento muito manual dependente de pessoas, espaço físico adequado para deslocamento e manipulação de amostras, lâminas e tubos, além do controle de temperatura e umidade do ambiente. Esses cuidados são essenciais para a obtenção de um produto final de qualidade.

Bibliografia Consultada

STEVEN L GERSEN, MARTHA B KEAGLE. The Principles of Clinical Cytogenetics 2nd ed. Section II Examining and Analyzing Chromosomes.

GERSEN SL; KEAGLE MB. The Principles of Clinical Cytogenetics. 2nd ed. Section II: Examining and Analyzing Chromosomes. Humana Press Inc. Totowa. 2005. p. 59-130.

BOROVIK CL et al. Guia de boas práticas laboratoriais em citogenética e genética molecular humana. 2009. Disponível em: http://www.ib.unicamp.br/caeb/Eduardo%20Becker/art%2016.pdf. Acessado em 29 de janeiro de 2015.

V

TÉCNICAS E PROCESSOS

27 O que é patologia molecular? Como esta especialidade pode auxiliar no diagnóstico e no tratamento do câncer?

Isabela Werneck da Cunha

Fernando Augusto Soares

A patologia molecular surgiu a partir da identificação de alterações moleculares em diversos tipos celulares, incluindo células tumorais. Além das alterações morfológicas já conhecidas que são alvos de estudo para o patologista, hoje é possível a identificação de alguns tumores e até mesmo predizer seu comportamento biológico e resposta a determinados medicamentos por meio do estudo do DNA, RNA e proteínas.

As células tumorais possuem alterações no seu DNA (mutações) que são capazes de ativar ou modificar vias de sinalização, que, por sua vez, alteram o metabolismo celular, conferindo, por exemplo, maior sobrevivência e maior taxa de proliferação celular.

Essas alterações podem ser tumor-específicas. Alguns tumores como subtipos de linfomas e sarcomas, por exemplo, possuem translocações cromossômicas específicas. Essas translocações levam à fusão de dois genes específicos e identificá-las permite um diagnóstico preciso do subtipo de tumor que está sendo avaliado. Quanto mais preciso o diagnóstico de uma neoplasia, mais específico será seu tratamento e consequentemente maior será a chance de resposta.

Outras alterações moleculares culminam na ativação de vias de sinalização específicas. Hoje, existem drogas capazes de bloquear diversas dessas vias, portanto, é de fundamental importância conhecer quais dessas vias estão ativadas em cada neoplasia, a fim de direcionar tratamento mais precisamente.

Quando detectamos qualquer alteração molecular, seja genômica (DNA), seja de expressão gênica (RNA) ou proteica, estamos praticando a patologia molecular. Podemos utilizar diversas técnicas para a detecção dessas alterações, que incluem: técnicas de hibridização e sequenciamento, RT-PCR e estudos imuno-histoquímicos.

Bibliografia Consultada

ROYCHOWDHURY S; CHINNAIYAN AM. Translating cancer genomes and transcriptomes for precision oncology. CA Cancer J Clin. 2016;66.1:75-88.

TOBIN NP et al. The importance of molecular markers for diagnosis and selection of targeted treatments in patients with cancer. J Intern Med. 2015;278(6): 545-70.

DIETEL M et al. A 2015 update on predictive molecular pathology and its role in targeted cancer therapy: a review focussing on clinical relevance. Cancer Gene Ther. 2015;22(9):417-30.

28 Que tipos de cuidados devem ser tomados na coleta e preparação de amostras para testes de patologia molecular?

Mariana Petacchia de Macedo
Fernando Augusto Soares

A maioria dos testes moleculares em oncologia é realizada em tecido fixado em formalina e embebido em parafina, por ser o material disponível após o processamento da biópsia ou da peça cirúrgica do paciente. Para garantir a qualidade do material, é importante que sejam monitorados os fatores pré-analíticos do espécime, já que podem interferir na integridade do material genético. O tempo entre a retirada do espécime cirúrgico do paciente e a fixação deve ser o menor possível, já que o processo de autólise começa com a interrupção do fluxo sanguíneo para a peça. O tipo de fixador utilizado também é muito importante. O fixador mais utilizado na prática da patologia é a solução de fomalina a 10%, é fundamental que essa solução seja tamponada. Para a fixação correta dos espécimes, é necessário obedecer ao volume mínimo de 10 vezes de fixador em relação ao volume da peça e, ainda, em casos de espécimes grandes, que o material seja cortado previamente para permitir a penetração da formalina homogeneamente. Deve-se também respeitar tanto o tempo mínimo quanto o tempo máximo de fixação de um espécime. Em geral, para biópsias recomenda-se o máximo de 6 a 18 horas de fixação e, para peças cirúrgicas de 12 a 36 horas. Adicionalmente, as peças cirúrgicas não devem ficar expostas ao sol. Na fase do processamento histológico do material (desidratação, clarificação e impregnação do material em parafina), devem ser controlados tempo, temperatura, qualidade, pureza e frequência das trocas dos reagentes. Em relação à qualidade da parafina, devem ser utilizadas aquelas com temperaturas de derretimento menores, e deve-se evitar adicionar cera de abelha. É importante que os blocos sejam armazenados com proteção contra umidade ou secura excessiva, em temperatura controlada, e protegidos de luz. O cuidado em todas as fases que envolvem o processamento de um espécime anatomopatológico permite a realização de testes moleculares com resultados seguros para os pacientes e reprodutíveis entre instituições.

Bibliografia Consultada

CREE IA et al. Guidance for laboratories performing molecular pathology for cancer patients. J Clin Pathol. 2014;67(11):923-31.

ENGEL KB. Effects of preanalytical variables on the detection of proteins by immunohistochemistry in formalin-fixed, paraffin-embedded tissue. Arch Pathol Lab Med. 2011;135(5):537-43.

GROENEN PJTA et al. Preparing pathology for personalized medicine: possibilities for improvement of the pre-analytical phase. Histopathology. 2011;59(1): 1-7.

HEWITT SM et al. Tissue handling and specimen preparation in surgical pathology: issues concerning the recovery of nucleic acids from formalin-fixed, paraffin-embedded tissue. Arch Pathol Lab Med. 2008;132(12):1929-35.

LUNA LG. Histopathologic methods and color atlas of special stains and tissue artifacts. Am Histolabs Pub Dept, 1992

29 Que tipo de material biológico pode ser encaminhado para testes genéticos e moleculares em oncologia?

Ana Lúcia Catelani

Os notáveis avanços da genética nos últimos anos aceleraram a identificação de genes e a compreensão de processos biológicos relacionados a muitas doenças humanas, em especial nos diferentes tipos de câncer. Algumas metodologias podem ser aplicadas dependendo do tipo de material biológico disponível e do que se pretende estudar.

Na citogenética clássica, o cariótipo requer células que entrem em divisão para a obtenção de metáfases, portanto requer amostras frescas e preservadas em meio de cultura ou de transporte para que não percam a viabilidade celular, além do uso de anticoagulante quando necessário, dependendo da metodologia a ser aplicada. Os cromossomos metafásicos podem ser obtidos de culturas de curta duração, como é o caso de amostras de medula óssea, nódulos linfoides, sangues leucêmicos, e alguns líquidos corporais, como pleural ou ascítico. Já para células de tumores sólidos, que requerem substrato para adesão, as culturas são mais longas.

Na citogenética molecular, a hibridização *in situ* fluorescente (FISH) permite o estudo de rearranjos cromossômicos específicos em amostras frescas, que podem ser cultivadas ou não, ou em amostras recém-fixadas, em formalina a 10% tamponada, que ao serem recebidas em laboratórios ou em centros de pesquisas são embebidas em parafina, como também de amostras já parafinadas. Um exemplo clássico é a pesquisa do gene *ERBB2* em cortes tumorais de mama, principalmente para resultados imuno-histoquímicos intermediários.

Recomenda-se também, em outros tumores sólidos, a pesquisa de alterações genéticas por FISH. Por exemplo, da amplificação do gene *MYCN* em neuroblastoma; e de deleções ou amplificações de genes envolvidos em tumores neuroepiteliais (gliomas).

A urina é um tipo de amostra de obtenção não invasiva utilizada para a pesquisa de aneuploidias dos cromossomos 3, 7 e 17 e do lóco 9p21 por FISH presentes em câncer de bexiga.

Outras metodologias são hoje amplamente aplicadas para estudos genéticos e/ou moleculares em oncologia, como PCR, SNP *arrays* e NGS (*next generation sequencing*). Para a aplicação dessas metodologias requer-se quantidade muito pequena de DNA íntegro extraído de células que podem ser provenientes de amostras como sangue, medula óssea, linfonodos, líquido ascítico, pleural, amostras microdissecadas de tumores e células salivares.

Bibliografia Consultada

CATELANI ALPM. Variação no número de cópias de segmentos de DNA (CNV) em pacientes com surdez sindrômica. São Paulo, 2010. Tese (Doutoramento). Instituto de Biociências. Universidade de São Paulo.

MARGARET J et al. The AGT Cytogenetics Laboratory Manual. 3rd ed. Philadelphia: Lippincott-Raven, 1997.

30 Como coletar e armazenar material biológico para testes genéticos e moleculares em oncologia?

Camila Guindalini

A qualidade dos resultados provenientes de testes moleculares é extremamente sensível às variações nos processos de manipulação e coleta das amostras. O laboratório deve estabelecer protocolos rígidos que abranjam cuidados com o tipo de coleta de acordo com a indicação clínica, além de informações claras sobre preservação, conservação e transporte adequado.

De forma geral, é importante que as amostras de sangue e medula óssea sejam devidamente identificadas com o nome do paciente e o tipo de amostra coletada e que o volume indicado pelo fabricante no tubo de coleta seja rigorosamente respeitado. Os anticoagulantes utilizados dependem do espécime e da metodologia a ser empregada: o EDTA (tubo com tampa roxa) é utilizado para o diagnóstico molecular e citometria de fluxo, e a heparina (tubo com tampa verde), para os exames de citogenética e FISH.

Para o transporte, o material deve ser acondicionado em caixas de isopor com gelo reciclável, permitindo que o ambiente interno esteja refrigerado, mas evitando que haja o contato da amostra com ele. O material cujo exame seja realizado a partir da extração do RNA deve estar disponível na área técnica para análise, impreterivelmente, em até 48 horas após a coleta. Para os exames realizados a partir de amostras de DNA, o prazo entre a coleta e a chegada ao laboratório de análise pode ser estendido até 72 horas.

Para o envio de material em blocos de parafina, é importante que sejam corretamente identificados e acondicionados em embalagens que evitem deformações mecânicas e exposição a altas temperaturas, comprometendo o material parafinado. A temperatura máxima de envio deve ser garantida entre 20 e 25°C, e a amostra, sempre vir acompanhada do laudo anatomopatológico inicial.

As exigências para o envio de tecido fresco ou biópsias de tecido podem variar de acordo com o exame a ser realizado e as técnicas utilizadas por cada laboratório. O material pode ser fixado em formalina tamponado a 10% em recipiente apropriado, ou enviado em solução fisiológica (solução salina a 0,9%) estéril ou em PBS estéril e, ainda, pode haver necessidade de coleta em frasco estéril contendo meio suplementado com antibióticos ou solução para conservação e estabilidade do RNA. O envio deve ser feito imediatamente após a coleta do material, devendo chegar ao laboratório entre 2 e no máximo 24 horas.

Bibliografia Consultada

Sociedade Brasileira de Patologia Clínica Medicina. Gestão da Fase Pré-Analítica. Recomendações da Sociedade Brasileira de Patologia Clínica/Medicina Laboratorial (SBPC/ML), de 2010. Disponível em: http://www.sbpc.org.br/upload/conteudo/320101011105633.pdf. Acessado em 25 de novembro de 2015.

31 Qual o tempo de estabilidade das amostras utilizadas para diagnóstico molecular e como devem ser transportadas?

Fernanda Bellucco

Diversos tipos de amostras biológicas podem ser utilizados para o diagnóstico molecular, como biópsia de medula óssea, sangue periférico, saliva, liquor, líquido pleural, lâminas de citologia, tecido fresco, tecido fixado e emblocado em parafina, entre outros. A estabilidade e as condições de transporte dependem do tipo de amostra utilizada.

O mais comumente utilizado em testes de diagnóstico molecular é o sangue total coletado com anticoagulante EDTA (ácido etilenodiaminotetracético). O sangue total com EDTA é estável à temperatura ambiente durante 24 horas para análise do DNA e até oito dias, quando refrigerado (2 a 8°C). Nas análises de onco-hematologia, o aspirado de medula óssea é bastante utilizado e, para extração de DNA, pode ser armazenado temporariamente por até 72 horas a 2 a 8°C, antes do processamento.

Para análises de RNA, o ideal é que tanto as amostras de sangue total quanto de medula óssea sejam processadas em até 48 horas e, portanto, precisam ser refrigeradas e encaminhadas ao laboratório logo após a coleta. Quando o período entre coleta e processamento for mais longo, é necessária a coleta do material em tubos especiais contendo estabilizador de RNA.

Outro material frequente nas análises moleculares para o diagnóstico em oncologia são amostras de tecido tumoral. Fragmentos de tecido fixado em formalina a 10% e embebidos em parafina devem ser conservados à temperatura ambiente por até 12 meses. Tecido fresco pode ser mantido em solução salina e refrigerado, e tem estabilidade de até 7 dias. Pode ser utilizado também material fresco congelado que, em geral, tem estabilidade de pelo menos duas semanas a −20°C e de pelo menos dois anos a −70°C ou inferior.

O transporte das amostras para os testes genéticos deve obedecer rigorosamente às mesmas normas de biossegurança vigentes para as demais amostras biológicas. Deve-se observar a temperatura adequada ao transportar cada tipo de amostra. As amostras de sangue total e medula óssea devem ser encaminhadas dentro de sacos plásticos e acondicionadas juntamente com gelo reciclável (tomando cuidado para o material não ter contato direto com o gelo para não congelar) em caixas térmicas impermeáveis e higienizáveis que garantam a estabilidade da amostra até a chegada ao laboratório. Quando forem enviadas muitas amostras de uma vez, deve-se acondicioná-las em estantes ou utilizar frasco com parede rígida para acondicionamento, de forma a evitar vazamento e contaminação. Durante o envio, os blocos de parafina devem ser condicionados em embalagens fechadas, que permitam proteger o material de deformações mecânicas e calor, e lâminas para análise devem ser acondicionadas em porta-lâmina de plástico.

Qualquer documento, como solicitações de exames e termos de consentimento, enviado junto com as amostras, deve ser colocado em envelope com identificação e acondicionado em saco plástico.

Bibliografia Consultada

Sociedade Brasileira de Patologia Clínica Medicina. Gestão da Fase Pré-Analítica. Recomendações da Sociedade Brasileira de Patologia Clínica/Medicina Laboratorial (SBPC/ML), de 2010. Disponível em: http://www.sbpc.org.br/upload/conteudo/320101011105633.pdf. Acessado em 18 de novembro de 2015.

32 Quais as causas comuns de rejeição de amostras clínicas pelo laboratório para o diagnóstico molecular e citogenético em oncologia?

Fernanda Bellucco

As amostras normalmente são rejeitadas quando não estão de acordo com os critérios relacionados com as condições ideais para coleta, acondicionamento, transporte e armazenamento das amostras. Amostras com dados de identificação do paciente e informações clínicas incompletos, volume insuficiente de amostra, temperatura e estabilidade fora do especificado são critérios de rejeição adotados na maior parte dos laboratórios.

As principais causas de não aceitação de amostras de sangue total e medula óssea para as análises moleculares e citogenéticas são: amostras coaguladas, congeladas, coletadas com anticoagulante inadequado (o correto é o uso de EDTA para análises moleculares e heparina sódica para citogenética), com volumes insuficientes (normalmente inferiores a 1mL) e fora do prazo de estabilidade. São comuns os problemas com informações clínicas incompletas, mas é possível aceitar o material, processá-lo e só liberar o laudo após a confirmação dos dados necessários para análise e interpretação dos resultados obtidos.

Os principais motivos de rejeição para as amostras de tecido são aqueles referentes às condições de processamento e conservação das amostras como material não fixado ou encaminhado ao laboratório sem refrigeração (no caso de tecido fresco). Amostras com artefatos de fixação, com fragmentos insuficientes para análise ou com ausência de tecido tumoral também podem ser rejeitadas.

Bibliografia Consultada

Sociedade Brasileira de Patologia Clínica Medicina. Gestão da Fase Pré-Analítica. Recomendações da Sociedade Brasileira de Patologia Clínica/Medicina Laboratorial (SBPC/ML), de 2010. Disponível em: http://www.sbpc.org.br/upload/conteudo/320101011105633.pdf. Acessado em 20 de novembro 2015.

33 Quais informações básicas devem constar na solicitação médica de um exame molecular?

Fernanda Bellucco

Como em qualquer solicitação médica, devem constar, de forma legível, os exames solicitados discriminados por extenso, contendo o nome do profissional médico, assinado, com carimbo constando o CRM e devidamente datado.

Além disso, na requisição médica para exame molecular é importante indicar o motivo da investigação e dados clínicos do paciente. As informações clínicas são necessárias para a realização e interpretação da análise genética e podem ser descritas na própria solicitação de forma resumida ou enviadas à parte como um relatório clínico, dependendo da complexidade do teste solicitado.

As solicitações médicas normalmente indicam a doença ou síndrome que o médico gostaria de avaliar por técnicas moleculares, mas é possível indicar genes, mutações específicas ou metodologia para o exame, direcionando mais precisamente a análise, já que muitas vezes uma mesma doença ou um mesmo gene podem ser avaliados de diferentes formas.

Bibliografia Consultada

Sociedade Brasileira de Patologia Clínica Medicina. Gestão da Fase Pré-Analítica. Recomendações da Sociedade Brasileira de Patologia Clínica/Medicina Laboratorial (SBPC/ML), de 2010. Disponível em: http://www.sbpc.org.br/upload/conteudo/320101011105633.pdf. Acessado em 21 de novembro 2015.

34 O que é termo de consentimento informado? Por que ele deve ser utilizado no diagnóstico genético?

Fernanda Bellucco

O termo de consentimento informado é um documento que fornece ao paciente as informações e os esclarecimentos necessários sobre determinado procedimento diagnóstico e/ou terapêutico e que permite que ele possa tomar decisões e, ao final, consentir com a realização do procedimento proposto. O consentimento deve ser solicitado a todo adulto capaz ou seu representante, no caso de menores com idade inferior a 18 anos ou pessoas que não tenham o discernimento necessário para avaliar seu sentido e alcance no momento em que o prestam.

Uma das principais características do termo de consentimento é que ele deve ser isento de dúvidas. É fundamental que as informações sejam claras, objetivas, adequadas e apropriadas à pessoa a quem é solicitado o consentimento. A informação deve ser fornecida em linguagem compreensível pelo paciente, qualquer que seja seu nível cultural, incluindo aqueles que tenham limitações linguísticas ou de natureza cognitiva. No termo de consentimento, os profissionais de saúde devem indicar as vantagens, os inconvenientes e os riscos do tratamento ou procedimento garantido ao paciente, o direito de decidir em relação ao que lhe é colocado.

Para os testes de diagnóstico genético, o consentimento deve ser dado por escrito e assegura que o paciente será orientado da finalidade, da complexidade e das limitações do teste ao qual ele irá se submeter. O paciente deve ser informado das limitações da tecnologia e conhecimento atuais e que, portanto, alterações presentes podem não ser detectadas e, consequentemente, um resultado negativo não implica a inexistência de alterações patogênicas e da doença. E, além disso, o paciente deve estar ciente que achados no teste podem ter um significado ainda desconhecido ou mesmo sugestivo de doença diferente da originalmente considerada.

O termo de consentimento para testes genéticos garante ainda que o paciente seja suficientemente informado sobre as possíveis implicações dos seus resultados, uma vez que devem ser consideradas não apenas as vantagens e consequências para a saúde física do indivíduo, mas também o impacto que um resultado positivo pode acarretar em sua saúde psíquica.

Pode-se solicitar também a autorização do paciente para que sua amostra coletada ou material genético dela extraído seja utilizada em pesquisas ou depositada em bancos para essa finalidade. Caso o paciente opte por não autorizar, sua amostra deve ser destruída após a realização do teste.

Bibliografia Consultada

LUCASSEN A, HALL A. Consent and confidentiality in clinical genetic practice: guidance on genetic testing and sharing genetic information. Clin Med. 2012;12.1:5-6.

35 Quem pode ter acesso ao resultado do teste genético de um determinado paciente?

Camila Guindalini

Com o aumento dos testes genéticos disponíveis, a gestão da informação por eles gerada traz novos desafios para o paciente e para o profissional de saúde. Segundo o Guia de Boas Práticas Laboratoriais em Citogenética e Genética Molecular Humana da Sociedade Brasileira de Genética Médica elaborado pelo Comitê de Normatização e Recomendações para Procedimentos utilizados em laboratórios que prestam serviços na área de genética humana, os laboratórios devem garantir a confidencialidade dos exames genéticos e moleculares por meio da implantação de procedimentos rígidos que assegurem o armazenamento físico ou eletrônico de resultados e das informações confidenciais dos pacientes livre do acesso por pessoas não autorizadas. Além disso, é de responsabilidade do laboratório garantir a privacidade e integridade dos dados quando houver a necessidade de transmissão de resultados por telefone ou Fax, ou outro meio eletrônico.

Considerando a possibilidade de discriminação individual, as consequências psicossociais e os desdobramentos éticos que os resultados de exames genéticos podem acarretar, é recomendado que os resultados sejam entregues exclusivamente ao paciente, ao médico solicitante ou ao aconselhador genético. Entretanto, vale ressaltar que, principalmente em relação aos testes relacionados aos cânceres hereditários, uma vez que um diagnóstico genético foi feito ou a mutação de risco foi identificada, outros membros da família podem beneficiar-se dessa informação, e nesses casos é recomendado que o profissional de saúde tome as devidas providências em conjunto com o paciente para comunicar os demais indivíduos em risco.

A utilização de informações confidenciais para outros fins, incluindo pesquisas científicas e protocolos clínicos, é possível, caso o paciente concorde com a utilização por meio da assinatura do Termo de Consentimento Informado.

A história da família, a informação clínica e os resultados dos testes genéticos podem ser compartilhados entre outros profissionais da saúde (independentemente da sua localização geográfica), exclusivamente se a divulgação da informação confidencial se fizer necessária para melhorar o cuidado com o paciente.

Bibliografia Consultada

LUCASSEN A, HALL A. Consent and confidentiality in clinical genetic practice: guidance on genetic testing and sharing genetic information. Clin Med. 2012;12.1:5-6.

BOROVIK CL et al. Guia de boas práticas laboratoriais em citogenética e genética molecular humana. Disponível em: http://www.ib.unicamp.br/caeb/Eduardo%20Becker/art%2016.pdf. Acessado em 24 de novembro de 2015.

36 Quais informações devem estar contempladas nos laudos dos testes genéticos e moleculares?

Camila Guindalini

Segundo o Guia de Boas Práticas Laboratoriais em Citogenética e Genética Molecular Humana da Sociedade Brasileira de Genética Médica elaborado pelo Comitê de Normatização e Recomendações para Procedimentos utilizados em laboratórios que prestam serviços na área de genética humana, os laboratórios devem atentar às seguintes informações:

- Nome do indivíduo.
- Data do nascimento.
- Data da coleta da amostra.
- Tipo de amostra.
- Código de identificação interno.
- Nome do profissional ou do laboratório que solicitou o exame.
- Resumo da indicação do exame, quando possível.
- Nome do exame realizado, incluindo mutações testadas.
- Descrição resumida da metodologia acompanhada, se possível, da referência bibliográfica correspondente.
- Descrição dos resultados.
- Interpretação do resultado do exame e, quando pertinente, indicações sobre aconselhamento genético ou exames complementares. Nos casos de teste de triagem, não diagnóstico, ou de teste preditivo, incluir uma avaliação quantitativa do valor preditivo do teste. A interpretação deve ser compreensível a um profissional não geneticista.
- Data do laudo.

- Assinatura, nome e registro no respectivo conselho profissional do responsável técnico pelo exame (ou laboratório).
- Nome, endereço e telefone do laboratório.
- Nome do laboratório de apoio, nos casos pertinentes.
- Genealogia do paciente, se pertinente.

Bibliografia Consultada

BOROVIK CL et al. Guia de boas práticas laboratoriais em citogenética e genética molecular humana. Disponível em: http://www.ib.unicamp.br/caeb/Eduardo%20Becker/art%2016.pdf. Acessado em 24 de novembro 2015.

37 As técnicas de amplificação de DNA são muito sensíveis a contaminações. Como evitá-las?

Camila de Moura Egídio

As diversas variações das técnicas de amplificação de DNA têm como base a reação em cadeia da polimerase (*polymerase chain reaction –* PCR") para a amplificação exponencial das moléculas iniciais de DNA. Tal é o poder de amplificação de DNA dessa técnica que se uma típica reação de PCR de 0,1mL contendo 10^{12} amplicons (produto da PCR) for diluído uniformemente em uma piscina olímpica (~50m × 25m × 2m) e nova amostra de mesmo volume for retirada da mesma piscina, o número de amplicons resultante na nova amostra seria de 400 moléculas.

Em laboratórios clínicos são utilizadas diversas aplicações biológicas com variada sensibilidade na detecção de DNA, utilizando como substrato milhares de moléculas até um número inicial de dígito único. Simples erros no fluxo de trabalho como contaminação de reagentes com uma ponteira de pipeta que foi previamente utilizada em produtos de PCR pode introduzir até 10^9 cópias de amplicons, transformando--se em fonte de contaminação para todas as outras reações subsequentes. Portanto, em laboratórios que trabalham com PCR de rotina, é importante manter boas práticas de laboratório para evitar a contaminação e consequente resultado falso-positivo. Regras gerais sobre o fluxo de trabalho e boas práticas de laboratório para evitar a contaminação estão citadas a seguir, além de práticas que podem ser úteis para impedir a amplificação de moléculas de DNA contaminantes, quando já existentes no laboratório.

- **Fluxo de trabalho** – a contaminação só é possível se houver presença do produto prévio de PCR no mesmo ambiente em que as próximas reações são preparadas. A contaminação por amostras biológicas de DNA também é possível, no entanto o número de cópias de DNA-alvo contido em amostras biológicas é muito menor, já que existem apenas duas cópias por célula (1ng de DNA humano contém apenas 333 cópias de um gene de simples cópia, enquanto a mesma quantidade de produto de PCR contém 10^9 moléculas de amplicons). Dessa forma, é importante isolar as etapas do processo de forma a se criar um fluxo unidirecional de trabalho. A figura 1 ilustra as atividades que devem ser segregadas em salas independentes para evitar a contaminação. Cada uma dessas salas deve ser equipada com materiais de laboratório dedicados, inclusive equipamentos de proteção pessoal.

Sala pré-PCR	Sala pós-PCR
1. Armazenamento de reagentes 2. Armazenamento de amostras biológicas 3. Cultura celular 4. Controle de qualidade de amostras genômicas 5. Preparação de reações de PCR	1. Utilização de termociclador para PCR 2. Análise molecular do produto da PCR 3. Armazenamento de produtos da PCR 4. Desempenho de outras técnicas envolvendo o uso de produtos da PCR

Figura 1 – Fluxo de trabalho unidirecional para a prevenção de contaminação em laboratórios de biologia molecular que utilizam PCR. A sala de pré-PCR deve ter pressão do ar positiva, enquanto a sala pós-PCR deve ter pressão do ar negativa para evitar a contaminação por amplicons em aerossol.

- Boas práticas de laboratório:

    a) Limpeza de superfícies e materiais antes e depois de realizar trabalho de bancada com presença de amplicons utilizando substâncias contendo hipoclorito de sódio (água sanitária comercial pode ser utilizada em concentração final de 10%). Como o cloro é sensível à degradação, estocar a solução protegida da luz, temperatura e oxigênio e preparar novas soluções a cada semana. Todos os equipamentos, superfícies e pipetas devem ser limpos com essa solução, deixando agir por 15 minutos, e depois removendo-a com água para evitar corrosão.

b) Utilização de material pessoal de proteção; troca de luvas sempre que o produto de PCR for manipulado.

c) Preparação e utilização de alíquotas para o trabalho de rotina de bancada, evitando a contaminação do estoque de reagentes, identificando corretamente cada aliquota.

d) Utilização de ponteiras com barreira dupla (filtros) para evitar a contaminação das pipetas.

e) Utilização de cabines de segurança com luz ultravioleta para irradiar reagentes de pré-PCR e/ou pós-PCR (20-30 minutos) fazendo com que moléculas de DNA contaminantes não possam ser utilizadas como substrato em subsequentes reações de PCR.

- Utilização de métodos enzimáticos:

a) Tratamento com uracil-N-glicosilase (UNG): esse procedimento requer a utilização de dUTP em vez de dTTP nas reações de PCR realizadas no laboratório. Essa troca não afeta a formação e análise dos amplicons em formação, mas cria um sítio para atuação da enzima UNG, que cliva as bases uracil da cadeia de DNA do amplicon, impedindo sua subsequente amplificação. Dessa forma, qualquer amplicon gerado no laboratório é sensível ao tratamento com UNG, enquanto o DNA genômico de amostras biológicas não é afetado.

b) Utilização de *primers* modificados com ribonucleotídeos na posição 3': esse procedimento gera amplicons contendo sítio para atuação da enzima ribonuclease H). De forma similar ao tratamento com UNG, amplicons gerados com essa técnica são degradados depois do tratamento com ribonuclease H, deixando o DNA genômico intacto.

Bibliografia Consultada

KWOK S. Avoiding false positives with PCR. Nature. 1989;339:237-8.

PRINCE AM. PCR: how to kill unwanted DNA. Biotechniques. 1992;12:358-60.

LONGO MC et al. Use of uracil ADN glycosylase to control carryover contamination in polymerase chain reactions. Gene. 1990;93:125-8.

THORNTON CG et al. Utilizing uracil ADN glycosylase to control carryover contamination in PCR: characterization of residual UDG activity following thermal cycling. Biotechniques. 1992;13:180-4.

WALDER RY et al. Use of PCR primers containing a 3'-terminal ribose residue to prevent cross-contamination of amplified sequences. Nucleic Acids Res. 1993; 21:4339-43.

38 Como avaliar se a amostra biológica coletada possui DNA ou RNA de qualidade para análise molecular?

Camila de Moura Egídio

Ambos os DNA e RNA extraídos de amostras biológicas devem ser testados quanto à qualidade antes de serem utilizados em subsequentes aplicações. Os parâmetros avaliados são:

Pureza – as técnicas de extração de DNA e RNA muitas vezes acabam contaminando a amostra final, especialmente se a quantidade inicial da amostra biológica for pequena. Os métodos mais comuns de extração (precipitação com etanol, extração por fenol-clorofórmio e utilização de colunas de afinidade) podem deixar rastros de reagentes que podem inibir reações subsequentes. Até mesmo proteínas contidas nas amostras biológicas são uma fonte de contaminação. A presença desses contaminantes pode ser detectada com simples ensaio que utilize a leitura da amostra com um espectroafotômetro com luz ultravioleta. Existem vários instrumentos no mercado, desde o espectrofotômetro convencional utilizando amostras diluídas em cubetas de volume 200-300µL até os que possibilitam a utilização de um volume de apenas 1µL e análise de várias amostras em paralelo. Nesse ensaio, é importante utilizar um instrumento que permita a emissão/excitação da amostra na faixa de 220-320nm, já que a aborção de DNA e RNA se dá na maior parte na faixa de 260nm, proteínas em 230 e 280nm, substâncias presentes em tampões utilizados na extração absorvem 220 e 230nm e fenol absorve 270nm. Uma dica é testar cada um dos componentes utilizados no método de extração no espectrofotômetro para identificar as respectivas faixas de absorção de luz para então ser capaz de avaliar a presença desses componentes na amostra de ácido nucleico após a extração. Como referência, é utilizada a razão de absorção de 260/280 e 260/230 para DNA e RNA > 1,8 como bom resultado.

Degradação – várias técnicas de preservação e extração de ácidos nucleicos podem causar degradação às moléculas. Essa degradação influencia o sucesso das técnicas subsequentes utilizadas para análise molecular do ácido nucleico (como exemplo, a degradação pode causar fragmentação do DNA impedindo a ampificação por PCR de alvos longos). Nesse caso, as técnicas utilizadas para avaliar DNA e RNA são semelhantes, mas com foco diferente. Em ambas, utiliza-se um sistema de eletroforese para a detecção do tamanho das bandas e quantidade presente de cada banda identificada. Existem vários instrumentos no mercado com géis prontos para o uso que são capazes de detectar alguns nanogramas por microlitro de ácido nucleico até sistemas mais sofisticados operando em microcapilares que são capazes de processar 96 amostras em um único ensaio com detecção de picogramas por microlitros.

No caso do DNA, o objetivo é obter o perfil dos fragmentos obtidos após a extração. O resultado ideal é a detecção de uma banda única com tamanho de 5-10 quilobases, o que indica DNA genômico de alto peso molecular, mas a definição de bom resultado pode mudar, dependendo da origem da amostra biológica e do requerimento para a reação subsequente. Um dos exemplos mais conhecidos e estudados de degradação de DNA é causado pela fixação com formalina e preservação em parafina do material biológico. Nesse caso, não será possível obter DNA genômico após o processo de extração, mas uma diversidade de fragmentos, com tamanhos tão pequenos quanto 50-100 pares de bases. Não só o tamanho desses fragmentos será uma limitação às reações subsequentes, mas também as modificações causadas ao DNA podem impedir a amplificação dos fragmentos de DNA por PCR. Portanto, além do ensaio para verificar o tamanho dos fragmentos de DNA, é importante realizar um ensaio funcional com PCR quantitativo, obtendo-se assim uma análise da capacidade de amplificação do DNA obtido por PCR. O ideal é utilizar pares de *primers* que gerem amplicons com tamanhos diversos, de 100-500 pares de bases, dependendo da aplicação subsequente a ser empregada.

No caso do RNA, o objetivo da eletroforese é obter a quantificação das bandas de RNA ribossomal (rRNA) 28S e 18S para organismos eucarióticos. O rRNA corresponde ao tipo de RNA mais abundante dentro da célula, chegando a 10 milhões de cópias por célula. Dessa forma, é o alvo mais abundante para a ação de ribonucleases que são liberadas durante o processo de extração de RNA de células. Se a razão de 28S:18S for 2 ou maior, o RNA extraído é considerado de alta qualidade. Um índice muito utilizado na literatura que leva essa razão em consideração na avaliação da qualidade do RNA é denominado valor RIN, do inglês *RNA integrity number* (Figura 1). Esse índice foi desenvolvido por um empresa que produz equipamentos de eletroforese em microcapilar e, portanto, para a obtenção desse índice é necessário utilizar esse equipamento para a análise de amostras de RNA.

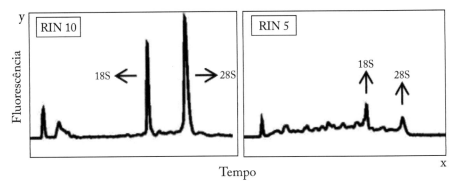

Figura 1 – Exemplos de duas amostras de RNA de qualidade diferentes analisadas por meio de eletroforese em microcapilar. No eixo y está representado o sinal de fluorescência obtido de acordo com o tempo de corrida (eixo x) da molécula no gel. Os dois picos equivalentes ao rRNA 18S e 28S estão assinalados. O valor RIN leva em consideração a razão 28S:18S para calcular o índice de degradação do RNA, além de outros parâmetros descritos em Schroeder et al., 2006.

Concentração – todas as técnicas citadas acima também fornecem informação sobre a concentração da amostra de ácido nucleico testada. No entanto, algumas técnicas são mais precisas que outras. Como a leitura no espectrofotômetro pode ser influenciada por outras moléculas presentes na amostra (contaminantes ou outras moléculas biológicas que absorvem na mesma faixa), esse método é o menos preciso de todos. A eletroforese com gel de agarose não é tão afetada pela presença de outras moléculas ou contaminantes na amostra. No entanto, a resolução de géis tradicionais não permite a quantificação precisa de pequenas quantidades de ácido nucleico, a não ser que equipamentos de microcapilares sejam utilizados. Outras técnicas mais precisas utilizam moléculas fluorescentes que se ligam especificamente ao DNA ou RNA e que absorvem e emitem luz em uma faixa de absorbância distinta, de forma a impedir a variação pela presença de contaminantes comuns. A família de ligantes fluorescentes denominada Hoechst se liga especificamente ao DNA. Outros ligantes fluorescentes específicos para a quantificação de RNA também podem ser encontrados. Quando misturados à amostra de DNA ou RNA, esse ligantes se unem às moléculas de ácido nucleico e a fluorescência emitida pode ser detectada com um fluorímetro e é diretamente proporcional à quantidade de ácido nucleico contido na amostra. Outro método de quantificação utilizado é a reação de PCR quantitativa. Esta técnica, já descrita em outra pergunta deste livro, resulta na quantificação do número de moléculas na amostra capazes de gerar amplicons, o produto de amplificação da PCR. Em geral, ela é muito utilizada para a quantificação de bibliotecas para o sequenciamento em plataformas de segunda e terceira gerações (*next-generation sequencing* ou NGS).

Bibliografia Consultada

IMBEAUD S et al. Towards standardization of RNA quality assessment using user-independent classifiers of microcapillary electrophoresis traces. Nucl Acids Res. 2005;36(6):e56-6.

BOURGON R et al. High-throughput detection of clinically relevant mutations in archived tumor samples by multiplexed PCR and Next Generation Sequencing. Clin Cancer Res. 2014;20:2080-91.

SCHROEDER A et al. The RIN: an RNA integrity number for assigning integrity values to RNA measurements. BMC Mol Biol. 2006;7(1):1.

LATT SA. Spectral studies on 33258 Hoechst and related bisbenzimidazole dyes useful for fluorescent detection of deoxyribonucleic acid synthesis. J Histochem Cytochem. 1976;24:24-33.

39 Qual a diferença entre PCR, RT-PCR e qRT-PCR? Como essas técnicas se aplicam ao diagnóstico/prognóstico do câncer?

Camila de Moura Egídio

Todas as três siglas derivam do inglês *polymerase chain reaction* – PCR (reaçao em cadeia da polimerase), que se refere à técnica de amplificação de uma amostra de DNA utilizando a enzima DNA polimerase. Essa enzima utiliza como substrato uma cadeia de DNA iniciadores (*primers*) e desoxinucleotídeos, além de íons, para a formação de novas moléculas de DNA, nesse caso denominadas amplicons (produtos da PCR). Portanto, esse amplicon representa uma sequência de DNA contida na amostra original utilizada na reação, agora muitas vezes amplificada para possibilitar sua detecção.

A derivação RT-PCR vem do inglês – *reverse transcription-polymerase chain reaction* (reaçao em cadeia da polimerase de transcrição reversa). Como descrito anteriormente, já que a enzima DNA polimerase só é capaz de utilizar DNA como substrato, em reações onde a molécula-alvo para amplificação é RNA, é necessário fazer a transcrição reversa (RT) do RNA em DNA para que então possa ser feita a amplificação. Nesse caso, uma transcriptase reversa é utilizada para a polimerização de DNA dupla-fita a partir de RNA e a molécula de DNA resultante é denominada DNA complementar (cDNA), já que a enzima utiliza o RNA como molde. A molécula de cDNA pode então ser utilizada em uma reação subsequente de amplificação de DNA.

Já o termo qRT-PCR se refere a *quantitative reverse transcription-polymerase chain reaction* (reaçao em cadeia da polimerase de transcrição reversa quantitativa). Nesse caso, o mesmo procedimento é seguido como descrito em RT-PCR. No entanto, o objetivo dessa reação é a quantificação da sequência-alvo contida na amostra de RNA utilizada como substrato na reação de RT. Essa quantificação pode ser absoluta ou relativa. Na quantificação absoluta, é necessário produzir em paralelo curvas-padrão de amplificação contendo quantidades da sequência-alvo de RNA conhecidas. Esse método é trabalhoso, já que um número grande de reações tem que ser testado de forma a cobrir o intervalo da quantidade da sequência de RNA-alvo pesquisada, que deve ser estimada antes do experimento. Além disso, a maior parte dos protocolos descritos utiliza amostras de RNA para a produção das curvas-padrão com origem diferente da amostra de RNA testada, o que pode causar desvios nos resultados. A técnica mais utilizada para quantificar RNA é a relativa, onde a quantidade da sequência-alvo da amostra de RNA testada é comparada a uma referência utilizando a mesma amostra de RNA mas com sequências-alvo distintas e menos suscetíveis a variação na expressão (genes de homeostasia). Para a construção dessa referência, é ideal testar um número mínimo de três regiões-alvo em genes homeostáticos para maior precisão. Para realizar a quantificação da sequência de RNA-alvo inicial na amostra de interesse, é necessário fazer a análise do produto da PCR durante a fase exponencial (Figura 1). Nessa fase, a produção de amplicons dobra a cada ciclo, criando uma relação linear entre substrato inicial e produto (2^n, onde n corresponde ao ciclo). A detecção de produto em um dado ciclo da fase exponencial pode ser feito por meio da análise por eletroforese ou utilizando-se fluoróforos. Este último possibilita a quantificação em tempo real (*real time* qRT-PCR) quando instrumentos adequados são utilizados.

O gráfico mostra a intensidade do sinal detectado no eixo y (por meio de fluorescência que é diretamente proporcional à quantidade de amplicons produzida em cada uma das reações) em cada ciclo de amplificação (eixo x). As amostras de DNA testadas nas reações são amplificadas em 35 ciclos. O número mínimo de ciclos necessários para a amplificação do substrato até a obtenção de uma fluorescência definida dentro da fase exponencial, neste caso 0,035, é maior quanto menor a quantidade de DNA inicial testada. Esse número mínimo de ciclos corresponde ao ciclo *threshold* (CT) e é calculado para a utilização em quantificações relativas. Na figura 1, $CT_1 < CT_2 < CT_3$, portanto a quantidade de DNA inicial na amostra 1 > 2 > 3.

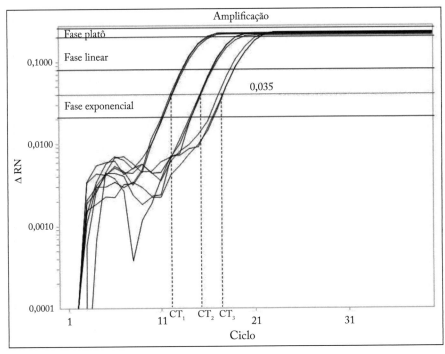

Figura 1 – Representação gráfica da quantificação em tempo real de produto da PCR (*real time* qRT-PCR) de 3 amostras de DNA em triplicata utilizando uma plataforma microfluídica. RN = fluorescência da sonda repórter dividida (ou normalizada) pela fluorescência da sonda de referência passiva (geralmente de um gene constitutivo); ΔRN = RN em um determinado ciclo de reação menos o valor basal.

Uma das formas utilizadas para a detecção do câncer é a medição da expressão de genes específicos associados ao tipo topológico do tumor. Esse método de diagnóstico pode ser muito mais sensível que outros métodos utilizados, já que conta com a sensibilidade da técnica de PCR subsequente à RT, permitindo diagnóstico em fases iniciais da doença, além de fornecer informações adicionais sobre o perfil molecular do tumor, auxiliando no prognóstico da doença. Nesse contexto, ambas as técnicas de RT-PCR e qRT-PCR são utilizadas para analisar o RNA extraído de amostras biológicas. Com a primeira técnica é possível definir a presença ou ausência de expressão de determinado gene e com a segunda é possível quantificar o RNA existente na amostra biológica.

Vários tipos diferentes de câncer são associados à presença de variações no genoma, tais como mutações, amplificações, deleções, translocações e inserções. Essas variações podem ser detectadas com a técnica de PCR após o desenvolvimento de iniciadores (*primers*) e protocolos capazes de pesquisar a variação em questão.

Bibliografia Consultada

VANDESOMPELE J et al. Accurate normalization of real-time quantitative RT-PCR data by geometric averaging of multiple internal control genes. Genome Biol. 2002;3:34.1-11.

YANG HS. Gain of copy number and amplification of the RET gene in lung cancer. Exp Mol Pathol. 2014;97(3):465-9.

XIE H et al. TERT promoter mutations and gene amplification: Promoting TERT expression in Merkel cell carcinoma. Oncotarget. 2014;5(20):10048-57.

SAPINO A et al. Gene Status in HER2 Equivocal Breast Carcinomas: Impact of Distinct Recommendations and Contribution of a Polymerase Chain Reaction-Based Method. Oncologist. 2014;19(11):1118-26.

40 Como a técnica de imuno-histoquímica auxilia no diagnóstico do câncer?

Maria Dirlei Begnami

Fernando Augusto Soares

A técnica de imuno-histoquímica é um método auxiliar de grande utilização na rotina diagnóstica do patologista. Nas últimas décadas, o aumento na eficácia dos métodos de recuperação antigênica, o desenvolvimento de sistemas de detecção mais sensíveis e a ampla disponibilidade de anticorpos primários sensíveis e específicos tornaram o uso dessas técnicas fundamental no diagnóstico histopatológico das neoplasias malignas (câncer).

Entre as principais indicações, podemos citar o diagnóstico diferencial entre as neoplasias benignas e malignas, a determinação da linhagem de origem da neoplasia, a determinação de sítios primários de metástases, a subtipagem de neoplasias, a pesquisa de expressão de receptores hormonais e a identificação de alterações moleculares.

Um exemplo de diagnóstico diferencial entre neoplasias benignas e malignas é entre gliose reacional e astrocitomas de baixo grau, que aplica marcadores como GFAP, IDH1, Ki67 e p53. Já para se determinar a linhagem de origem de uma dada neoplasia como epitelial, mesenquimal, linfoide, entre outras, marcadores específicos de cada uma delas, como citoqueratinas, vimentina, proteína S100, ou antígeno leucocitário comum (LCA), podem ser utilizados.

Em casos de metástases cujo sítio primário é desconhecido, a análise de marcadores como antígeno prostático específico (PSA), tireoglobulina, hormônios, ou marcadores tumorais (CA 125 e CA 19.9) permite definir a origem da neoplasia. As subtipagens de neoplasias são aplicadas principalmente em linfomas; marcadores imuno-histoquímicos permitem a subclassificação como linfoma de Hodgkin e não Hodgkin, linfomas B, linfomas T, entre outros.

A determinação das expressões dos receptores hormonais de estrógeno e progesterona nos carcinomas da mama, cujo tratamento consiste em bloqueio hormonal, é um outro exemplo clássico de aplicação da imuno-histoquímica. No caso de determinação de alterações moleculares específicas, como amplificações, mutações, deleções ou translocações gênicas, pode-se citar a pesquisa de amplificação do gene *HER2* nos carcinomas de mama e gástrico, para identificar neoplasias que possam se beneficiar da terapia anti-HER2.

Bibliografia Consultada

MAGRO G et al. Immunohistochemistry as potential diagnostic pitfall in the most common solidtumors of children and adolescents. Acta Histochem. 2015; 117(4-5):397-414.

41 Qual é a aplicação da citometria de fluxo no diagnóstico de neoplasias hematológicas?

Margareth Fernandes

A citometria de fluxo (CF) é uma metodologia que permite a avaliação multiparamétrica de células ou partículas em suspensão. Com a utilização de anticorpos monoclonais (*cluster of differentiation* – *CD*), conjugados com diferentes fluorocromos, é possível detectar e quantificar marcadores na superfície, citoplasma ou núcleo das células.

O equipamento utilizado é o citômetro de fluxo que possui 3 componentes básicos: sistema de fluido, óptico e eletrônico. O sistema de fluidos gera um fluxo contínuo, força hidrodinâmica que mantém as células enfileiradas uma a uma, onde são interceptadas na *flow cell* por um feixe de luz emitido por laser (Figura 1).

Quando o feixe de luz se encontra com as células em fluxo, a luz é dispersa e coletada por um detector de dispersão de luz frontal (*foward*

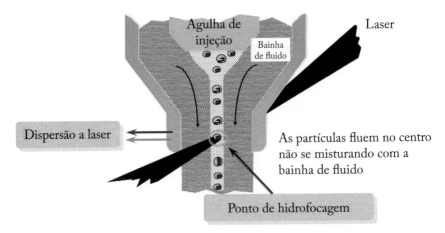

Figura 1 – Princípio das células em fluxo. As células em suspensão passam pelo ponto de intersecção com o feixe luminoso. Modificada de Sack et al., 2009.

scater – *FSC*) que permite diferenciar as células por tamanho e um detector de dispersão de luz ângulo reto (*side scater* – SSC) que diferencia as células por granularidade ou complexidade interna (Figura 2).

As células marcadas com anticorpos monoclonais conjugados com diferentes fluorocromos absorvem a luz, emitida pelo laser, em determinado comprimento de onda e emitem a comprimento de onda maior. Cada fluorocromo possui propriedades distintas de absorção e emissão de luz, por isso é possível avaliar, dependendo o citômetro de fluxo utilizado, até 10 fluorocromos diferentes. Assim, os antígenos são então detectados por diferentes detectores de fluorescência (FL1 a FL10), permitindo o estudo de até 10 antígenos simultaneamente.

A CF é um método rápido, preciso e específico que permite a análise multiparamétrica de grande número de células em pouco tempo. A diferenciação entre as células hematopoiéticas normais e patológicas (blastos) é baseada nos padrões fenotípicos e morfológico que diferenciam essas populações celulares. É possível selecionar a população de blastos pelo tamanho e complexidade interna ou pela expressão quantitativa do antígeno CD45 que caracteriza o grau de maturação celular.

A imunofenotipagem necessita de uma combinação criteriosa de marcadores celulares baseados no grau de diferenciação e identificação de linhagem, estágio de maturação e fenótipo aberrante, bem como os fluorocromos a serem utilizados. Cada combinação de marcadores

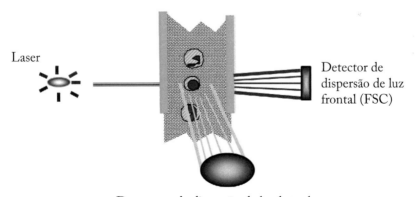

Figura 2 – Geometria dos detectores de dispersão de luz e fluorescência. Modificada de Sack et al., 2009.

pode ser utilizada para responder uma ou várias questões clínicas pela identificação, enumeração ou caracterização da população de interesse na amostra. Vários painéis têm sido propostos nas últimas décadas para o diagnóstico imunofenotípico.

A imunofenotipagem ou diagnóstico imunológico por citometria de fluxo em pacientes com neoplasias hematológicas é essencial para estabelecer o diagnóstico, prognóstico, tratamento e acompanhamento da evolução desses pacientes. Em conjunto com a morfologia e a citogenética, a imunofenotipagem é crucial para a identificação, enumeração e caracterização das leucemias e linfomas.

Bibliografia Consultada

SHAPIRO HM. Practical Flow Cytometry. 4th ed. John Wiley & Sons: New York, 2003.

SACK U; TÁRNOK A; ROTHE G (eds). Cellular diagnostics: basic principles, methods and clinical applications of flow cytometry. Basel: Karger Medical and Scientific Publishers, 2009. p. 53-88.

SWERDLOW SH et al. WHO Classification of Tumours of Haematopoietic and Lymphoid Tissues. Lyon; IARC Press, 2008.

42 Quais os critérios utilizados na classificação das neoplasias hematológicas por citometria de fluxo?

Margareth Fernandes

Imunofenotipagem por citometria de fluxo avalia células individuais em suspensão para a presença ou ausência de antígenos específicos (fenótipo). Fenotipicamente, populações anormais são encontradas em muitas neoplasias hematológicas, incluindo linfoma, leucemias linfoides crônicas, neoplasias de células plasmáticas, leucemia aguda, hemoglobinúria paroxística noturna, doença dos mastócitos e síndromes mielodisplásicas. Além de determinar a linhagem celular nos grandes grupos mieloides, células B, T e NK, a imunofenotipagem auxilia a classificação em subgrupos mais específicos, como, por exemplo, leucemia mieloide aguda (LMA) com diferenciação mieloide, com diferenciação mieloide mínima (M0 da FAB), LMA sem maturação, leucemia eritroblástica aguda, leucemia megacarioblástica aguda e leucemias bifenotípicas.

A classificação das leucemias é baseada nos critérios morfológicos e imunológicos. A classificação morfológica foi desenvolvida em 1976 por um grupo de hematologistas franceses, americanos e britânicos (classificação FAB), para definir cada tipo de marcador imunológico presente nas diferentes leucemias. Segundo a classificação FAB, a LMA possui subtipos diferenciados de acordo com o estágio de desenvolvimento celular, a saber: M0, M1, M2, M3, M4, M5, M6 e M7.

As neoplasias hematológicas apresentam perfis imunofenotípicos bem estabelecidos, com marcadores característicos determinando padrões de positividade. Na LMA, os marcadores CD13, CD33, CD117, CD65, MPO são encontrados mais frequentemente. A LMA-M3 expressa, além dos marcadores citados, HLA-DR e CD34 negativos. Já a LMA com componente monocíticoexpressa marcadores de linhagem mielomonocítica, tais como CD14, D64, CD4, em conjunto com os marcadores mieloides. A LMA-M7 é caracterizada por expressar marcadores mieloides e megacariocíticos – CD41 e CD61.

As leucemias linfoides agudas (LLA) são primariamente classificadas em linhagens T e B pelas características imunofenotípicas dos linfoblastos. A LLA é subdividida, também pela classificação FAB, em: L1, L2 e L3. A LLA da linhagem linfoide B (LLA-B) expressa os marcadores CD19+, CD79a+, CD22+, CD10 + ou –, Ig de citoplasma + ou –, sendo esses dois últimos classificados como positivos ou negativos, considerando-se o estágio de maturação e diferenciação celular. A LLA-B madura geralmente expressa CD20 e IgM de superfície, além dos marcadores linfoides B (CD19, CD79a, CD22). Além disso, para essa linhagem pode ocorrer também a expressão de cadeia leve *kappa* ou lambda. Já na LLA-T, verifica-se a expressão variável de CD1a, CD2, CD3, CD4, CD5, CD7, CD8 e, ocasionalmente, de CD10.

Neoplasias de células linfoides maduras incluem leucemia linfoide crônica (LLC) e linfomas. Esse grupo de doenças apresenta imunofenotipagem semelhante às células linfoides maduras normais (por exemplo, expressão de imunoglobulina na superfície celular) e falta de características antigênicas de imaturidade, tais como a expressão da TdT, CD34, ou de CD45 de fraca intensidade. Na LLC ocorre coexpressão de CD5+ CD23+, expressão com baixa intensidade de CD79b, CD22 e IgM de superfície e negatividade para FMC-7.

No linfoma folicular, observa-se a expressão dos marcadores linfoides B, a saber: CD79b, CD19, CD22, CD20, IgM +/– IgD de superfície, Bcl 2, CD10+, Bcl 2 +, Bcl 6 +, CD43–. Já no linfoma do manto, os marcadores linfoides B CD79b, CD19, CD22, CD20 IgM e IgD apresentam alta intensidade de expressão e os marcadores CD5+, CD23–, FMC7+, CD10-, CD43+, ciclina D1+ também são expressos.

Em pacientes com neoplasias hematológicas, após tratamento quimioterápico e/ou transplante de medula óssea, é realizadoo estudo de doença residual mínima com a combinação de certos antígenos de diferenciação, como, por exemplo, a expressão de CD19 ou CD2 em mieloblastos; em aproximadamente 15% das LMA pode ser observada a coexpressão de TdT com marcadores mieloides CD13 e CD33. A presença de TdT/CD10 ou CD19/CD34 coexpressando antígenos mieloides CD13, CD33 ou CDw65pode ser verificada em LLA de linhagem B. A expressão assíncrona de antígenos, como a coexpressão de CD34, observada em estágios iniciais de maturação, e de CD15, presente em estágios maturativos mais tardios na série mieloide, e demais imunofenótipos anômalos, como hiperexpressão, redução ou falta de antígenos normalmente detectáveis, tornam-se então marcadores dessa população neoplásica.

Nos últimos 10 anos, avanços na citometria de fluxo proporcionaram a expansão das aplicações clínicas da imunofenotipagem. Entretanto, a adoção dessas técnicas mais sofisticadas reforçaram a necessidade de otimização da metodologia. Além disso, para a análise dos dados de citometria de fluxo, é necessário conhecimento profundo dos fenótipos das populações de células normais, reconhecer os desvios do normal e discutir o potencial significado clínico desses achados.

Bibliografia Consultada

BENNETT JM et al. Proposals for the classification of the myelodysplastic syndromes. Br J Haematol. 1982;51:189.

SACK U; TÁRNOK A; ROTHE G (eds). Cellular diagnostics: basic principles, methods and clinical applications of flow cytometry. Basel: Karger Medical and Scientific Publishers, 2009. p. 612-67.

FIONA E; CRAIG I; KENNETH A. Flow cytometric immunophenotyping for hematologic neoplasms. Blood. 2008;111:3941-67.

43 Qual a diferença entre as técnicas de *microarray* e CGH-*array* (hibridização comparativa de genomas)?

Erika Freitas

Os *microarrays* consistem em um arranjo pré-definido de moléculas de DNA (sondas) quimicamente ligadas a uma superfície sólida. O princípio da técnica baseia-se na propriedade de hibridização por complementaridade dos ácidos nucleicos. Essa tecnologia apresenta diversas variações, dependendo do substrato (lâminas de vidro, sílica), tipo de sonda (oligonucleotídeos, cDNA ou produtos de PCR), do método de depósito das amostras, além de uma variedade de técnicas de extração e marcação das amostras, bem como de protocolos de hibridização.

A técnica permite investigar a expressão de centenas ou milhares de genes em uma dada amostra, detectar polimorfismos e mutações ou comparar várias regiões do genoma entre diferentes amostras. Nos últimos anos, a tecnologia já foi aplicada na demonstração de padrões específicos de expressão gênica que caracterizam diferentes tipos de câncer, predizem prognóstico e até respostas a terapias específicas. Com ela é possível, ainda, buscar variações estruturais na sequência de DNA que possam contribuir para o aumento de suscetibilidade a doenças como o câncer. Uma variação dessa técnica denominada hibridação comparativa de genomas, baseada em *microarrays* ou CGH-*array*, tem permitido a análise simultânea de milhares de regiões do genoma para microdeleções e microduplicações e a caracterização dessas alterações moleculares ao nível gênico, por meio de um "mapeamento" de alta resolução de ganhos e perdas em lócus específicos no genoma. Essa técnica compara o DNA marcado de dois diferentes indivíduos: o DNA teste (tumoral) e a referência (ou controle), que são co-hibridizados em um suporte sólido que contém clones ou fragmentos sintetizados de DNA imobilizados. A resolução do *array* é limitada apenas pelo tamanho do DNA-alvo e pela distância entre essas sequências nos cromossomos. Essa técnica aumentou extraordinariamente a resolução e a capacidade de investigação citogenética dos diferentes tipos de câncer.

Bibliografia Consultada

LUCITO R et al. Representational oligonucleotide microarray analysis: a high-resolution method to detect genome copy number variation. Genome Res. 2003;13:2291-305.

POLLACK JR et al. Genome-wide analysis of DNA copy-number changes using cDNA microarrays. Nat Genet. 1999;23:41-6.

BEJJANI BA et al. Use of targeted array-based CGH for the clinical diagnosis of chromosomal imbalance: Is less more? Am J Med Genet A. 2005;134:259-67.

PINKEL D et al. High resolution analysis of DNA copy number variation using comparative genomic hybridization to microarrays. Nat Genet. 1998;20(2): 207-11.

44 Qual a importância das metodologias de *microarray* e hibridização comparativa de genomas (*CGH-array*) na identificação de biomarcadores moleculares?

Erika Freitas

Nos últimos anos, a tecnologia de *microarrays* e CGH-*array* tem permitido a identificação e classificação dos cânceres com maior precisão, demonstrando que a heterogeneidade clínica e biológica se explica pelas suas diferentes composições genéticas. As técnicas têm auxiliado na identificação de biomarcadores moleculares, que são macromoléculas presentes no tumor, no sangue ou em outros líquidos biológicos, cujo aparecimento e/ou alterações em suas concentrações estão relacionados com a gênese e o crescimento de células neoplásicas. Tais substâncias funcionam como indicadores da presença de câncer e podem ser úteis no manejo clínico dos pacientes, auxiliando nos processos de diagnóstico, estadiamento, avaliação de resposta terapêutica, detecção de recidivas e prognóstico, além de auxiliar no desenvolvimento de novas modalidades de tratamento. Diferentes estudos baseados no perfil de expressão de genes em amostras tumorais utilizando *microarrays* têm revelado a grande heterogeneidade transcricional do câncer e permitido a classificação de novas subclasses clínicas e biológicas importantes da doença. Além da expressão diferencial, células cancerosas também podem apresentar aneuploidias ou outras alterações cromossômicas como deleções ou duplicações parciais, geralmente como consequência da segregação de cromossomos durante a divisão celular desordenada. A alta resolução oferecida pela técnica de CGH-*array* vem auxiliando na identificação de genes importantes nos diferentes subtipos de câncer, em cânceres esporádicos e hereditários e também para melhor conhecimento dos mecanismos de progressão do câncer e do processo metastático.

Bibliografia Consultada

DAS K; TAN P. Molecular Cytogenetic Analysis: Applications in Cancer. eLS.

DERISI J et al. Use of a cDNA microarray to analyse gene expression patterns in human cancer. Nat Genet. 1996:14(4):457-60.

ALBERTSON DG; COLLINS C; MCCORMICK F. Chromosome aberrations in solid tumors. Nat Genet. 2003;34:369-76.

PINKEL D; ALBERTSON DG. Array comparative genomic hybridization and its applications in cancer. Nat Genet. 2005;37:S11-7.

45 Existem testes moleculares disponíveis para a análise de padrões de expressão gênica em tumores?

Diego Mazzotti

Embora menos frequente do que os testes que investigam mutações pontuais em tumores, testes que avaliam o perfil de expressão gênica também estão disponíveis. O objetivo da avaliação é o mesmo: classificação da doença, estratificação de risco e escolha do tratamento adequado. Para a criação de testes preditivos baseados em expressão gênica, muitos estudos foram desenvolvidos e seus resultados indicaram que existem diferenças na expressão gênica entre diferentes estágios e subtipos de tumores. Alguns desses genes foram capazes de estabelecer "assinaturas genéticas" de estratificação de risco, tornando esse teste potencialmente importante no manejo de pacientes com alguns tipos de câncer. Um ponto essencial desse teste é que também deve ser capaz de avaliar a expressão gênica em tecido parafinado, uma vez que nem sempre a amostra de tumor fresca é disponível. Todavia, devido à natureza da molécula de RNA ser mais instável e sujeita à degradação, tratamentos especiais para a extração do RNA tumoral devem ser realizados a fim de tornar o teste confiável. Devido à importância do câncer de mama, muitos dos testes diagnósticos baseados em expressão gênica foram desenvolvidos para esse tipo de tumor. Um exemplo é o teste MammaPrint®, que avalia a expressão de 70 genes em busca de uma assinatura genética utilizada para classificar pacientes com câncer de mama precoce quanto ao risco de recorrência. Esse teste pode ser realizado tanto em tecido tumoral fresco quanto em tecido parafinado. Outro teste é o Oncotype DX, que avalia a expressão de 21 genes e retorna um escore de recorrência que está correlacionado com a probabilidade de recorrência nos primeiros 10 anos do diagnóstico inicial. Outros testes para câncer de cólon (ColoPrint®) e voltados para a resposta à quimioterapia (BluePrint®) também estão disponíveis e podem ser usados como ferramentas complementares na avaliação dos pacientes.

Bibliografia Consultada

REIS-FILHO JS; PUSZTAI L. Gene expression profiling in breast cancer: classification, prognostication, and prediction. Lancet. 2011;378:1812-23.

SOTIRIOU C; PICCART MJ. Taking gene-expression profiling to the clinic: when will molecular signatures become relevant to patient care? Nat Rev Cancer. 2007;7:545-53.

46 De que forma as metodologias de SNP-*array* e CGH-*array* podem ser utilizadas para o estudo de mosaicismo e perda de heterozigosidade no câncer?

Diego Mazzotti

As metodologias de SNP-*array* e CGH-*array* permitiram, nos últimos anos, um grande avanço na área de citogenética molecular, principalmente pelo aumento da resolução alcançada para se identificar alterações cromossômicas estruturais submicroscópicas. Diferente de variantes genéticas pontuais, como os *single nucleotide polymorphisms* (SNPs) ou pequenas inserções e deleções, as alterações cromossômicas estruturais afetam uma grande região genômica e foram identificadas como uma das principais formas de variabilidade genética em humanos. Alguns exemplos dessas alterações são inversões, deleções, duplicações e translocações que podem, de maneira geral, acarretar em variações de números de cópia (*copy number variantions* – CNVs). Metodologias como SNP-*array* e CGH-*array* são capazes de identificar essas alterações, desde que envolvam ganho ou perda de material genético, de maneira muito robusta e com alta resolução, superando algumas limitações do cariótipo. Embora usadas primariamente para investigação de doenças relacionadas ao atraso de desenvolvimento, deficiência intelectual, anomalias congênitas e alguns distúrbios neurológicos, essas metodologias têm chamado muita a atenção no estudo do câncer. Em oncologia, cada vez mais aberrações cromossômicas têm sido identificadas como importantes para a classificação da doença, estratificação de risco e escolha do tratamento adequado. Dessa maneira, a aplicação da metodologia em amostras de tecidos tumorais pode ser capaz de identificar alterações de números de cópia que não seriam identificadas por uma investigação voltada para a busca de mutações pontuais. Uma grande vantagem do SNP-*array* e do CGH-*array* é que eles podem ser usados para descrever a frequência de mosaicismo em amostras tumorais, ou seja, estimar a proporção de células com a alteração estrutural em relação ao total de células do tumor. Uma vez que o tecido tumoral é muito heterogêneo, classificar a heterogeneidade pode ser importante para a caracterização do grau de malignidade. Além disso, uma alteração que não envolve ganho ou perda de material, mas que é possível de identificar usando SNP-*array* (em contraste ao CGH-*array*) são as regiões com ausência de heterozigosidade. Essas regiões também têm grande importância no câncer e são facilmente identificadas pela presença de muitos SNPs em homozigose em sequência. Em resumo, tanto SNP-*array* quanto CGH-*array* estão sendo cada vez mais usados para investigação genética de tumores, seja de origem hematológica, seja tumor sólido, com atenção crescente ao último, pela impossibilidade de cultivar e extrair metáfases para investigação cromossômica.

Bibliografia Consultada

JACOBS KB et al. Detectable clonal mosaicism and its relationship to aging and cancer. Nat Genet. 2012;44:651-58.

REDON R et al. Global variation in copy number in the human genome. Nature. 2006;444:444-54.

THIAGALINGAM S et al. Mechanisms underlying losses of heterozygosity in human colorectal cancers. Proceedings of the National Academy of Sciences of the United States of America. 2001;98:2698-702.

WISZNIEWSKA J et al. Combined array CGH plus SNP genome analyses in a single assay for optimized clinical testing. Eur J Hum Genet. 2014;22:79-87.

47 O que é *next generation sequencing* (NGS) e qual sua importância para o estudo molecular das neoplasias?

Jin Lee

Next generation sequencing é um conjunto de tecnologias de sequenciamento de DNA que surgiram desde 2008, suplantando o método Sanger inventado em 1976 e que foi utilizado para sequenciar o genoma humano. Sequenciadores baseados nessas tecnologias têm capacidade de sequenciar grandes quantidades de DNA em horas ou dias, tornando possível a análise de milhares de genes ou até um genoma humano completo. Os métodos de segunda geração, como também é conhecido o NGS, geram fragmentos relativamente curtos de DNA (menos de 800 bases) e necessitam de grande esforço computacional para o alinhamento dessas sequências ao genoma humano de referência e a subsequente determinação dos genótipos do indivíduo.

Avanços recentes em algoritmos de bioinformática têm permitido que todas as formas de variação genética possam ser detectadas por meio de NGS. Isso inclui não somente alterações pontuais (*single nucleotide variants*, ou SNV), como também alterações estruturais (deleções, inserções, duplicações, translocações e inversões). O uso de NGS no sequenciamento de RNA também tem permitido maior precisão e sensibilidade na quantificação e diferenciação de transcritos. Esse conjunto de RNAs tem recebido o nome de transcriptoma.

Tradicionalmente, o estudo molecular de tumores era restrito a um número pequeno de mutações somáticas, geralmente previamente conhecidas. Com NGS, por meio de sequenciamento de poucos genes (painéis), exoma (todos os genes), ou genoma completo comparativo, pesquisadores e oncologistas ganharam importante ferramenta na identificação de genes mutados em câncer. Assim, NGS tem contribuído de forma acelerada tanto na rotina de oncologia quanto no desenvolvimento de novas quimioterapias mais precisas.

Bibliografia Consultada

ROSS JS; CRONIN M. Whole cancer genome sequencing by next-generation methods. Am J Clin Pathol. 2011;136(4):527-39.

METZKER ML. Sequencing technologies – the next generation. Nat Rev Genet. 2010;11(1):31-46.

DEVITA VT; LAWRENCE TS; ROSENBERG SA. Cancer: principles & practice of oncology: primer of the molecular biology of cancer. Philadelphia: Lippincott Williams & Wilkins, 2012.

48 O que deve ser considerado na escolha entre o sequenciamento de um único gene, um painel contendo os genes mais frequentemente mutados ou a realização do exoma completo em determinada patologia?

Jin Lee

A pesquisa de mutação de um gene nos tumores tem sido uma prática comum em oncologia para o planejamento terapêutico. Como exemplo temos a amplificação de *HER-2* em carcinomas mamários ou mutação de *EGFR* em carcinomas pulmonares. Quando essas mutações estão presentes, está indicado o uso de quimioterápico específico. Atualmente, há diferentes métodos disponíveis para se detectar essas alterações específicas. Mas nem todos os métodos são capazes de detectar mutações pontuais e alterações estruturais simultaneamente, sendo o *next generation sequencing* (NGS) o único capaz de detectar todas essas alterações ao mesmo tempo.

Geralmente os tumores apresentam inúmeras mutações simultâneas (mutações pontuais ou estruturais), heterogêneas entre cada célula tumoral. Algumas dessas mutações são tratáveis com quimioterápico específico e outras ainda estão em pesquisa por meio de ensaios clínicos. Há tumores que têm mais de um tipo de droga específica disponível no mercado.

A vantagem de sequenciar um exoma completo está em visualizar todas essas possibilidades em um único exame no mesmo intervalo de tempo que seria gasto para pesquisar a mutação de um único gene. Quando se faz a pesquisa de um único gene ou de um painel, há a possibilidade de não se encontrar nenhuma mutação nos genes escolhidos e ainda não identificar outros genes que podem ser potencialmente tratáveis.

Bibliografia Consultada

GONZALO JR; RECONDO EDC et al. Therapeutic options for HER-2 positive breast cancer: Perspectives and future directions. World J Clin Oncol. 2014; 5(3):440.

ROH MS. Molecular pathology of lung cancer: current status and future directions. Tuber Resp Dis. 2014;77(2):49-54.

GARRALDA E et al. Integrated next-generation sequencing and avatar mouse models for personalized cancer treatment. Clin Can Res. 2014;20(9):2476-84.

49 Qual a importância da bioinformática na análise e interpretação dos resultados moleculares?

Ricardo Ferreira

A bioinformática vem ganhando importância com o crescimento dos dados gerados na pesquisa oncológica e dos exames moleculares em fase final de testes ou já disponíveis no mercado. Em especial, a bioinformática ganha impulso com o grande crescimento do uso de sequenciamento de ácidos nucleicos e também de aminoácidos relacionados aos mais diversos tipos de tumores. Pode-se dizer que a aplicação mais "clássica" da bioinformática sobre exames moleculares bem padronizados e estabelecidos é a comparação, utilizando algoritmos de alinhamento de sequências, de resultados obtidos em um determinado paciente, com um padrão de referência, e posterior vinculação do padrão de variação genética particular desse paciente com padrões predeterminados em pesquisas anteriores que tenham valor diagnóstico e/ou prognóstico. Nesse sentido, a bioinformática é utilizada para a identificação de haplótipos e mutações no paciente, bem como a identificação de sequências conhecidas como biomarcadores.

Mais recentemente, alguns centros avançados de tratamento vêm associando a pesquisa ao serviço, usando o sequenciamento de larga escala, de genomas e transcriptomas individuais e comparativos entre diferentes tecidos (exemplo: saudáveis *vs.* tumorais) no próprio indivíduo ou entre casos e controles. Nesses casos, a aplicação da bioinformática é intensiva e visa identificar diferenças nas sequências que possam estar diretamente relacionadas àquele tumor específico, sem deixar de levar em conta grandes bancos de dados privados ou disponíveis publicamente.

Assim, dado o crescimento exponencial do volume de novos dados e novas descobertas, a bioinformática tem tido um papel fundamental de "conectar" e indexar os dados e resultados de diferentes estudos, permitindo que padrões dos mais diversos tipos de alterações genéticas e epigenéticas possam ser associados e relacionados por meio de ontologias e complexos algoritmos de agrupamento.

Bibliografia Consultada

CESARIO A; MARCUS F. Cancer Systems Biology, Bioinformatics and Medicine. Dordrecht: Springer Netherlands 2011.

HOOD L; FRIEND SH. Predictive, personalized, preventive, participatory (P4) cancer medicine. Nat Rev Clin Oncol. 2011;8(3):184-7.

SHEN B. Bioinformatics for Diagnosis, Prognosis and Treatment of Complex Diseases Dordrecht: Springer Netherlands, 2013.

WU D; RICE CM; WANG X. Cancer bioinformatics: a new approach to systems clinical medicine. BMC Bioinformatics. 2012;13(1):71.

50 Quais são os bancos de dados atualmente utilizados para auxiliar na interpretação clínica das alterações moleculares encontradas no estudo da predisposição genética ao câncer?

Fátima Pasini

A associação ou não de variantes moleculares com alteração clínica pode ser rastreada nos diversos bancos de dados disponíveis, quer sejam aqueles que cobrem vários genes, como LOVD v.2.0 – Leiden Open Variation Database (http://www.lovd.nl/2.0/index_list.php) e o Database of Short Genetic Variations (dbSNP – http://www.ncbi.nlm.nih.gov/snp), ou aqueles que descrevem genes específicos, *BRCA1* e *BRCA2*, no caso do Breast Cancer Information Database (BIC –https://research.nhgri.nih.gov/projects/bic/index.shtml) e o Breast Cancer Genes IARC Database (http://brca.iarc.fr/PRIORS/help.php).

Para variantes que apresentam incerteza em relação às consequências clínicas e moleculares, pode-se proceder a uma análise *in silico* com diversos algoritmos computacionais para estimar o provável efeito deletério dessas variantes, como, por exemplo, o *Sorting Intolerant From Tolerant* (SIFT – http://sift.jcvi.org/), o *Polymorphism Phenotyping* (Polyphen-2 – http://genetics.bwh.harvard.edu/pph2/), o *Mutation-Taster* 2.0 (http://www.mutationtaster.org/) e o *I-Mutantion* 2.0 (http://folding.biofold.org/i-mutant/i-mutant2.0.html). Esses diversos algoritmos levam em consideração as diferenças físico-químicas entre o aminoácido original e o alterado, a posição da alteração na proteína e o nível de conservação entre sequências homólogas de uma mesma família ou conservadas entre as espécies, porém essas análises têm apenas o caráter preditivo e não confirmatório.

Bibliografia Consultada

KÜNTZER J et al. Human variation databases. Database (Oxford). v. 2010:baq015, 2010.

KHAFIZOV K et al. Computational approaches to study the effects of small genomic variations. J Mol Model. 2015;21(10):251-64.

VI

CONTROLE DE QUALIDADE

51 Quais as certificações e acreditações aplicáveis a laboratórios de diagnóstico genético e molecular em oncologia?

Camila Guindalini

No Brasil, a importância do reconhecimento da implantação e de posterior acreditação de Sistemas de Gestão de Qualidade adequado para as atividades do laboratório clínico teve início na década de 1990, estimulando os laboratórios nacionais a adquirirem acreditações, como as concebidas com base nas normas ABNT NBR NM ISO 15189 (INMETRO), e nos programas de acreditação: Programa de Acreditação de Laboratórios Clínicos (PALC) da Sociedade Brasileira de Patologia Clínica/Medicina laboratorial (SBPC/ML – http://www.sbpc.org.br/), Sistema Nacional de Acreditação DICQ, da Sociedade Brasileira de Análises Clínicas (SBAC – http://sbac.org.br/) e o Manual de Acreditação Hospitalar da Organização Nacional de Acreditação (ONA – https://www.ona.org.br/), que recentemente passou a contemplar um manual específico para laboratórios clínicos. Os requisitos a serem seguidos para a obtenção das acreditações citadas estão normalmente embasados em normas nacionais e internacionais e também em resoluções da Agência Nacional de Vigilância Sanitária (ANVISA) e nos requisitos técnicos das Boas Práticas de Laboratórios Clínicos (BPLC).

Em decorrência do grande crescimento de testes moleculares disponíveis e do número de laboratórios disponibilizando o serviço especializado, a SBPC oferece desde 2008, também dentro de seu programa PALC, uma lista de verificação baseada em parte nas diretrizes do *Laboratory Accreditation Program do College of American Pathologist*, a qual contempla 60 itens especificamente voltados a técnicas e conceitos utilizados no diagnóstico molecular (http://www.sbpc.org.br). Do mesmo modo, o comitê de normatização e recomendações para procedimentos utilizados em laboratórios que prestam serviços na área de genética humana, apoiados pela Sociedade Brasileira de Genética, criou em 2009 o Guia de Boas Práticas Laboratoriais em Citogenética e Genética Humana Molecular, dividido em 12 tópicos que orientam desde a organização do espaço físico, validação de testes até a confecção e liberação de laudos.

Além disso, a acreditação internacional do *College of American Pathologists* (CAP) tem sido muito utilizada por uma série de laboratórios brasileiros como alternativa e referência para a padronização e controle dos procedimentos específicos da área de genética e biologia molecular.

Bibliografia Consultada

Norma PALC para Diagnóstico Molecular – Versão 2008. Disponível em: www.sbpc.org.br/upload/conteudo/320070815172109.pdf. Acessado em janeiro 2015.

BOROVIK CL et al. Guia de boas práticas laboratoriais em citogenética e genética molecular humana 2009. Disponível em: http://www.ib.unicamp.br/caeb/Eduardo%20Becker/art%2016.pdf. Acessado em janeiro 2015.

COLLEGE OF AMERICAN PATHOLOGISTS. Accreditation Programs. Disponível em: http://www.cap.org/web/home/lab/international-laboratories?_adf.ctrl-state=iqlcyk2k2_43&_afrLoop=67544646326676. Acessado em janeiro 2015.

52 O que é controle externo de qualidade e como ele deve ser utilizado em exames moleculares?

Camila Guindalini

Garantia de qualidade em um ambiente laboratorial requer o estabelecimento de treinamento e educação continuada efetivos, padronização rigorosa dos procedimentos, controle de qualidade interno e validação dos testes realizados, além de avaliações externas de qualidade periódicas.

Também conhecido como teste de proficiência, a avaliação externa de qualidade é um programa interlaboratorial que compara os resultados de diferentes instituições, usando métodos de análises idênticos ou semelhantes. A avaliação é feita por órgãos independentes e envolve a distribuição de amostras, materiais ou imagens aos laboratórios participantes para análise e elaboração de relatórios, usualmente de forma prospectiva. A partir dos relatórios finais, o desempenho do laboratório é comparado ao dos outros participantes, e pode ser de grande utilidade para identificar acertos e não conformidades, elaborar ações corretivas e/ou preventivas e, ainda, determinar o desempenho de métodos já estabelecidos e/ou novos métodos e tecnologias.

A quantidade da emissão de amostras para avaliação depende do exame sendo monitorado e do órgão escolhido para a realização do teste de proficiência, podendo variar de uma a seis espécimes enviadas, duas vezes por ano, para cada um dos exames. Para avaliar a reprodutibilidade e eficiência técnica do exame, é de extrema importância que as amostras-testes sejam incorporadas na rotina do laboratório, utilizando as mesmas condições analíticas usadas para um paciente.

No Brasil, o PELM (Proficiência em Ensaios Laboratoriais) é o programa de comparação interlaboratorial de resultados de análises qualitativas e quantitativas mais utilizado pelos laboratórios clínicos. Esse programa é resultado da parceria entre a Sociedade Brasileira de

Patologia Clínica e a ControlLab, empresa provedora de ensaio de proficiência acreditada pelo INMETRO e reconhecida pelo Ministério da Saúde (http://www.controllab.com.br/#clinico). Além disso, a Sociedade Brasilieria de Análises Clínicas também oferece, dentro do seu Programa Nacional de Controle de Qualidade (PNCQ), o Controle Externo da Qualidade ou Ensaio de Proficiência – PRO-EXE (https://www.pncq.org.br/Noticia/BR/Index/43). Entretanto, apesar do vasto portfólio de controles externos, ambos os programas ainda não possuem, em suas áreas de atuação, o segmento de oncologia e onco-hematologia molecular. Assim, os laboratórios brasileiros que trabalham na área têm buscado participar de programas europeus ou americanos como o *External Quality Assurance (EQA)/Proficiency Testing (PT)* do *College of American Pathologists* (http://www.cap.org) e o *Cytogenetics European Quality Assessment (*http://www.ceqas.org/*)*.

Bibliografia Consultada

SOCIEDADE BRASILEIRA DE PATOLOGIA CLÍNICA. Proficiência em Ensaios Laboratoriais. Disponível em: http://www.controllab.com.br/#clinico. Acessado em fevereiro 2015.

SOCIEDADE BRASILIERIA DE ANÁLISES CLÍNICAS. Programa Nacional de Controle de Qualidade (PNCQ). Controle Externo da Qualidade ou Ensaio de Proficiência – PRO-EXE. Disponível em: https://www.pncq.org.br/Noticia/BR/Index/43. Acessado em fevereiro 2015.

COLLEGE OF AMERICAN PATHOLOGISTS. External Quality Assurance (EQA)/Proficiency Testing (PT). Disponível em: http://www.cap.org. Acessado em fevereiro 2015.

CYTOGENETIC EUROPEAN QUALITY ASSESSMENT (CEQA) AND UK NEQAS FOR CLINICAL CYTOGENETICS. Disponível em: http://www.ceqas.org/. Acessado em fevereiro 2015.

53 Quais qualificações são requeridas para os profissionais que assinam os laudos de diagnóstico genético e molecular sobre o câncer? Existe legislação a esse respeito?

Danielle Abreu

No Brasil, existem legislações específicas para atuação em diagnóstico associado a transplante e banco de sangue, por exemplo. Em relação ao diagnóstico molecular, existe a legislação e definição de habilitação de cada Conselho Federal de classe: Biomedicina, Farmácia, Biologia e Medicina. O governo federal, por meio da ANVISA, cita a legislação vigente em relação à RDC 302 e à RDC 50 para montagem e regulamentação dos serviços de laboratório. A qualificação profissional para essa atividade será fiscalizada pelos conselhos de classe. Cada conselho tem uma legislação específica que determina quais caminhos o profissional deve seguir para ter habilitação nas áreas afins. A comprovação da experiência pode ser por anos trabalhados na área correlata ou especialização/pós-graduação. As entidades civis, como a Sociedade Brasileira de Genética, ajudam na formação e certificação de profissionais para diagnóstico molecular, citogenética e genética e recebe os profissionais da área laboratorial. A Sociedade de Genética Médica apoia e responde apenas pela área médica. Cada uma possui um estatuto e regulamentação para a obtenção de títulos de especialista. Em resumo, para atuar como responsável técnico e assinar laudos de diagnóstico laboratorial com o uso de técnicas moleculares em oncologia, é preciso seguir as orientações de cada conselho de classe que possui essa formação como habilitação em seu estatuto.

Bibliografia Consultada

AGÊNCIA NACIONAL DE VIGILÂNCIA SANITÁRIA (ANVISA). RDC /ANVISA 302 de 13 de outubro de 2005. Disponível em: http://www.anvisa.gov.br/hotsite/segurancadopaciente/documentos/rdcs/RDC%20N%C2%BA%20302-2005.pdf

AGÊNCIA NACIONAL DE VIGILÂNCIA SANITÁRIA (ANVISA). RDC/ANVISA nº 50, de 21 de fevereiro de 2002. Disponível em: http://portal.anvisa.gov.br/wps/content/Anvisa+Portal/Anvisa/Inicio/Servicos+de+Saude/Assunto+de+Interesse/Legislacao/Projeto+fisico

CONSELHO FEDERAL DE FARMÁCIA. Resolução 570 de 22 de fevereiro de 2013. Disponível em:
http://www.cff.org.br/pagina.php?id=262&menu=5&titulo=Resolu%C3%A7%C3%B5es+do+CFF+de+2014+a+2011

CONSELHO FEDERAL DE BIOMEDICINA. Resolução nº 4, de 9 de junho de 1995, Disponível em: http://www.cfbiomedicina.org.br/resoluções.php

CONSELHO FEDERAL DE BIOMEDICINA. Resolução nº 0004/86, Disponível em: http://www.cfbiomedicina.org.br/resoluções.php

CONSELHO FEDERAL DE MEDICINA. Resolução nº 1845/2008. Disponível em: http://www.portalmedico.org.br/resolucoes/CFM/2008/1845_2008.htm

54 A análise do cariótipo demanda muita prática do analista. É possível fazer controle de qualidade desse exame?

Maria de Lourdes Chauffaille

O cariótipo consiste na análise dos cromossomos de células que entraram em divisão e foram bloqueadas em metáfases. Para a análise genética constitucional, o cariótipo pode ser feito a partir de linfócitos de sangue periférico. O procedimento técnico inclui a cultura da amostra em meio enriquecido com soro fetal bovino e adicionado de fito-hemaglutinina durante 72 horas. Nas primeiras 24 horas, ocorre a desdiferenciação dos linfócitos; em 48 horas, a primeira divisão mitótica; e em 72 horas, a segunda, a qual é interrompida pela adição de bloqueador do fuso mitótico. Na sequência, procede-se à hipotonia com KCl e a fixação das células com solução de Carnoy (ácido acético: metanol). Em seguida, preparam-se as lâminas que serão coradas por bandeamento G. Segue-se então para a análise dos espalhamentos cromossômicos ao microscópio e para o pareamento de cada par de cromossomos.

É possível e desejável fazer controle de qualidade tanto do procedimento técnico como da leitura do cariótipo. Para procedimento técnico, pode-se fazer a cultura em duplicata, e ambas devem apresentar índice mitótico e padrão semelhantes dos cromossomos. Em relação à leitura e análise, é comum as fotografias de espalhamentos cromossômicos serem interpretadas por mais de um profissional de forma a garantir a consistência dos resultados. O laboratório pode ainda optar por realizar controle externo de qualidade por meio da troca de amostras entre laboratórios. A amostra com anormalidade conhecida é distribuída para análise e os resultados devem ser compatíveis.

A seguir são apresentadas diversas ações e procedimentos da leitura do cariótipo que garantem a eficiência da reação e da interpretação dos achados, a saber:

- Meio de cultura – é importante garantir que o meio promova o crescimento das células em cultura e, antes da utilização de cada lote de reagentes, essa avaliação deve ser feita por meio do lançamento em paralelo de uma cultura-teste. Além disso, pH, validade e limpidez devem ser conferidos antes do uso.
- Soluções e reagentes – a validade dos lotes deve ser sempre verificada e testes para conferir pH, viabilidade e eficácia devem ser realizados nas soluções usadas na reação.
- Equipamentos – manutenção periódica de equipamentos (microscópio, banho-maria, estufa, pipetas etc.) e controle da sua eficiência operacional.
- Pessoal técnico – treinamento para a realização correta dos testes, padronização do modo de observação, avaliação periódica da aptidão para a leitura da lâmina e para a interpretação dos achados.

Bibliografia Consultada

BROWN MG; LAWCE HJ. Peripheral blood cytogenetic methods. In: BARCH MJ; SPURBECK J (eds).The AGT Laboratory Cytogenetics Manual. The Association of Genetics Technologists. 3rd ed. Philadelphia: Lippincott-Raven Publisher, 1997.

RICHARDSON AM. Chromosome analysis. In: BARCH MJ; SPURBECK J (eds). The AGT Laboratory Cytogenetics Manual. The Association of Genetics Technologists. 3rd ed. Philadelphia: Lippincott-Raven Publisher, 1997.

55 Quais os controles aplicáveis aos testes de hibridização *in situ* fluorescente (FISH)?

Maria de Lourdes Chauffaille

Os testes de hibridização *in situ* fluorescente são feitos por meio da aplicação de sonda de DNA complementar à sequência-alvo sob investigação. Inicialmente, promove-se a desnaturação do DNA-alvo, segue-se a hibridação com a sonda e a revelação por meio de fluorocromos. Para a aferição da qualidade desses passos são necessários controles internos e externos à reação.

Controle interno refere-se ao uso concomitante de outra sonda, de tal modo que ela sirva de indicação da eficiência da reação. Por exemplo, ao se pesquisar a deleção do gene *TP53*, localizado no braço curto do cromossomo 17, aplica-se simultaneamente uma sonda para o centrômero do cromossomo 17, marcada com fluorocromo diferente daquele usado para o gene *TP53* (isto é, vermelho para *TP53* e verde para centrômero). Se todas as etapas ocorrerem de forma satisfatória, serão observados dois sinais fluorescentes para cada região investigada (no caso, dois vermelhos e dois verdes). Se ocorrer problema técnico na desnaturação ou na reação de hibridização, nenhum dos sinais fluorescentes será detectado e, nesse caso, a reação deve ser repetida. Se os sinais do controle estiverem presentes, mas de fraca intensidade, também sugerem reação inadequada. Por outro lado, se os dois sinais do controle estiverem presentes e com intensidade adequada e houver apenas um sinal do gene investigado, há indícios de deleção de um dos alelos do *TP53*. Se ambos os sinais do *TP53* estiverem ausentes e os sinais do controle estiverem presentes e com intensidade adequada, trata-se provavelmente de deleção homozigótica do gene investigado.

Controle externo refere-se a diversas ações e procedimentos que garantam a eficiência da reação e da interpretação dos achados, a saber:

- Soluções e reagentes – testes feitos nas soluções usadas na reação para conferir pH, viabilidade, eficácia e validade.
- Equipamentos – manutenção periódica de equipamentos (microscópio, lâmpada fluorescente, filtros, bandeja térmica, banho-maria, estufa, pipetas etc.) e controle da sua eficiência operacional.
- Pessoal técnico – treinamento para a realização correta dos testes, padronização do modo de observação, avaliação periódica da aptidão para a leitura da lâmina e para a interpretação dos achados. É necessário verificar, por exemplo, se o técnico não é daltônico, porque daí teria dificuldade para a interpretação da cor dos sinais.

No caso da leitura, o controle externo também pode ser feito intra-observador e interobservadores. No primeiro caso, pode-se dar uma determinada amostra para que o mesmo observador a analise em dois momentos diferentes. Deve haver coincidência de resultado. No segundo caso, a mesma amostra deve ser observada por diferentes pessoas e os resultados têm que ser coincidentes. Pode-se aplicar teste estatístico para conferir a ausência de diferença significante em ambas as situações.

Por fim, controle externo feito por meio de troca de amostras entre laboratórios. Nesses casos, a amostra é recebida e tratada como um caso habitual e o resultado conferido posteriormente e comparado com outros laboratórios.

Bibliografia Consultada

MONTGOMERY KD; KEITGES EA; MEYNE J. Molecular cytogenetics: definitions, clinical aspects, and protocols. In: BARCH MJ; SPURBECK J (eds). The AGT Laboratory Cytogenetics Manual. The Association of Genetics Technologists. 3rd ed. Philadelphia: Lippincott-Raven Publisher, 1997.

SCHAD CR; DEWALD GW. Building a new clinical test for fluorescent in situ hybridization. Appl Cytogenet. 1995;21:1-4.

WIKTOR AE et al. Preclinical validation of fluorescence in situ hybridization assays for clinical practice. Genet Med. 2006;8(1):16-23.

56 O que são controles internos de qualidade utilizados nas diferentes metodologias moleculares?

Danielle Abreu

Os controles são padrões que atuam como substitutos para as amostras do paciente. Eles são processados como uma amostra do paciente para monitorar o desempenho contínuo de todo o processo analítico em cada corrida. Testes quantitativos devem ter no mínimo, além do controle negativo, controle positivo baixo e controle positivo alto. Além disso, o coeficiente de variação desses controles deve ser acompanhado pelo operador para garantir a faixa de estabilidade do teste. Testes qualitativos devem ter controle positivo e negativo para o alvo e para a reação.

Além desses, o ideal é dispor de um controle que indique a presença de material genético na amostra analisada, o que gera maior segurança ao descartar resultados falso-negativos. Para alvos de RNA humanos, a qualidade do RNA deve ser avaliada. Um mRNA deve ser utilizado como controle interno na reação. De acordo com a metodologia utilizada, devem-se incluir como controles itens de acordo com o tipo (genoma, cDNA, oligonucleotídeo ou ribossonda) e origem (humana, viral etc.), da sonda ou sequência, a sequência de oligonucleotídeo e sua sequência complementar ou a região do gene reconhecido; polimorfismos conhecidos, locais resistentes à digestão de endonuclease e bandas de hibridização cruzada, os métodos de marcação e padrões para adequação de hibridização ou amplificação. Para análise de ligação, as frequências de recombinação e posições devem ser documentadas. Para os testes de doenças hereditárias, informações adicionais, como localização cromossômica do alvo, frequências alélicas da mutação em vários grupos étnicos e frequências de recombinação (por sondas de ligação) podem ser necessárias como documento para avaliar cada rotina. Ensaios de sequenciamento diferem das outras técnicas e muitas vezes o controle é para garantir o sinal adequado da sequência-alvo. O ideal é manter uma sequência *sense* e *antissense* como padrão do heterozigoto ou homozigoto normal.

Os *arrays* incluem uma variedade de formatos de hibridização reversa e *forward*. *Arrays* de hibridização reversa utilizam múltiplas *probes* marcadas direta (fluorescência ou radiatividade) ou indiretamente (biotina, digoxigenina etc.). Outra forma de *array* inclui ensaios de amplificação multiplex em tempo real que detecta múltiplos alvos simultaneamente. Assim deve haver controles para monitorar todas essas etapas realizadas no laboratório com preparação e marcação das amostras, hibridização e detecção. O fabricante ou fornecedor desses testes deve prover material para controle de cada analito e fornecer a informação das sequências-alvo para resolver ambiguidades ou utilizar como teste confirmatório.

Bibliografia Consultada

MATTOCKS CJ et al. Validation of clinical molecular genetic tests. Eur J Hum Genet. 2010;18:1276-88.

BURD EM. Validation of laboratory-developed molecular assays for infectious diseases. Clin Microbiol Rev. 2010;23(3):550-76.

COLLEGE OF AMERICAN PATHOLOGISTS. Molecular Pathology checklist (2013). Disponível em www.cap.org. Acessado em dezembro 2014.

57 Quais os requisitos analisados na validação de exames utilizando a reação em cadeia da polimerase (PCR)?

Diego Mazzotti

A reação em cadeia da polimerase (PCR) é uma ferramenta fundamental para a maioria dos exames genéticos relacionada à medicina molecular. Por sua robustez e facilidade, a PCR é uma metodologia amplamente empregada. No entanto, durante a padronização e validação de um ensaio baseado em PCR, alguns cuidados devem ser tomados. Primeiramente, por ser uma metodologia extremamente sensível e aplicada a moléculas relativamente resistentes na natureza, como o DNA, os cuidados recomendados pelas boas práticas laboratoriais em biologia molecular, especialmente aqueles relacionados à prevenção da contaminação, como a realização dos ensaios em ambientes e instituições certificadas, são fundamentais. Paralelamente, alguns detalhes técnicos devem ser considerados. Por exemplo, um conjunto de reagentes essenciais para o ensaio acontecer são os pares de *primers*, ou iniciadores, que são os responsáveis por delimitar a região do genoma que está sendo estudada. Felizmente, com os avanços da bioinformática e armazenamento de sequências em bancos de dados públicos como o NCBI (http://ncbi.nlm.nih.gov/), UCSC (https://genome.ucsc.edu/) ou Ensembl (http://www.ensembl.org/), uma série de ferramentas está disponível para garantir a especificidade da escolha dos *primers*. Porém, atenção especial deve ser prestada para garantir que a região que está sendo estudada de fato é aquela para qual o exame foi estabelecido. Uma vez dentro de um laboratório ideal e com todas as ferramentas e condições técnicas para a consolidação da reação, é preciso realizar um estudo de validação. Essa etapa é a responsável por garantir que as ferramentas e condições laboratoriais consigam reproduzir fielmente a situação da amostra sob investigação. Para os exames de cunho qualitativo, como a genotipagem de uma variante genética, a validação pode acontecer por meio da aplicação de técnicas moleculares complementares. Por exemplo, em exame de genotipagem de uma variante específica que acarreta na troca de apenas um nucleotídeo na sequência do DNA (também conhecido por *single nucleotide polymorphisms*), podemos usar um ensaio de discriminação alélica por PCR em tempo real e validá-lo utilizando sequenciamento de DNA. Essa estratégia é aplicável principalmente na investigação de alterações constitutivas, em que se espera estabilidade na determinação da variante genética. No entanto, se a investigação é realizada em amostras tumorais, cuidado maior deve ser tomado na escolha da metodologia de validação, principalmente pela heterogeneidade dessas amostras. É importante ressaltar que as estratégias de validação mencionadas podem ser realizadas dentro do mesmo laboratório. Porém, a validação interlaboratorial, onde a amostra é investigada em laboratórios diferentes pela mesma metodologia, ou por metodologias complementares, também é importante e deve ser levada em consideração sempre que possível. Por fim, diferentemente de estudos de validação de exames de outras áreas em análises clínicas, os exames moleculares são mais onerosos, o que impossibilita a validação de um grande número de amostras. Nesse caso, deve-se avaliar a relação custo-benefício entre a padronização do teste e a variabilidade esperada no resultado. Novamente, em alterações constitutivas e de avaliação qualitativa, uma vez que não há variabilidade esperada no resultado, o tamanho amostral para a validação não necessita ser grande. Por outro lado, para estudos quantitativos, essa questão precisa ser investigada com cautela, e parâmetros como coeficiente de variação e variabilidade interensaio e intraensaio devem ser calculados adequadamente.

Bibliografia Consultada

NCBI RESOURCE COORDINATOR. Database resources of the National Center for Biotechnology Information. Nuc Ac Res. 2014;42:D7-17.

KAROLCHIK D et al. The UCSC Genome Browser database: 2014 update. Nuc Ac Res. 2014;42:D764-70.

FLICEK P et al. Ensembl 2014. Nuc Ac Res. 2014;42:D749-55.

58 Como validar ensaios de PCR qualitativos em tempo real?

Fátima Pasini

A validação de variações genotípicas pode ser realizada por PCR em tempo real, com o uso de sondas hidrolisáveis (fragmento de DNA marcado) que hibridizam a uma sequência-alvo específico, ou seja, uma sonda específica para cada alelo, marcadas com fluorocromos distintos, onde os resultados são dados pela presença ou ausência da amplificação de cada alelo. Além disso, a técnica de *high resolution melting* é capaz de identificar variações na sequência de ácidos nucleicos por meio de pequenas diferenças na temperatura de dissociação ou *melting*. Para qualquer uma das técnicas escolhidas, os controles necessários são os que incluem os controles positivos para cada um dos possíveis alelos, o controle negativo (sem adição de DNA molde) e um controle interno ou endógeno, utilizado para testar a qualidade e capacidade de amplificação da amostra onde, em geral, é utilizada uma sequência de β-globina humana. Além disso, é importante que lotes novos de reagentes fluorescentes contendo oligonucleotídeos sejam testados antes ou quando postos em uso, deve haver um monitoramento da temperatura, cujo intervalo de variação admitido deve ser restrito, e os *softwares* utilizados devem ter suas versões atualizadas com o uso de controles conhecidos.

Bibliografia Consultada

SOCIEDADE BRASILEIRA DE PATOLOGIA CLÍNICA/MEDICINA LABORATORIAL. Normas para Diagnóstico Molecular. Norma PALC Lista de Verificação em Diagnóstico Molecular – Versão 2008 – Português. Disponível em: http://www.sbpc.org.br/upload/conteudo/320070815172109.pdf

KLEIN D. Quantification using real-time PCR technology: applications and limitations. Trends Mol Med. 2002;8:257-60.

NOGUCHI T; BOURDON V; SOBOL H. About sequence quality: impact on clinical applications. Genet Test Mol Biomarkers. 2014;5:299-305.

59 Como validar testes baseados em sequenciamento de DNA?

Fátima Pasini

Os ensaios de sequenciamento devem ser otimizados de forma a garantir a presença de sinal detectável em todo o comprimento da região de interesse e a pronta detecção de sequências variantes, especialmente aquelas que ocorrem em heterozigose, por exemplo, realizando o sequenciamento bidirecional. Além disso, outros critérios de interpretação e aceitabilidade dos dados do sequenciamento, como intensidade e formato dos picos, flutuação da linha de base e razão ruído/sinal devem ser considerados. Devem ser avaliados controles internos negativos e positivos e haver uma sistemática de verificação da sensibilidade do método (detecção de níveis baixos de sequências-alvo).

Para se estabelecer a possível patogenicidade das variantes indeterminadas, vários critérios têm sido reunidos, como segregação da doença por meio do estudo dos heredogramas, onde são testados indivíduos com e sem a doença na família; ausência em indivíduos controles; efeito no processo de *splicing*, mediante a realização de ensaio funcional *in vitro* ou *in vivo* em modelo animal e, ainda, avaliação de perda de heterozigose (LOH) ou alteração da expressão do gene alterado no tumor.

Bibliografia Consultada

SOCIEDADE BRASILEIRA DE PATOLOGIA CLÍNICA/MEDICINA LABORATORIAL. Normas para Diagnóstico Molecular. Norma PALC Lista de Verificação em Diagnóstico Molecular – Versão 2008 – Português. Disponível em: http://www.sbpc.org.br/upload/conteudo/320070815172109.pdf.

NOGUCHI T; BOURDON V; SOBOL H. About sequence quality: impact on clinical applications. Genet Test Mol Biomarkers. 2014;5:299-305.

60 Como garantir a qualidade dos ensaios de citometria de fluxo (CF) para caracterização de neoplasias hematológicas?

Margareth Fernandes

Para o diagnóstico de neoplasias malignas, a CF pode ser realizada em amostras de sangue periférico, medula óssea ou linfonodo colhidas com o anticoagulante EDTA, heparina ou ácido citrato dextrose (ACD). O material deve ser mantido à temperatura ambiente (18ºC a 22ºC) e processado até 24 horas após a coleta. Essas amostras são marcadas com os anticorpos monoclonais e posteriormente tratadas com solução de lise de eritrócitos. A incubação da amostra em solução de lise é uma etapa importante, pois hemácias intactas alteram a dispersão da luz, formando *debris* (restos celulares) que dificultam a análise dos resultados.

Alguns dos fatores que afetam os resultados da imunofenotipagem são: qualidade da amostra, protocolos de preparação de reagentes e amostras, calibração do equipamento e subjetividade durante a análise e interpretação dos resultados. O monitoramento do equipamento deve ser realizado diariamente com as *beads* de calibração fornecidas pelo fabricante, as quais verificam o desempenho do equipamento, aprovando ou reprovando sua utilização de acordo comos parâmetros avaliados. A voltagem para cada canal de fluorescência deve ser ajustada e definida para a média de intensidade de fluorescência (MIF) no monitoramento diário. Amostras de sangue de indivíduos controles são utilizadas para ajustar a compensação das fluorescências.

Bibliografia Consultada

BENE MC et al. Proposals for the immunological classification of acute leukemias. European Group for the Immunological Characterization of Leukemias (EGIL). Leukemia. 1995:9(10):1783-95.

MATUTES E et al. The immunological profile of B-cell disorders and proposal of a scoring system for the diagnosis of CLL. Leukemia. 1994;8(10):1640-50.

BASSO G et al. New methodologic approaches for immunophenotyping acute leukemias. Haematologica. 2002;86(7):675-83.

61 No caso da análise de mutações presentes no tumor do paciente, que tipos de cuidados devem ser realizados para evitar contaminações com células normais?

Louise de Brot

Fernando Augusto Soares

Para a pesquisa de mutações nas neoplasias, é necessária a obtenção de amostra de DNA ou RNA tumoral. Atualmente, a maior parte dos testes moleculares é realizada em material biológico emblocado em parafina. Para que um teste molecular confira resultados precisos e de confiança, é importante não só a escolha correta do método a ser utilizado, como também o cuidado com o processamento histológico dos espécimes e a cuidadosa seleção do material para a obtenção de células neoplásicas. A aquisição de células tumorais pode ser feita por meio da microdissecção manual (raspagem da lâmina), microdissecção a laser, punção do bloco de parafina ou corte inteiro de tecido.

A maioria dos exames realizados em laboratórios de biologia molecular utiliza a reação em cadeia da polimerase (PCR) como ferramenta básica. É conhecido que a PCR, dependendo das condições técnicas e laboratoriais, está sujeita a interferências graves se houver contaminação da amostra a ser amplificada por outras moléculas de DNA ou RNA. Deve haver a seleção da amostra de tecido que corresponda à área de maior representatividade tumoral para a realização do teste. Sabe-se que um bloco de parafina referido como sendo de tumor pode conter, além de células neoplásicas, células da mucosa normal, fibroblastos, células musculares, leucócitos, vasos sanguíneos, mucina, necrose, calcificações etc., ou mesmo estar associado a lesões pré-neoplásicas. A precisa seleção do tecido, pelo patologista, afasta a possibilidade de o DNA/RNA desses componentes não neoplásicos se diluírem ao material genético de interesse (do tumor), a ponto de resultar em teste de mutação falso-negativo. O patologista irá avaliar todo o material disponível do paciente e selecionará qual o melhor tecido para a pesquisa de mutação, dependendo do tipo de teste molecular solicitado e considerando possíveis impactos na avaliação diagnóstica inicial. O bloco de parafina selecionado deve conter o máximo possível de células tumorais, com o menor número possível de outros elementos contaminantes, os quais irão prejudicar a análise molecular. Ao selecionar a área, o patologista deverá estimar a porcentagem de células neoplásicas presentes e essa porcentagem deve levar em consideração a quantidade de células neoplásicas em comparação a contaminantes (células não neoplásicas). Em geral, a estimativa de células neoplásicas em uma amostra deve ser, pelo menos, 2 vezes maior que o limite de detecção de mutações do método molecular utilizado pelo laboratório.

Bibliografia Consultada

CREE IA et al. Guidance for laboratories performing molecular pathology for cancer patients. J Clin Pathol. 2014;67(11):923-31.

ENGEL KB; MOORE HM. Effects of preanalytical variables on the detection of proteins by immunohistochemistry in formalin-fixed, paraffin-embedded tissue. Arch Pathol Lab Med. 2011;135(5):537-43.

GROENEN PJTA et al. Preparing pathology for personalized medicine: possibilities for improvement of the pre-analytical phase. Histopathology. 2011;59(1): 1-7.

HEWITT SM et al. Tissue handling and specimen preparation in surgical pathology: issues concerning the recovery of nucleic acids from formalin-fixed, paraffin-embedded tissue. Arch Pathol Lab Med. 2008;132(12):1929-35.

LEE GL. Histopathologic methods and color atlas of special stains and tissue artifacts. Amer Histolabs Pub Dept, 1992.

WONG NA et al. RAS testing of colorectal carcinoma-a guidance document from the Association of Clinical Pathologists Molecular Pathology and Diagnostics Group. J Clin Pathol. 2014;67(9):751-7.

WANG HL et al. KRAS mutation testing in human cancers: the pathologist's role in the era of personalized medicine. Adv Anat Pathol. 2010;17(1):23-32.

62 Existem *kits* diagnósticos e controles internos comerciais em oncologia molecular válidos no mercado nacional?

Larissa Fontes Generoso

Sim, existem *kits* diagnósticos e controles internos em oncologia molecular válidos no mercado nacional, para diversos tipos de câncer.

Os *kits* bioanalíticos, bem como os controles internos, podem ser de dois tipos: *kits* para diagnóstico e *kits* para uso em pesquisa. Os controles internos são amostras da matriz utilizada no teste diagnóstico, biológica (sangue total, plasma ou lisado celular, por exemplo) ou substituta, adicionada do analito, o composto químico a ser mensurado. Podem fazer parte de um *kit* diagnóstico ou ser vendidos isoladamente.

A validação é o processo que leva à confirmação por análise e evidência objetiva que os requisitos definidos para uma determinada finalidade conduzem, de forma consistente, ao resultado esperado. Para que um *kit* ou controle interno seja considerado válido para o diagnóstico, o fabricante deve seguir os parâmetros definidos pela ANVISA, na Resolução da Direção Colegiada (RDC) 16, de 28 de março de 2013, que aprova o regulamento técnico de boas práticas de fabricação de produtos médicos e produtos para diagnóstico de uso *in vitro* e dá outras providências. Tendo demonstrado que está de acordo com tais regras, o produto é registrado no Ministério da Fazenda – e só é aplicável durante a vigência do registro.

O fabricante deve seguir os requisitos gerais para o sistema de qualidade, definindo métodos estatísticos para avaliação do processo e do produto e prevendo ações preventivas e corretivas; emitir os documentos e registros da qualidade necessários; manter os controles de projeto, de processo e de produção, além do registro mestre de produto; respeitar as regras para manuseio, armazenamento, distribuição e rastreabilidade no processo de produção; e prover assistência técnica aos clientes.

Bibliografia Consultada

AGÊNCIA NACIONAL DE VIGILÂNCIA SANITÁRIA (ANVISA). Resolução RDC nº 16, de 28 de março de 2013. Regulamento Técnico de Boas Práticas de Fabricação de Produtos Médicos e Produtos para Diagnóstico de Uso In Vitro. ANVISA Publicações Eletrônicas. 2013. Disponível em: http://bvsms.saude.gov.br/bvs/saudelegis/anvisa/2013/rdc0016_28_03_2013.pdf.

VII

TUMORES SÓLIDOS

Câncer Hereditário

– Câncer de Mama e Ovário

63 Quais alterações nos genes *BRCA1* e *BRCA2* podem estar envolvidas no câncer de mama e ovário hereditário?

Dirce Maria Carraro

Os genes são formados por DNA. A informação genética na sequência de DNA dos genes é transcrita em uma molécula intermediária, o RNA, e traduzida em proteína. Assim, pela determinação da sequência do DNA, podemos conhecer a sequência da proteína a ser codificada e, na maior parte das vezes, prever se uma alteração no DNA pode ou não levar a prejuízo na função da proteína codificada. O DNA é formado por nucleotídeos, e a proteína, por aminoácidos. O processo de decodificação do DNA para proteína ocorre pela leitura de trincas de nucleotídeos (três nucleotídeos) presentes no DNA, denominados códons. Esses sinalizam quais dos 20 possíveis aminoácidos devem compor a sequência da proteína ou ainda a inserção de um códon de parada indicando que a proteína deve ser finalizada. Desse modo, quando ocorre mutação no DNA (troca, inserção ou deleção em um ou poucos nucleotídeos) dentro da região codificadora do gene, essa é repassada para o RNA pela transcrição, e dessa molécula para a proteína, pela tradução. No caso dos genes *BRCA1* e *BRCA2*, as mais frequentes mutações patogênicas ocorrem em consequência da criação de um códon de parada que interrompe a proteína antes de seu final convencional, gerando uma proteína truncada e, consequentemente, não funcional.

Assim, para saber se somos ou não portadores de uma mutação nos genes *BRCA1* e *BRCA2*, simplesmente precisamos conhecer a sequência de nucleotídeos desses genes a partir do DNA de nossas células, normalmente as do sangue. Essas células, assim como todas as demais do nosso organismo, com exceção daquelas envolvidas com reprodução, apresentam duas cópias de cada gene, uma herdada do pai e outra da mãe. É importante ressaltar que alguns dos métodos de sequenciamento de DNA permitem apenas a determinação de pequenas variações de um ou poucos nucleotídeos na sequência do DNA presentes em uma ou nas duas cópias de cada gene. Um tipo de variação genômica estrutural, chamada variação no número de cópias (CNV, do inglês *copy number variation*), não pode ser detectado por sequenciamento, necessitando de outras abordagens de análise, como *multiplex ligation--dependent probe amplification* (MLPA). Esses eventos são mais raramente identificados na população do Brasil, mas podem ocorrer. Assim, para se ter certeza se é ou não portador de mutação nesses genes, é importante que os dois tipos de testes sejam realizados.

Bibliografia Consultada

SILVA FC et al. Hereditary breast and ovarian cancer: assessment of point mutations and copy number variations in Brazilian patients. BMC Med Genet. 2014;15:55-60.

KING BC. "The Race" to Clone BRCA1. Science. 2014;343:1462-65.

KEAN S. The 'Other' Breast Cancer Genes. Science. 2014;343:1458-9.

64 Além dos genes *BRCA1* e *BRCA2*, quais outros genes podem estar associados com o desenvolvimento de câncer de mama e ovário?

Dirce Maria Carraro

Além das mutações patogênicas germinativas que ocorrem nos genes *BRCA1* e *BRCA2* e levam a alto risco de desenvolvimento de câncer de mama e ovário em portadoras, também há outros genes associados à predisposição a esses tumores. Um gene recentemente identificado é o *PALB2*, que, quanto mutado, também aumenta o risco de forma semelhante aos genes *BRCA1* e *BRCA2*. Portadoras têm alto risco de desenvolver câncer de mama em idade de até 70 anos, de 50 a 70%, se a mutação for em *BRCA1*; de 40 a 60%, se for em *BRCA2*; e de 35 a 60%, se for em *PALB2*. Os três genes participam de importante via de reparo de DNA para restaurar erros que podem ocorrer durante as divisões celulares. As mutações patogênicas apresentam-se em uma das cópias dos genes que estão presentes em todas as células diploides. Na mama e no ovário, pode ocorrer outro evento de mutação ou algum mecanismo que afete a expressão da outra cópia selvagem (sem mutação) do gene. Assim, as proteínas codificadas pelas duas cópias do respectivo gene vão ter o funcionamento afetado e, consequentemente, os erros oriundos da divisão celular podem não ser reparados corretamente, levando ao aparecimento do tumor.

Genes como *TP53*, *ATM*, *CHEK2*, *PTEN*, *CDH1* e outros também estão associados ao câncer de mama. No entanto, o risco de desenvolver câncer de mama em portadoras é aparentemente menor.

Bibliografia Consultada

KEAN S. The 'other' breast cancer genes. Science. 2014;343:1458-9.

65 Qual o significado clínico de mutações nos genes *BRCA1* e *BRCA2* em homens?

Maria Del Pilar Estevez Diz

Apesar de a maioria dos cânceres associados com mutações germinativas dos genes *BRCA1* e *BRCA2* ser diagnosticada em mulheres, os homens portadores dessas mutações apresentam risco aumentado para o câncer de mama, câncer de próstata, câncer de pâncreas e melanoma. Esses genes são transmitidos com um padrão autossômico dominante, o que significa que tanto os descendentes masculinos quanto os femininos têm 50% de probabilidade de herdar o gene mutado.

Estima-se que os homens portadores de mutações do *BRCA2* apresentem risco cumulativo de câncer de mama ao longo da vida de 6,9%. Por outro lado, a maioria do câncer de mama hereditário no sexo masculino está associada a mutações do *BRCA2*. Mutações do *BRCA1* conferem risco cumulativo de câncer de mama de 5,8%.

O risco relativo de câncer de próstata nos portadores de mutações do *BRCA2* é de 4,6% e também está aumentado nos portadores de mutaçoes do *BRCA1*, em ambos os grupos está associado a câncer antes dos 65 anos de idade. Além disso, resultados preliminares do estudo IMPACT mostra que homens com mutações germinativas do *BRCA1* ou *BRCA2* têm maior risco de desenvolver câncer de próstata do que os não portadores dessas mutações e 66% dos tumores foram classificados como risco intermediário ou alto. Nos portadores de mutações do *BRCA2*, o valor preditivo positivo da elevação do PSA acima de 3ng/mL foi superior ao da população não mutada. Esses dados podem apontar para uma população de alto risco, que poderia se beneficiar do rastreamento. Estão descritos também o aumento de câncer gástrico (*BRCA1* e *2*) e de vias biliares (*BRCA2*).

Esses fatos, associados ao potencial de transmissão do gene mutado pela via paterna, tornan relevante o conhecimento do *status* da mutação nos homens de famílias com suspeita de mutações germinativas do *BRCA1* e *2*. Os critérios para o teste devem ser os mesmos utilizados para mulheres, ou seja, história familiar de câncer de mama ou ovário. Além disso, homens com câncer de mama e com ascendência judia Ashkenazi também devem ser considerados para o teste.

Bibliografia Consultada

THOMPSON D; EASTON D. Variation in cancer risks, by mutation position, in BRCA2 mutation carriers. Am J Hum Genet. 2001;68(2):410-9.

FRIEDMAN LS et al. Mutation analysis of BRCA1 and BRCA2 in a male breast cancer population. Am J Hum Genet. 1997;60(2):313-9.

BROSE MS et al. Cancer risk estimates for BRCA1 mutation carriers identified in a risk evaluation program. J Natl Cancer Inst. 2002;94(18):1365-72.

HORSBURGH S et al. Male BRCA1 and BRCA2 mutation carriers: a pilot study investigating medical characteristics of patients participating in a prostate cancer prevention clinic. Prostate. 2005;65(2):124-9.

EDWARDS SM et al. Two percent of men with early-onset prostate cancer harbor germline mutations in the BRCA2 gene. Am J Hum Genet. 2003;72(1):1-12.

LIEDE A; KARLAN BY; NAROD SA. Cancer risks for male carriers of germline mutations in BRCA1 or BRCA2: a review of the literature. J Clin Oncol. 2004;22(4):735-42.

BANCROFT EK et al. Targeted prostate cancer screening in BRCA1 and BRCA2 mutation carriers: Results from the initial screening round of the IMPACT study. Eur Urol. 2014;66:489-99.

66 Quais são os principais bancos de dados para consulta do significado clínico das mutações encontradas nos genes *BRCA1* e *BRCA2*?

Camila Guindalini

Os principais bancos de dados utilizados pelos laboratórios nacionais e internacionais para consulta das variações identificadas após a análise dos genes *BRCA1* e *BRCA2* são:

- *Breast Cancer Information Core* (BIC), disponível no website: https://research.nhgri.nih.gov/projects/bic/index.shtml. Um banco de dados de mutações e polimorfismos nos genes relacionados ao câncer de mama, cujo acesso é aberto e está disponível online. O BIC é o resultado de um esforço colaborativo liderado pelo *National Human Genome Research Institute.*

- *Kathleen Cuningham Foundation Consortium for research into Familial Breastcancer* (KCONFAB), disponível no website: http://www.kconfab.org/Progress/Mutations.aspx. O objetivo desse consórcio que inclui profissionais da Austrália e Nova Zelândia é disponibilizar dados e amostras biológicas para todos os pesquisadores interessados em projetos que estejam relacionados aos aspectos familiares do câncer de mama e que já tenham financiamento e aprovação em comitês de ética. Em seu website existe uma lista, atualizada frequentemente, onde se pode consultar com bastante segurança variações já identificadas nos genes *BRCA1* e *BRCA2* e seus respectivos significados clínicos.

Além desses bancos específicos, é possível buscar por mutações e seu significado clínico nos bancos gerais citados a seguir. É sempre importante que mais de um banco de dados seja consultado, a fim de garantir informações atualizadas e a confirmação dos achados.

- *The Human Gene Mutation Database* (HGMD®), disponível no website:

  http://www.hgmd.org. Esse banco de dados representa uma tentativa de reunir todas as alterações genéticas conhecidas e devidamente publicadas, responsáveis por doenças humanas herdadas. As informações são mantidas em Cardiff, no Reino Unido.

- *ClinVar, disponível no website: http://www.ncbi.nlm.nih.gov/clinvar/.*

  ClinVar é um arquivo público e aberto de informações sobre as relações entre as variações genéticas humanas e seus fenótipos, mantido pelo *National Center for Biotechnology Information* (NCBI) e financiado pelo *National Institutes of Health* (NIH). Essa fonte integra a informação existente em diversos bancos de dados, facilitando o entendimento do efeito clínico das variantes, e permite também que laboratórios clínicos depositem seus dados em um local central e público, em vez de manter seus achados apenas dentro de seus laboratórios.

- *Leiden Open (source) Variation Database* (LOVD), disponível no website:

  http://www.lovd.nl/3.0/home. Esse banco de dados gratuito e flexível baseado na web foi desenvolvido na Holanda pela *Leiden University Medical Center*. Foi planejado para coletar e permitir a visualização de variações nas sequências de DNA, focando na combinação entre gene e doença genética ou traço herdável. Todas as variantes identificadas em um indivíduo são armazenadas no banco de dados, juntamente com a informação sobre sua associação causal com determinado fenótipo, ou seja, a classificação do significado clínico da variante ou da mutação.

Bibliografia Consultada

BREAST CANCER INFORMATION CORE (BIC). Disponível em: https://research.nhgri.nih.gov/projects/bic/index.shtml.

KATHLEEN CUNINGHAM FOUNDATION CONSORTIUM FOR RESEARCH INTO FAMILIAL BREAST CANCER (KCONFAB). Disponível em: http://www.kconfab.org/Progress/Mutations.aspx.

THE HUMAN GENE MUTATION DATABASE (HGMD®). Disponível em: http://www.hgmd.org.

CLINVAR. Disponível em: http://www.ncbi.nlm.nih.gov/clinvar/.

LEIDEN OPEN (SOURCE) VARIATION DATABASE (LOVD). Disponível em: http://www.lovd.nl/3.0/home

67 O que são variantes desconhecidas de um gene ligado ao câncer de mama? Qual o significado clínico desse achado?

Dirce Maria Carraro

Entre as mutações que podem ocorrer no DNA na região codificadora de um gene está a substituição de um nucleotídeo por outro. Esse é o evento mais frequente que pode ocorrer durante o processo de duplicação do DNA na divisão celular. Genes que apresentam troca de um nucleotídeo podem codificar uma proteína sem alteração na sequência de aminoácido. Isso ocorre porque o código genético (processo de codificação do DNA à proteína) é degenerado, uma vez que diferentes códons (trinca de nucleotídeos) podem codificar o mesmo aminoácido. Portanto, nesse caso, classificamos a alteração no DNA como silenciosa, não afetando o aminoácido correspondente. Por outro lado, quando o gene sofre troca de nucleotídeo que resulta em substituição por outro aminoácido na proteína, isso não é suficiente para determinarmos seu potencial patogênico. Para inúmeras alterações desse tipo que ocorrem nos genes *BRCA1* e *BRCA2*, já há estudos conclusivos sobre sua patogenicidade, e a variante pode ser classificada como benigna, sem prejuízo para a função da proteína, ou patogênica, quando há prejuízo na função. No entanto, há muitas outras para as quais não há conhecimento científico suficiente disponível para essa classificação. Nesse caso, classificamos essas variações como variantes de significado incerto ou de significância clínica desconhecida. Do ponto de vista clínico, mediante resultado de teste genético de variante de significado incerto, não há como a(o) paciente ser precisamente aconselhada(o) pelo médico. Esse problema tem-se intensificado muito nos últimos anos em consequência de duas razões. Primeiro pelo fato de novos genes estarem sendo identificados como associados com síndromes genéticas, e segundo, pelo fato de que, atualmente, com os avanços no método de sequenciamento, que o tornou muito mais rápido e de menor custo, painéis de genes associados com síndromes genéticas são oferecidos para os pacientes, incluindo os genes para os quais escassas informações sobre a patogenicidade desse tipo de variante estão disponíveis. Muitos esforços estão sendo realizados pela comunidade científica para se definir o impacto dessas variantes na função da proteína e, consequentemente, aprimorar o aconselhamento genético para portadoras.

Bibliografia Consultada

SILVA FC et al. Hereditary breast and ovarian cancer: assessmentof point mutations and copy number variations in Brazilian patients. BMC Med Genet. 2014;15:55-60.

CAPUTO S et al. Description and analysis of genetic variants in French hereditary breast and ovarian cancer families recorded in the UMD BRCA1/BRCA2 databases. Nucleic Acids Res. 2012;40:D992-1002.

68 O que é câncer de mama triplo negativo? E como esse achado pode influenciar o prognóstico do paciente?

Maria Del Pilar Estevez Diz

O câncer de mama triplo negativo (CMTN) é definido pela ausência de receptores de estrogênio (RE), progresterona (RP) e HER2/neu (*human epidermal growth factor receptor 2*) nas células do tumor. Corresponde a 15-20% dos casos novos de câncer de mama. Sua importância na clínica se deve ao fato de estar associado à maior taxa de recidiva, com pico no terceiro ano após o diagnóstico, e raras recidivas após 8 anos, menor sobrevida após a recidiva e menor sobrevida livre de progressão e sobrevida global, quando comparado com os subtipos que são receptor hormonal positivo. Além disso, é observada maior frequência de metástases viscerais nos primeiros cinco anos, particularmente metástases pulmonares precoces e em sistema nervoso central, com relativamente menos metástases ósseas nesse grupo de pacientes. Está associado com maior frequência em jovens, afrodescendentes e portadores de mutações do gene *BRCA1*.

Na prática clínica, na maioria das vezes a ausência de expressão desses marcadores é definida pela imuno-histoquímica para os RE, RP e HER2, sendo que, em casos duvidosos, a ausência de expressão aumentada do HER2 pode ser confirmada por métodos de hibridização *in situ*. Frequentemente, os termos CMTN e subtipo *basal like* são utilizados como sinônimos. O tipo basal, em análises de *microarray* tecidual, prevê baixa expressão de RE, RP e HER2, associado a alta expressão do receptor de fator de crescimento epidérmico (*epidermal growth factor receptor* – EGFR), das citoqueratinas basais 5, 6 e 17 e do c-Kit. Com base nessa definição, há divergência entre o diagnóstico obtido pela imuno-histoquímica e molecular em cerca de 20% dos casos. Essa divergência pode explicar o comportamento distinto que podemos encontrar nos casos de CMTN.

Importante ressaltar a associação do CMTN ou *basal like* com portadores de mutações do *BRCA1*; estudos de imuno-histoquímica apontam para cerca de 80-90% dos tumores relacionados ao *BRCA1* como CMTN e não se observa essa associação com mutações do *BRCA2*. Particularmente nesse grupo de pacientes, com mutações do *BRCA*, os inibidores da PARP (poli-ADP-ribose polimerase) podem vir a desempenhar importante papel no tratamento.

Bibliografia Consultada

CAREY LA et al. Race, breast cancer subtypes, and survival in the Carolina Breast Cancer Study. JAMA. 2006;295:2492-502.

NIELSEN TO et al. Immunohistochemical and clinical characterization of the basal-like subtype of invasive breast carcinoma. Clin Cancer Res. 2004;10:5367-74.

TELLI ML et al. Asian ethnicity and breast cancer subtypes: a study from the California Cancer Registry. Breast Cancer Res Treat. 2011;127:471-8.

LIEDTKE C et al. Response to neoadjuvant therapy and long-term survival in patients with triple-negative breast cancer. J Clin Oncol. 2008;26:1275-81.

SOTIRIOU C et al. Breast cancer classification and prognosis based on gene expression profiles from a population-based study. Proc Natl Acad Sci U S A. 2003; 100:10393-8.

DENT R et al. Triple-negative breast cancer: clinical features and patterns of recurrence. Clin Cancer Res. 2007;13:4429-34.

LAKHANI SR et al. The pathology of familial breast cancer: predictive value of immunohistochemical markers estrogen receptor, progesterone receptor, HER-2, and p53 in patients with mutations in BRCA1 and BRCA2. J Clin Oncol. 2002;20:2310-18.

MORAN MS et al. Long-term outcomes and clinicopathologic differences of African-American versus white patients treated with breast conservation therapy for early-stage breast cancer. Cancer. 2008;113:2565-74.

FOULKES WD et al. Germline BRCA1 mutations and a basal epithelial phenotype in breast cancer. J Natl Cancer Inst. 2005;95:1482-85.

LAKHANI SR et al. Prediction of BRCA1 status in patients with breast cancer using estrogen receptorand basal phenotype. Clin Cancer Res. 2005;11:5175-80.

69 Quais são as indicações clínicas para se realizar a pesquisa de mutações no gene *CHEK2* na investigação de suscetibilidade genética ao câncer de mama?

Maria Del Pilar Estevez Diz

A proteína codificada pelo gene *CHEK2*, uma serina treonina quinase, é ativada em resposta a dano no DNA e interage com proteínas codificadas por genes que desempenham papel importante no câncer de mama, *BRCA1* e *TP53*. A transmissão da mutação é autossômica dominante, de penetrância moderada. As mutações mais comuns são: c1100delC, c444+1G>A (ou IVS2+1G>A) e I57T (c470T>C), e estão relacionadas a câncer de mama, próstata, cólon, tireoide e rim. O risco relativo de câncer de mama nesses indivíduos é de 2 a 4 vezes o da população geral, ou seja, de 25-37%. Em 70% dos casos, os tumores são receptor hormonal positivo e não estão associados com o fenótipo medular.

A mutação germinativa c.1100delC está associada a câncer de mama bilateral e câncer de mama masculino. Também foram descritas famílias homozigotas para essa mutação e, nessas famílias, as mulheres homozigotas apresentam risco de câncer de mama 6 vezes maior que as heterozigotas. Outra variante, pI157T, localizada no éxon 3 do gene, está associada a risco cerca de 1,5 vez menor para o câncer de mama.

Assim, a pesquisa de mutações no gene *CHEK2* está indicada em indivíduos com suspeita de câncer de mama hereditário e com ausência de mutações nos genes *BRCA1* e *2*, indivíduos com câncer de mama bilateral, parentes de pacientes com mutação conhecida do *CHEK2* e homens com história familiar de câncer de próstata.

Bibliografia Consultada

TUNG N, SILVER DP. Chek2 DNA damage response pathway and inherited breast cancer risk. J Clin Oncol. 2011;29:3813-5.

WU X et al. Characterization of tumor-associated Chk2 mutations. J Biol Chem. 2001;276(4):2971-4.

CYBULSKI C et al. Risk of breast cancer in women with a CHEK2 mutation with and without a family history of breast cancer. J Clin Oncol. 2011;29:3747-52.

APOSTOLOU P; FOSTIRA F. Hereditary breast cancer: the era of new susceptilibity genes. Biome Res Int. 2013;2013:747318.

NAROD SA. Testing for CHEK2 in the cancer genetics clinc: Ready for prime time? Clin Genet. 2010;78:1-7.

Câncer Hereditário

– Outros Tumores

70 Quais características clínicas são sugestivas de neoplasia endócrina do tipo 1 e qual exame molecular pode auxiliar no diagnóstico?

Rodrigo de Almeida Toledo

Delmar Muniz Lourenço Junior

A neoplasia endócrina múltipla tipo 1 (NEM1, OMIM #131100) é caracterizada principalmente pelo desenvolvimento de tumores endócrinos nas glândulas paratireoides, hipófise, ilhotas pancreáticas e células endócrinas do duodeno. A prevalência da NEM1 é estimada entre 1 e 10 casos por 100.000 habitantes. A NEM1 chama a atenção por sua complexidade clínica, acometendo tanto tecidos endócrinos quanto não endócrinos e apresentando tumores benignos assim como malignos. Até o momento, já foram caracterizadas neoplasias em mais de 20 diferentes tecidos associadas à NEM1.

A multiplicidade sindrômica ocorre tanto em relação ao grande número de diferentes tumores que ocorrem nos pacientes, assim como a manifestação de vários tumores primários (multicêntricos) em cada tecido comprometido. Por desenvolver um quadro de tumores geralmente benignos até a terceira década de vida, a NEM1 tende a ser considerada uma síndrome "benigna", entretanto, pacientes na 4ª-5ª décadas de vida apresentam aumento significativo da penetrância de tumores malignos, representados principalmente por tumores neuroendócrinos pancreáticos não funcionantes (NF-PETs) (50-100%); por gastrinomas duodenais (40-75%) e tumores neuroendócrinos tímicos (2-3%). Estudos em diversas coortes indicam que cerca de um terço dos pacientes vão a óbito em decorrência de morbidades relacionadas à NEM1.

A NEM1 é transmitida por um padrão de herança autossômica dominante causada por mutações germinativas no gene supressor tumoral *MEN1*. O diagnóstico da NEM1 pode ser: 1. clínico, quando se reconhece um paciente apresentando tumores em no mínimo duas das três glândulas endócrinas principais associadas à síndrome: paratireoide, hipófise e pâncreas/duodeno endócrino; 2. familial, quando se identifica um caso índice e parente(s) em primeiro grau que tenha desenvolvido pelo menos um dos tumores relacionados; ou 3. genético, quando se reconhece um indivíduo portador de mutação germinativa e inativadora do gene *MEN1*, independente do quadro clínico (assintomático ou não).

O gene *MEN1* está localizado no braço longo do cromossomo 11 (11q13), é formado por 10 éxons e codifica uma proteína nuclear de 610 aminoácidos (MENIN) com função supressora tumoral. Pacientes com diagnóstico suspeito de NEM1 ou com tumores endócrinos relacionados à síndrome diagnosticados em idade precoce devem ser encaminhados para serviços de aconselhamento genético.

Bibliografia Consultada

THAKKER RV, et al.Clinical practice guidelines for multiple endocrine neoplasia type 1 (MEN1). J Clin Endocrinol Metab. 2012; 97:2990-3011.

HOFF AO; HAUACHE OM; HOFF AO. Neoplasia endócrina múltipla tipo 1: diagnóstico clínico, laboratorial e molecular e tratamento das doenças associadas. Arq Bras End Metab. 2005;49:735-46.

TOLEDO RA; LOURENÇO DM Jr; TOLEDO SPA. Neoplasias Endócrinas Múltiplas. Tratado de Clínica Médica. São Paulo: Editora Manole, 2009. p. 388-404.

DOHERTY GM et al. Lethality of multiple endocrine neoplasia type I. World J Surg. 1998;22:581-6.

DEAN PG et al. Are patients with multiple endocrine neoplasia type 1 prone to premature death? World J Surg. 2000;24:1437-41.

GEERDINK EA; VAN DER LUIJT RB; LIPS CJ. Do patients with multiple endocrine neoplasia syndrome type 1 benefit from periodical screening? EJE. 2003;149:577-82.

GOUDET P et al. Risk factors and causes of death in MEN1 disease. A GTE (Groupe d'Etude des Tumeurs Endocrines) cohort study among 758 patients. World J Surg. 2010;34:249-55.

LEMMENS I et al. Identification of the multiple endocrine neoplasia type 1 (MEN1) gene. The European Consortium on MEN 1. Hum Mol Genet. 1997;6: 1177-83.

71 Qual a relação entre as mutações no gene *RET* e os fenótipos das neoplasias endócrinas múltiplas tipo 2?

Rodrigo de Almeida Toledo

Delmar Muniz Lourenço Junior

A neoplasia endócrina tipo 2 (NEM2) é uma endocrinopatia hereditária transmitida por um padrão de herança autossômica dominante, associada com o desenvolvimento de carcinoma medular de tireoide (CMT), feocromocitoma (FEO) e hiperparatireoidismo primário (HPT). Esses tumores secretam diversas substâncias hormonais e não hormonais e resultam da proliferação de células derivadas da crista neural: células C da tireoide, células cromafins da medula adrenal e células principais ou oxifílicas das paratireoides, respectivamente. Apesar de a prevalência da NEM2 na população ser baixa, o número de indivíduos afetados por família pode ser expressivo, uma vez que sua penetrância é praticamente completa (~ 100%). NEM2 está associada com mutações ativadoras no proto-oncogene *RET* em mais de 98% dos casos.

O proto-oncogene *RET* (gene ID: 5979, NCBI) foi mapeado na região cromossômica 10q11.2 e é composto por 60 quilobases, possui 21 éxons que codificam um receptor transmembrana do tipo tirosina quinase. A grande maioria das mutações identificadas no *RET* é pontual com alteração de um único nucleotídeo, que causa a troca de um aminoácido (*missense*). Ao redor de 95-98% dos casos com NEM2 possuem mutação *RET*, sendo 85% delas localizadas nos éxons 10 e 11; o restante das mutações é localizado nos éxons 13, 14, 15 e 16. Nos casos com NEM2/CMT familial sem mutação nos éxons *hot-spots*, é recomendado que a análise de mutação seja expandida para o gene inteiro, 21 éxons, iniciando-se com o éxon 8.

A tireoidectomia total preventiva tem-se mostrado bastante efetiva e atualmente é a melhor alternativa na prevenção e mesmo cura do

CMT, visto que o seguimento pós-cirúrgico por 5 anos ou mais tem revelado a ausência de doença em pacientes operados em baixas idades (< 5 anos). Desse modo, o diagnóstico molecular do *RET* tem papel fundamental na conduta clínica e no tratamento cirúrgico de pacientes com NEM2. A implementação desse diagnóstico tem promovido nítido aumento da sobrevida e melhora da qualidade de vida de pacientes com predisposição genética ao CMT/NEM2 diagnosticados e operados precocemente.

Há recomendação dos Consensos Internacionais sobre NEM2 que crianças portadoras de mutação germinativa *RET* sejam submetidas à tireoidectomia total preventiva. A boa tolerância das crianças portadoras de mutação *RET* à cirurgia, a ausência de resultados falso-positivos no diagnóstico molecular do *RET* e a eficiência da cirurgia em si em promover a cura e promover boa qualidade de vida foram pontos importantes para os consensos deliberarem sobre essas recomendações. Ao se documentar mutação *RET* em familiares sob risco com menos de 5 anos de idade, recomenda-se a realização pré-cirúrgica de dosagem de calcitonina, além de ultrassonografia cervical. A idade para a cirurgia é dependente do tipo de mutação *RET* identificada.

O último consenso sobre CMT e NEM2 redefiniu a classificação de risco de acordo com a gravidade e idade de início de CMT em: risco altíssimo (anteriormente, nível D da *American Thyroid Association – ATA*), que inclui os pacientes com diagnóstico de NEM2B e mutação no códon 918; risco elevado (anteriormente, nível C), que engloba os portadores de mutação no códon 634; e nível moderado, que incluiu os pacientes com mutações de risco moderado e baixo, previamente denominados com níveis B e A, respectivamente.

Os casos de altíssimo risco, com mutação no códon 918, deveriam ser submetidos à tireoidectomia total durante o primeiro ano de vida, preferencialmente nos primeiros meses e tão logo o diagnóstico seja estabelecido. A decisão pela realização de dissecção e esvaziamento de linfonodos cervicais, bem como a extensão desse procedimento, deveria ser baseada se glândulas paratireoides forem encontradas e previamente reimplantadas. Em crianças com NEM2B acima de 1 ano, pelo risco elevado de metástases, a dissecção e o esvaziamento cervical são aconselhados.

Os casos de muito alto risco, com mutação no códon 634, deveriam ser operados ao redor dos 5 anos ou entre 3 e 5 anos de idade se os níveis séricos de calcitonina estiverem elevados. A realização de dissecção do compartimento central é indicada se níveis de calcitonina sérica estiverem acima de 40pg/mL ou se houver linfonodos suspeitos à ultrassonografia.

Bibliografia Consultada

ENG C et al. The relationship between specific RET proto-oncogene mutations and disease phenotype in multiple endocrine neoplasia type 2. International RET mutation consortium analysis. JAMA. 1996;276:1575-9.

BRANDI ML et al. Guidelines for diagnosis and therapy of MEN type 1 and type 2. J Clin Endocrinol Metab. 2001;86:5658-71.

HOFF AO; HAUACHE OM. Neoplasia endócrina múltipla tipo 1: diagnóstico clínico, laboratorial e molecular e tratamento das doenças associadas. Arq Bras End Metab. 2005;49:735-46.

KLOOS RT et al. Medullary thyroid cancer: management guidelines ofthe American Thyroid Association. Thyroid. 2009;19:565-612.

WELLS SA Jr et al. Multiple endocrine neoplasia type 2 and familial medullary thyroid carcinoma: An Update. J Clin Endocrinol Metab. 2013;98:3149-64.

LONGUINI VC et al. Association between the p27 rs2066827 variant and tumor multiplicity in patients harboring MEN1 germline mutations. Eur J Endocrinol. 2014;171:335-42.

WELLS JR et al. Revised American Thyroid Association Guidelines for the Management of Medullary Thyroid Carcinoma. The American Thyroid Association Guidelines Task Force on Medullary Thyroid Carcinoma. Thyroid. 2015; 25(6):567-610.

72 Além dos genes *RET* e *MEN1*, quais outros genes podem ser pesquisados no caso das neoplasias endócrinas múltiplas?

Rodrigo de Almeida Toledo

Delmar Muniz Lourenço Junior

Mutações germinativas nos genes *MEN1* e *RET* são a causa de aproximadamente 85% e 98% dos casos com NEM1 e NEM2 familiais, respectivamente. Pacientes com fenótipo similar à NEM1, mas sem mutação no gene *MEN1*, foram investigados e mutações germinativas nos genes *p15*, *p18*, *p21* e principalmente no gene *p27* foram identificadas. Entretanto, esses casos são bastante raros e sugere-se que sejam feitas análises mais detalhadas do próprio gene *MEN1*, como estudo de grandes deleções não identificáveis por sequenciamento, antes do estudo de outros genes nesses casos. Até o momento, o único gene associado com a NEM2 e carcinoma medular da tireoide familial é o proto-oncogene *RET*.

Bibliografia Consultada

PELLEGATA NS et al. Germ-line mutations in p27Kip1 cause a multiple endocrine neoplasia syndrome in rats and humans. Proc Nat Ac Sci. 2006;103:15558-63.

AGARWAL SK; MATEO CM; MARX SJ. Rare germline mutations in cyclin-dependent kinase inhibitor genes in multiple endocrine neoplasia type 1 and related states. J Clin Endocrinol Metab. 2009;94:1826-34.

73 Como podem ser classificadas as síndromes de câncer colorretal hereditário e de que forma os genes atualmente reconhecidos podem auxiliar na identificação de pacientes de risco?

Benedito Mauro Rossi

Uma das áreas que mais tem-se desenvolvido no diagnóstico molecular dos tumores hereditários é a gastrintestinal, destacando-se as predisposições aos tumores colorretais. Podemos classificar as síndromes de predisposição hereditária ao câncer colorretal em dois grandes grupos: com e sem a presença de polipose cólica.

No grupo com a presença de polipose, temos ainda uma subclassificação: poliposes adenomatosas, hamartomatosas e serrilhadas. A polipose adenomatosa familiar (FAP) é a mais comum delas, representando pouco menos de 1% dos tumores colorretais, causada por mutações no gene *APC* e com herança autossômoca dominante. Há variações na correlação genótipo-fenótipo, podendo apresentar-se desde uma forma atenuada (menos de 100 pólipos no cólon) até uma forma mais agressiva (milhares de pólipos no cólon) e também manifestações extracólicas, tais como lesões do trato digestório alto (principalmente duodeno) e tumores desmoides (geralmente abdominais). Outra polipose adenomatosa familiar é causada por mutações no gene *MUTYH*, menos comum e com herança autossômica recessiva. Para ambas, há testes de predisposição disponíveis. A polipose serrilhada (pólipos serrilhados ou serreados) ainda não tem sua causa genética determinada e, por conseguinte, não há indicação de teste de predisposição. Existe ainda a polipose mista, que mescla pólipos adenomatosos com outras histologias, porém ainda sem diagnóstico molecular e, por isso, sem indicação de teste genético. Entre as poliposes hamartomatosas gastrintestinais, temos quatro principais síndromes. A síndrome de Peutz--Jeghers, causada por alterações no gene *STK11*, apresenta herança autossômica dominante e tem como importante característica uma pigmentação de melanina mucocutânea (em geral nos lábios). Além disso, apresenta risco aumentado para tumores extracólicos, tais como intestino delgado, estômago, pâncreas, ovário, endométrio e mama. A síndrome de Cowden, causada por mutações no gene *PTEN*, apresenta herança autossômica dominante, tem também risco aumentado para tumores extracólicos, principalmente câncer de mama, endométrio e tireoide. Existe sua sobreposição com a síndrome de Bannayan-Ruvalcaba-Riley, também causada por alterações no gene *PTEN*, com alterações do tipo macrocefalia, macrossomia e déficit intelectual. A polipose juvenil é causada principalmente por mutações no gene *SMAD4* (70-80%) ou no *BMPR1* (20-30%). Caracteriza-se clinicamente por múltiplos pólipos juvenis, principalmente em cólon e estômago. Mais da metade dos portadores pode desenvolver câncer gastrintestinal, provavelmente pela via hamartoma-adenoma-carcinoma. Alterações extraintestinais incluem agrupamentos digitais, doenças da tireoide, retardo mental e malformações cardíacas e arteriovenosas.

No grupo dos tumores colorretais hereditários sem polipose, a principal síndrome é a de Lynch, causada por deficiência no sistema de reparo MMR (*mismatch repair*). Apresenta herança autossômica dominante, sendo que o diagnóstico pode ser realizado pela imuno-histoquímica no tecido tumoral (perda de expressão proteica pode significar reparo deficiente), instabilidade de microssatélites (MSI – painel de 5 marcadores, se 2 ou mais estiverem alterados caracteriza-se MSI-*high*, com diagnóstico de reparo deficiente), ou investigação direta dos principais genes envolvidos (*hMLH1, hMSH2, hMSH6, PMS1, PMS2*). A identificação molecular (mutação em um gene específico) é a única técnica capaz de fazer o rastreamento de familiares portadores. Como as proteínas de reparo trabalham em dímeros, a análise da imuno-histoquímica deve ser feita com cuidado, pois a perda relacionada à mutação dos dois principais genes ocorre em dupla (*hMLH1* e *PMS2*, *hMSH2* e *hMSH6*). É importante ressaltar que, quando a alteração ocorre em *hMLH1* e a história familiar é pobre, a situação pode ser causada por metilação do gene (epigenético) e não por alteração germinativa. Além de câncer colorretal, a síndrome de Lynch pode incluir câncer de endométrio, intestino delgado, vias excretoras renais, estômago. Uma sobreposição ocorre entre a síndrome de Lynch e a síndrome de Muir-Torre, que tem o mesmo genótipo e fenótipo da síndrome de Lynch, porém a segunda apresenta adenomas/carcinomas sebáceos de pele. A síndrome X caracteriza-se por apresentar um fenótipo muito parecido com a síndrome de Lynch, contudo mais atenuado, e com sistema de reparo eficiente. Portanto, não são conhecidas as causas genéticas da síndrome X e os testes não se aplicam. A síndrome mama--cólon, que está associada a mutações no gene *CHEK2* (principalmente 1100delC), apresenta baixa penetrância, sendo descrita como causadora de predisposição ao câncer de mama e ao câncer de cólon. Deve-se ter em mente que portadores dessa síndrome também podem ter indicação de investigação de genes de reparo *MMR* e *BRCA*, pois existe sobreposição de fenótipos. A síndrome de Li-Fraumeni ocorre por mutações no gene *TP53* e apresenta herança autossômica dominante. Além da predisposição ao câncer colorretal, que não está entre os mais frequentes na síndrome, pode ocorrer uma série de outros tumores: sarcomas, mama, adrenal, cérebro, leucemias.

Bibliografia Consultada

CAMPOS FG; FIGUEIREDO MN; MARTINEZ CA. Colorectal cancer risk in hamartomatous polyposis syndromes. World J Gastrointest Surg. 2015;7(3): 25-32.

CARETHERS JM; STOFFEL EM. Lynch syndrome and Lynch syndrome mimics: the growing complex landscape of hereditary colon cancer. World J Gastroenterol. 2015;21(31):9253-61.

CYBULSKI C; NAZARALI S; NAROD SA. Multiple primary cancers as a guide to heritability. Int J Cancer. 2014;135(8):1756-63.

LEOZ ML et al. The genetic basis of familial adenomatous polyposis and its implications for clinical practice and risk management. Appl Clin Genet. 2015;8:95-107.

74 Como deve ser realizado o diagnóstico molecular de pacientes e familiares com predisposição genética ao câncer colorretal não poliposo?

Antônio Abílio Soares

Devido à heterogeneidade do espectro de mutações identificadas nos genes *MMR* (*MLH1, MSH2, MSH6 e PMS2*), a análise molecular de todas as mutações nesses genes constitui-se em um processo demorado, caro e muitas vezes sem sucesso. Todavia, em contraste com outras síndromes hereditárias de predisposição a câncer, existem testes relativamente de baixo custo capazes de identificar as famílias com grande probabilidade de segregarem mutações nos genes *MMR*. Trata-se da imuno-histoquímica (IHC) e da análise da instabilidade de microssatélites (MSI), ambos realizados no material da peça tumoral e no tecido normal em volta, como controle interno.

A imuno-histoquímica visa identificar, mediante o uso de anticorpos marcados, a presença de proteínas produzidas pelos genes *MMR*. A presença de coloração indica que há proteína e, consequentemente, o gene em questão está normal. A ausência de marcação na lâmina reflete a falta de expressão do gene responsável por produzir a proteína analisada. O passo seguinte seria o sequenciamento apenas desse gene e a detecção das mutações envolvidas. Normalmente, é o exame mais comumente realizado e muitas vezes é ele que identifica primeiramente os casos suspeitos.

A instabilidade de microssatélites é um marcador de câncer colorretal não poliposo, muito embora 15 a 20% dos tumores esporádicos também a apresente. É definida como a presença de alelos adicionais em um microssatélite ao ser comparado com DNA normal de um mesmo indivíduo. Trata-se, assim, de uma consequência do erro de reparo no DNA tumoral, causado pela função diminuída das proteínas

182

codificadas pelos genes *MMR*. Logo, a instabilidade não é a "causa" do câncer colorretal não poliposo, e sim um efeito passível de observação em cinco alelos marcadores padronizados para esse fim. A instabilidade pode ser classificada em alta (MSI-H), quando houver instabilidade em dois ou mais deles, baixa (MSI-L), com apenas um alelo alterado, e estável (MSS), quando não houver alelos alterados.

Com as novas tecnologias de análise genética cada vez mais disponíveis e acessíveis, torna-se mais fácil investigar vários genes em conjunto do que separadamente. Quando genes para uma mesma condição são analisados simultaneamente, sob a forma de painéis genômicos específicos para cada doença, a quantidade de informação disponível para análise aumenta sobremaneira e o papel de genes menos frequentes e de pouca penetrância pode ser elucidado. Painéis para câncer colorretal estão começando a surgir e seus resultados tornarão a genética clínica do câncer colorretal um campo inteiramente inovador.

Bibliografia Consultada

De JONG AE et al. The role of mismatch repair gene defects in the development of adenomas in patients with HNPCC. Gastroenterology. 2004;126:42-8.

BOLAND CR et al. A National Cancer Institute Workshop on microsatellite instability for cancer detection and familial predisposition development of international criteria for the determination of microsatellite instability in colorectal cancer. Cancer Res. 1998;58:5248-57.

75 Qual a importância da pesquisa de mutações no gene *RB1* para o prognóstico de pacientes com retinoblastoma?

Patrícia Ashton Prolla

O retinoblastoma é a neoplasia maligna ocular mais comum em crianças e geralmente é diagnosticado antes dos 5 anos de idade. Há duas formas de retinoblastoma: a hereditária (menos comum) e a não hereditária ou esporádica. Na forma hereditária, o retinoblastoma é causado predominantemente por uma mutação germinativa (herdada) em uma das duas cópias do gene *RB1* e uma mutação que ocorre após o nascimento na própria retina (não herdada). Na forma não hereditária, geralmente há mutação ou perda das duas cópias do gene *RB1* na retina, não sendo nenhuma das duas alterações herdada.

Pessoas com a forma hereditária da doença frequentemente têm doença multifocal e/ou bilateral e o diagnóstico antes dos 24 meses de vida, em média 12-15 meses. Além desses fatores de pior prognóstico ao diagnóstico (multifocalidade, bilateralidade, início precoce), pessoas com retinoblastoma apresentam também risco aumentado para desenvolver neoplasias extraoculares ao longo da vida. Esses incluem pinealoblastomas e tumores neuroectodérmicos primitivos (PNET), osteossarcomas, sarcomas de tecidos moles (predominantemente leiomiossarcomas e rabdomiossarcomas) ou melanomas. Esses tumores geralmente ocorrem na adolescência ou em adultos jovens portadores de mutações germinativas. O risco de ocorrência de tumores extraoculares é aumentado em mais de 50% em portadores de mutação germinativa que foram tratados com radioterapia. No entanto, mesmo sobreviventes de retinoblastoma não tratados com radioterapia têm risco cumulativo vital aumentado de desenvolver outros tipos de câncer.

Por fim, todo indivíduo com mutação germinativa tem risco de 50% de transmitir essa alteração para a prole; da mesma forma, familiares de primeiro grau (pais, irmãos e irmãs) podem ser igualmente portadores, sendo recomendado aconselhamento genético nessas situações.

Assim, a pesquisa de mutações germinativas no gene *RB1* é importante para confirmar a hipótese clínica de retinoblastoma hereditário e, em caso da identificação de mutação, para instrumentar o processo de aconselhamento genético e o manejo em relação ao risco de tumores extraoculares.

Bibliografia Consultada

LOHMANN DR; GALLIE BL. Retinoblastoma. In: Gene Reviews. Disponível em: http://www.ncbi.nlm.nih.gov/books/NBK1452/

BENAVENTE CA; DYER MA. Genetics and epigenetics of human retinoblastoma. Annu Rev Pathol. 2015;10:547-62.

RODRIGUEZ-GALINDO C; ORBACH DB; VANDERVEEN D. Retinoblastoma. Pediatr Clin North Am. 2015;62:201-23.

76 Como o diagnóstico molecular pode auxiliar pacientes e famílias com a doença de von Hippel-Lindau?

Antônio Abílio Soares

Quando um diagnóstico de doença de von Hippel-Lindau (VHL), uma síndrome caracterizada pela presença de quistos e neoplasias múltiplas, for aventado em bases clínicas, ele deve ser confirmado mediante diagnóstico molecular sempre que possível. A análise de mutações reveste-se de maior importância para identificar a doença em casos isolados depois do primeiro tumor ou naqueles com apresentações atípicas. Por exemplo, uma mutação germinativa do gene *VHL* pode ser detectada em até 4% dos hemangioblastomas cerebelares sem nenhuma outra evidência de acometimento e em até 40% dos pacientes com feocromocitoma familial aparentemente isolado.

A ausência de história familiar de tumores nos parentes não invalida a necessidade da investigação genética. A penetrância dos vários tumores que fazem parte do quadro clínico da doença varia com a idade e o probando pode ser o primeiro caso na família. Trata-se de uma doença multissistêmica, com expressividade variável, acometendo vários órgãos e de formas diferentes dentro de uma mesma família. Assim, o diagnóstico molecular deve ser oferecido a todos os familiares do caso-índice que, após análise do heredograma, sejam identificados como de risco aumentado. A identificação de todos os pacientes com VHL e seus parentes sob risco para incluí-los em programas personalizados de seguimento é o fator mais importante na melhora do prognóstico para as famílias afetadas.

Antes do diagnóstico molecular, todos os familiares assintomáticos identificados no heredograma durante o aconselhamento genético eram submetidos aos protocolos de rastreamento tumoral, pois não havia forma de se saber se eram portadores de mutações no gene *VHL*, a menos que viessem a desenvolver alguma alteração. A possibilidade de diagnóstico molecular da doença permite a identificação precisa dos indivíduos sob risco, permitindo elaborar estratégias de rastreamento diferenciadas conforme a mutação encontrada na família. Por outro lado, ao descartar a presença de mutações, afasta o diagnóstico, tranquiliza o paciente e evita exames de rastreamento desnecessários.

Bibliografia Consultada

HES FJ, et al. Cryptic Von Hippel-Lindau disease germline mutations in patients with hemangioblastoma only. J Med Genet. 2000;37:939-43.

WOODWARD ER et al. Genetic Predisposition to Phaeochromocytoma: analysis of candidate genes GDNF, RET and VHL. Hum Mol Genet. 1997; 6:1051-6.

MAHER ER et al. Clinical features and Natural History of von Hippel-Lindau disease. Q J Med. 1990;77(2):1151-6.

77 O que é síndrome de Li-Fraumeni e qual a importância do diagnóstico molecular para pacientes e familiares em risco?

Maria Isabel Achatz

Karina Miranda Santiago

A síndrome de Li-Fraumeni (LFS) é uma síndrome de predisposição hereditária, autossômica dominante e relacionada a mutações germinativas no gene *TP53*. É caracterizada pelo alto risco de desenvolvimento de um grande espectro de tumores em idade precoce e/ou de múltiplos tumores primários. Portadores apresentam risco de 90% ao longo da vida para o desenvolvimento de pelo menos um câncer. Apesar de ser considerada rara no mundo, foi verificada prevalência dessa síndrome em 0,3% da população nas Regiões Sul e Sudeste do Brasil, devido à mutação fundadora no gene *TP53* (p.R337H). Por apresentar penetrância menor, o risco para o desenvolvimento de câncer ao longo da vida em portadores da mutação p.R337H é de 60%.

Os tumores mais frequentemente encontrados na LFS são o câncer de mama em mulheres jovens, sarcomas de partes moles e ósseos, tumores do sistema nervoso central e tumores adrenocorticais. Outros tumores foram associados à LFS, incluindo leucemia, câncer gástrico, câncer colorretal, câncer de pulmão, linfoma, entre outros.

Os critérios diagnósticos clássicos da LFS são sarcoma na infância ou em idade jovem (< 45 anos) e parente de primeiro grau com qualquer câncer em idade jovem (< 45 anos) e parente de primeiro ou segundo grau que tenha o diagnóstico de câncer em idade jovem (< 45 anos) ou sarcoma em qualquer idade. Mutações germinativas no gene *TP53* são detectadas em até 70% das famílias que preenchem tais critérios. Famílias que apresentam características muito semelhantes à síndrome, entretanto, não preenchem todos os critérios necessários para caracterizarem a LFS, sendo denominadas Li-Fraumeni-*like* (LFL). No entanto, por utilizar critérios mais amplos, a detecção de mutações ocorre em até 70% das famílias LFL. Atualmente, o critério de Chompret modificado apresenta maior sensibilidade. Como nem todas as famílias têm mutações detectáveis, outros genes já foram investigados na LFS/LFL como o gene *CHEK2*, no entanto não foram caracterizadas mutações que pudessem ser responsáveis pela síndrome. Mais recentemente, estudos de sequenciamento de nova geração não foram capazes de identificar novos genes relacionados à síndrome. Assim, o gene *TP53* continua sendo o único gene diretamente relacionado à síndrome.

Bibliografia Consultada

LI FP; FRAUMENI JF Jr. Soft-tissue sarcomas, breast cancer, and other neoplasms. A familial syndrome? Ann Intern Med. 1969;71:747-52.

NAGY R; SWEET K; ENG C. Highly penetrant hereditary cancer syndromes. Oncogene. 2004;23:6445-70.

ACHATZ MI et al. The TP53 mutation, R337H, is associated with Li-Fraumeni and Li-Fraumeni-like syndromes in Brazilian families. Cancer Lett. 2007; 245:96-102.

ACHATZ MI; HAINAUT P; ASHTON-PROLLA P. Highly prevalent TP53 mutation predisposing to many cancers in the Brazilian population: a case for newborn screening? Lancet Oncol. 2009;10:920-5.

GARRITANO S et al. Detailed haplotype analysis at the TP53 locus in p. R337H mutation carriers in the population of Southern Brazil: evidence for a founder effect. Hum Mutat. 2010;31:143-50.

MALKIN D et al. Germline p53 mutations in a familial syndrome of breast cancer, sarcomas, and other neoplasms. Science. 1009;250:1233-8.

PALMERO EI et al. Tumor protein 53 mutations and inherited cancer: beyond Li-Fraumeni syndrome. Curr Opin Oncol. 2010;22:64-9.

BOUGEARD G et al. Molecular basis of the Li-Fraumeni syndrome: an update from the French LFS families. J Med Genet. 2008;45:535-8.

TINAT J et al. 2009 version of the Chompret criteria for Li Fraumeni syndrome. J Clin Oncol. 2009;27:108-9.

78 Quais genes podem ser atualmente pesquisados para o diagnóstico de melanoma familial?

Bernardo Garicochea

Melanoma familial responde por cerca de 10% de todos os casos de melanoma. As características desses pacientes são: a) idade muito precoce para o diagnóstico de melanoma; b) mais de um familiar com o diagnóstico de melanoma; e c) diagnóstico de mais de um melanoma em um mesmo paciente. Cerca de metade dos casos com melanoma familial apresentam mutação em um gene regulador do ciclo celular: *CDKN2A* (*p16INK4a*). Duas mutações muito raras já foram descritas em *p14ARF*, que é uma variante produzida pelo mesmo gene *CDKN2A*, em algumas famílias com melanoma familial, tendo em comum o fato de que também se associam a bloqueio do ciclo celular. A probabilidade de se encontrar mutações nesses genes aumenta especialmente na síndrome FAMMM (*síndrome de melanoma e de nevos atípicos múltiplos familiares*). As duas isoformas de *CDKN2A*(p16INK4a e p14ARF) ligam-se a duas quinases dependentes de ciclinas (CDK4 e CDK6) e inibem a capacidade dessas de fosforilar uma proteína regulatória fundamental no ciclo celular, chamada de RB (proteína do retinoblastoma). *RB* atua como um gene supressor de tumor na fase G1 do ciclo celular. Sua função é reprimir o avanço da divisão celular por meio da formação de um complexo inibitório de proteínas no *checkpoint* entre G1 e S. Quando uma célula necessita entrar em divisão, RB tem sua função modulada por meio de fosforilação por CDK4 e CDK6. Quando p16INK4a e p14ARF estão inativadas, os inibidores de RB estarão ativados permanentemente e, com isso, as células afetadas encontram-se em permanente estado de ativação.

Genes associados a vias de síntese de melanina, incluindo *MC1R* e *M1TF*, têm sido recentemente implicados na melanogênese. As variantes de *MC1R* aumentam o risco de melanoma secundário à exposição à luz ultravioleta, tanto pela incapacidade dos melanócitos produzirem uma proteína fotoprotetora, a eumelanina, como pelo acúmulo de feomelanina. Mutações em *M1TF* estão associadas à transcrição de diversos fatores associados à melanogênese por bloqueio de SUMOilação.

Recentemente pouco mais de uma dezena de famílias portadoras de melanoma uveal teve essa condição associada à mutação germinativa do gene supressor de tumor *BAP1*. Esse gene codifica uma proteína que atua como co-ativadora da BRCA1, formando um complexo crucial para o controle da progressão do ciclo celular. *BAP1* genuinamente está associado a uma síndrome de predisposição a câncer em que o melanoma ocular parece ser a manifestação mais comum, já que, nas famílias em que esses tumores ocorrem, ambas as cópias do gene se encontravam comprometidas. Em melanoma uveal, a perda de função de BAP1 gera um fenótipo muito agressivo, com frequência elevada de doença metastática. Famílias com mutação em *BAP1* têm esse mesmo fenótipo, ou seja, melanomas uveais, com alta taxa de metastatização e presença associada de melanomas cutâneos, além de outras neoplasias cutâneas ou não, uma condição conhecida pelo acrônimo de síndrome COMMON (*cutaneous/occular melanoma, atypical melanocytic proliferation and other internal neoplasms*). Entre os tumores encontrados nas famílias com melanoma ocular e mutação germinativa de *BAP1*, encontram-se mesotelioma, adenocarcinoma de pulmão, adenocarcinoma renal, adenocarcinoma de bexiga e meningioma. Curiosamente, em diversas dessas famílias foi descrita a presença de lesões epitelioides muito similares a nevo de Spitz.

Mutações somáticas nos genes *GNAQ* e *GNA11* recentemente observadas, respectivamente, em 45% e 32% dos pacientes com melanoma uveal e em 55% e 7% dos pacientes com nevos azuis, não foram descritas em famílias com esses tipos de neoplasias e, portanto, parecem não se relacionar a síndromes hereditárias.

Testes comerciais para mutações nos genes *GNAQ* e *GNA11* são hoje disponíveis para indivíduos suspeitos de melanoma familial, mas a maioria dos casos dessa síndrome não se relaciona a esses dois genes. Melanomas cutâneos mais frequentemente são componentes de outras síndromes hereditárias, com presença mais comum do que a esperada na população geral. São exemplos as síndromes de Li-Fraumeni, de Lynch, de Cowden, Werner e o retinoblastoma hereditário.

Como essas síndromes envolvem outros tipos de cancer, muitos deles comuns na população, uma estratégia de investigação mais apropriada em indivíduos jovens com diagnóstico de melanoma ou com múltiplos casos de melanoma na família ou no próprio paciente é, presentemente, a análise de painéis de genes capazes de identificar mutações não somente nos genes de mais forte suscetibilidade (especialmente *CDKN2A*), mas também nos genes associados a síndromes correlatas, como as descritas acima.

Bibliografia Consultada

DEY A et al. Loss of the tumor suppressor BAP1 causes myeloid transformation. Science. 2012;337(6101):1541-6.

ABDEL-RAHMAN MH et al. Germline BAP1 mutation predisposes to uveal melanoma, lung adenocarcinoma, meningioma, and other cancers. J Med Genet. 2011;48(12):856-9.

WIESNER T et al. Germline mutations in BAP1 predispose to melanocytic tumors. Nat Genet. 2011;43(10):1018-21.

COOPER C; SORRELL J; GERAMI P. Update in molecular diagnostics in melanocytic neoplasms. Adv Anat Pathol. 2012;19(6):410-6.

YOKOYAMA S et al. A novel recurrent mutation in MITF predisposes to familial and sporadic melanoma. Nature. 2011;480(7375):99-103.

TSAO H et al. Melanoma: from mutations to medicine. Genes & Development. 2012;26(11):1131-55.

79 O que é xeroderma pigmentoso e como devem ser conduzidos o diagnóstico molecular e o aconselhamento genético dessa condição?

Maria Isabel Achatz
Karina Miranda Santiago

A síndrome do xeroderma pigmentoso (XP) é uma doença hereditária rara que afeta um a cada 1.000.000 indivíduos nos Estados Unidos da América e Europa. A síndrome apresenta herança autossômica recessiva e é causada por mutações em sete genes que codificam proteínas envolvidas no sistema de reparo por excisão de nucleotídeos. Uma versão variante ocorre devido a mutações no gene que codifica uma polimerase envolvida na via de síntese translesão. O XP resulta da falha de atuação do sistema de reparo do DNA, levando à incapacidade de corrigir lesões no DNA induzidas principalmente por radiação ultravioleta. Lesões não corrigidas predispõem os portadores a risco maior em desenvolver lesões distróficas e neoplásicas, principalmente no tecido tegumentar e na conjuntiva ocular.

O aconselhamento genético permite a identificação de indivíduos e familiares em risco pela observação dos critérios diagnósticos e viabiliza a confirmação diagnóstica pelo teste genético. O diagnóstico molecular é obtido pelo sequenciamento dos genes *XPA*, *ERCC3* (*XPB*), *XPC*, *ERCC2* (*XPD*), *DDB2* (*XPE*), *ERCC4* (*XPF*), *ERCC5* (*XPG*) e *POLH* (*XPV* – variante), buscando identificar a mutação patogênica germinativa. Independente da realização do teste genético, o aconselhamento genético atuará na orientação do seguimento e manejo desses pacientes.

Os critérios para o diagnóstico clínico da síndrome do XP incluem:

- Hipersensibilidade cutânea e fotofobia diante de mínima exposição à luz solar, < 2 anos.

- Efélides em regiões exposto à luz solar, < 2 anos.
- Hiperpigmentação, hipopigmentação, atrofia e teleangiectasia.
- Lesões cutâneas pré-malignas e malignas.
- Consanguinidade entre pais e histórico de XP na família.

A exposição solar deve ser evitada, bem como o tratamento com radioterapia. O acompanhamento dermatológico periódico deve ser realizado a cada três meses, para a remoção das lesões pré-neoplásicas e tumores. O acompanhamento oftalmológico periódico deverá ser realizado a cada três meses. O acompanhamento audiológico e com o médico geneticista deverá ser anual. Na infância, avaliação neurológica anual deve ser realizada caso a avaliação de base não acuse alteração. A suplementação por via oral de vitamina D deverá ser realizada se os níveis séricos estiverem abaixo do valor normal.

Bibliografia Consultada

KRAEMER KH; DIGIOVANNA JJ. Xeroderma Pigmentosum. In: PAGON RA et al. (eds). GeneReviews®. Seattle, 2003. [Updated 2014 Feb 13]. Disponível em: http://www.ncbi.nlm.nih.gov/books/NBK1397/.

CLEAVER JE et al. A summary of mutations in the UV-sensitive disorders: xeroderma pigmentosum, cockayne syndrome, and trichothiodystrophy. Hum Mutat. 1999;14:9-22.

RIVERA-BEGEMAN A et al. A novel XPC pathogenic variant detected in archival material from a patient diagnosed with Xeroderma Pigmentosum: a case report and review of the genetic variants reported in XPC. DNA Repair (Amst). 2007;6:100-14.

CLEAVER JE; LAM ET; REVET I. Disorders of nucleotide excision repair: the genetic and molecular basis of heterogeneity. Nat Rev Genet. 2009;10:756-68.

SCHUBERT S et al. Clinical utility gene card for: xeroderma pigmentosum. Eur J Hum Genet. 2014;22(7).

80 A mutação germinativa do gene *CDH1* predispõe a quais tipos de câncer hereditário?

Marcia Marçal

O gene *CDH1* codifica a proteína E-caderina, que está envolvida nos processos de adesão, comunicação, maturação e motilidade celular. Além disso, a E-caderina atua como uma proteína supressora de tumor e a redução de sua expressão está envolvida com a progressão de alguns tipos de câncer, principalmente adenocarcinomas gástricos. Uma série de mutações germinativas no gene *CDH1* foram identificadas em famílias com histórico de câncer gástrico difuso hereditário. Indivíduos com essa mutação têm aproximadamente 80% de risco de desenvolver câncer gástrico durante sua vida. Adicionalmente, foi demonstrado que mulheres cujas famílias apresentam histórico de câncer gástrico e possuem mutações no gene *CDH1* têm também risco aumentado de desenvolver câncer de mama lobular. A associação entre o desenvolvimento de carcinoma lobular invasivo e a presença de mutações no gene *CDH1* também já foi observada quando não há histórico familiar de tumores gástricos, mas sim quando há casos pessoais ou familiares de carcinoma lobular invasivo em idade precoce.

Bibliografia Consultada

PHAROAH PD; GUILFORD P; CALDAS C. Incidence of gastric cancer and breast cancer in CDH1 (E-cadherin) mutation carriers from hereditary diffuse gastric cancer families. Gastroenterology. 2001;121:1348-53.

DOSSUS L; BENUSIGLIO PR. Lobular breast cancer: incidence and genetic and non-genetic risk factors. Breast Cancer Res. 2015;17:37.

81 Como deve ser realizada a avaliação de risco e aconselhamento genético de pacientes com suspeita de câncer gástrico difuso hereditário?

Antônio Abílio Soares

O câncer gástrico difuso hereditário (HDGC, na sigla em inglês) é uma condição genética autossômica dominante causada principalmente por mutações no gene da E-caderina, o *CDH1*. Estima-se que 40% das famílias HDGC (leia-se em populações com baixa incidência de câncer gástrico e com dois ou mais membros afetados, sendo um deles abaixo de 50 anos e da forma difusa) tenham mutações nesse gene, com penetrância de 70%, tornando imprescindível a documentação de mutações germinativas em *CDH1* para se fechar o diagnóstico de HDGC em um paciente ou família.

A análise molecular deve ser precedida por aconselhamento genético, onde se discutam as implicações dos possíveis resultados, visando aos manejos clínico e cirúrgico. Por outro lado, mulheres com mutações em *CDH1* têm risco de 40% de desenvolver carcinoma lobular de mama, demandando rastreamento específico com ressonância magnética nuclear a partir dos 35 anos de idade. Indivíduos com câncer gástrico difuso (CGD) antes dos 40 anos de idade devem ser testados mesmo na ausência de história familiar, assim como famílias onde haja CGD e carcinoma lobular de mama.

Os outros 60% das famílias permanecem inexplicados. Apesar dos esforços em identificar novos genes candidatos e mecanismos moleculares desconhecidos subjacentes às famílias sem mutações em *CDH1*, muito pouco resultado foi obtido. HDGC não é uma doença frequente e a indisponibilidade de famílias *CDH1* negativas em número e estrutura familiar adequados para estudos de ligação dificulta bastante essa tarefa. Certos genes supressores tumorais frequentemente inativados nas formas esporádicas de câncer gástrico (como *RUNX3*, *SMAD4*, *Caspase 10* e *HPP1*) já foram aventados e posteriormente descartados. Como todos os cânceres gástricos difusos, com ou sem mutações germinativas de *CDH1*, apresentam a mesma falta de expressão de E-caderina, propõe-se que alterações não identificadas no lócus do gene *CDH1*, como metilação da região promotora ou grandes rearranjos, inserções ou deleções, possam ser responsáveis.

Bibliografia Consultada

KAURAH P et al. Founder and recurrent CDH1 mutations in families with hereditary diffuse gastric cancer. JAMA. 2007;297:2360-72.

KELLER G et al. Diffuse type gastric cancer and lobular breast carcinoma in a familial gastric cancer patient with an E-cadherin germline mutation Am J Pathol. 1999;155:337-42.

OLIVEIRA C et al. Germline CDH1 deletions in hereditary diffuse gastric cancer families. Hum Mol Genet. 2009;18:1545-55.

82 Quais genes são atualmente reconhecidos como associados ao câncer de pâncreas familial?

Patrícia Ashton Prolla

Câncer de pâncreas é um tumor relativamente raro que acomete cerca de 1 a cada 70 (1,5%) pessoas da população geral. A forma mais comum de câncer de pâncreas (~ 90%) é o adenocarcinoma ductal pancreático (ADP). Estima-se que 5-10% de todos os casos de ADP sejam causados predominantemente por uma mutação germinativa (herdada) de alta penetrância em um gene de predisposição ao câncer. Os genes reconhecidamente associados a alto risco de câncer de pâncreas em sua forma hereditária (frequentemente associados a diagnóstico precoce, múltiplos casos de câncer de pâncreas e/ou outros tumores sólidos na família, presença de indivíduos com múltiplos tumores primários, incluindo ADP) são: *PRSS1* (associado à pancreatite hereditária), *STK11* e *ATM* (associados polipose colônica e outros tumores nas síndromes de Peutz-Jeghers e polipose adenomatosa familiar, respectivamente), genes do sistema de reparo de mau pareamento do DNA (MMR, associados a câncer colorretal não polipomatoso e outros tumores extracolônicos); *BRCA2* (associado a câncer de mama e ovário, além de outros tumores), *CDKN2A* (associado a melanoma) ou os genes e reparo do DNA (por exemplo, *ATM* e *PALB2*).

Bibliografia Consultada

RUSTGI AK. Familial pancreatic cancer: genetic advances. Genes Dev. 2014;28:1-7.

FRUCHT H; LUCAS AL. Pancreatic ductal adenocarcinoma: risk factors, screening, and early detection. World J Gastroenterol. 2014;20:11182-98.

AXILBUND JE; WILEY EA. Genetic testing by cancer site: pancreas. Cancer J. 2012;18:350-4.

83 Quais genes podem ser pesquisados para detecção de predisposição genética ao câncer renal?

Deborah Azzi Nogueira

Genes já associados com a ocorrência de cânceres renais, do tipo hereditário ou esporádico, podem ser pesquisados para a detecção da predisposição genética a essa doença. O tipo mais comum de câncer renal, o carcinoma de rim, está associado principalmente com mutações no gene supressor de tumor *VHL* (cromossomo humano 3p26). Mutações germinativas nesse gene causam a síndrome de von Hippel-Lindau. A proteína codificada por esse gene está envolvida em respostas celulares a situações de hipóxia, como angiogênese, migração celular e metabolismo. A síndrome de leiomiomatose e câncer renal hereditária está associada a mutações no gene supressor de tumor *FH* (cromossomo humano 1q42.1) e no proto-oncogene *MET* (cromossomo humano 7q34). A associação desses genes com cânceres renais esporádicos ainda é desconhecida. A proteína fumarato hidratase, codificada por *FH*, age no metabolismo aeróbio, e mutações nesse gene podem levar também a alterações em vias associadas a hipóxia e angiogênese. Mutações no proto-oncogene *MET* levam à ativação constitutiva do receptor de fator de crescimento de hepatócito e, consequentemente, à proliferação celular desregulada. O carcinoma renal de células cromófobas já foi associado com mutações nos genes *PTEN* (cromossomo humano 10q23), *TP53* (cromossomo humano 17p13) e *FLCN* (cromossomo humano 17p11.2). Mutações no *FLCN* são associadas também com a síndrome de Birt-Hogg-Dubé, na qual ocorrem diversos tipos de cânceres renais. A foliculina, proteína codificada pelo *FLCN*, interage com a via de sinalização do mTORC1, que vem tornando-seo centro das atenções em pesquisas de oncologia. Pacientes com hemoglobinopatias, especificamente por mutações no gene *SNF5/INI-1*, também apresentam maior predisposição para o desenvolvimento de câncer renal de tipos mais raros. A associação conhecida entre esses genes e a ocorrência de câncer renal faz com que esses sejam alvos interessantes para pesquisas de predisposição genética. É importante enfatizar que novas pesquisas devem associar outros genes ao câncer renal. Dessa forma, espera-se que o estudo da predisposição genética deva evoluir nos próximos anos.

Bibliografia Consultada

LINEHAN WM; SRINIVASAN R; SCHMIDT LS. The genetic basis of kidney cancer: a metabolic disease. Nat Rev Urol. 2010;7(5):277-85.

MICKLEY A et al. Molecular and immunologic markers of kidney cancer-potential applications in predictive, preventive and personalized medicine. EPMA J. 2015;6:20.

MOCH H et al. Oncotargets in different renal cancer subtypes. Curr Drug Targets. 2015;16(2):125-35.

FREW IJ; MOCH H. A clearer view of the molecular complexity of clear cell renal cell carcinoma. Annu Rev Pathol. 2015;10:263-89.

84 Quais genes estão associados à suscetibilidade ao câncer de próstata?

Deborah Azzi Nogueira

Estudos mostram que o câncer de próstata tem alta predisposição genética. Mutações em diversos genes já foram relacionadas ao desenvolvimento desse tipo de câncer e espera-se que, com o avanço das pesquisas, mais mutações sejam encontradas. Os principais genes associados à suscetibilidade ao câncer de próstata são *BRCA1* (17q21), *BRCA2* (13q12.3), *MLH1* (3p21.3), *MSH2* (2p21), *MSH6* (2p16), *PMS2* (7p22.2) e *HOXB13* (17q21.2). Mutações nos genes *BRCA1* e *BRCA2* são associadas a outros tipos de cânceres, especialmente de mama. As proteínas codificadas por esses genes agem como supressoras de tumor, através do reparo de DNA. Proteínas codificadas pelos genes *MLH1*, *MSH2*, *MSH6* e *PMS2* também estão envolvidas no reparo de material genético, especialmente em alterações por pareamento errado. Esses genes são conhecidos, portanto, como genes *MMR* (do inglês, *mismatch repair*). A proteína codificada pelo gene *HOXB13* está envolvida no desenvolvimento da próstata e também está associada ao desenvolvimento de tumores nesse órgão. Outras alterações genéticas menos conhecidas têm também sido relacionadas com o câncer de próstata. Foi reportado que a presença de determinados SNPs (substituições de um nucleotídeo, do inglês *single nucleotide polimorphism*) em várias regiões genômicas, que codificam ou não proteínas, pode aumentar o risco de desenvolvimento de câncer de próstata. Outros genes, que apresentam variação no número de cópias de indivíduo para indivíduo (fenômeno conhecido como CNV, do inglês *copy number variation*), foram também associados à predisposição para esse câncer. Entre esses genes, está o *CHEK2*, envolvido na regulação do ciclo celular e consequente controle da proliferação de células e genes *UGT*, envolvidos no metabolismo de esteroides, além de CNVs em regiões não codificantes. Esses

VII. TUMORES SÓLIDOS

genes têm atualmente diferentes importâncias na prática clínica, de acordo com seu efeito e com o entendimento do seu envolvimento com o câncer de próstata. Avanços tecnológicos em diagnósticos moleculares deverão aumentar o espaço de importância desses genes na pesquisa de predisposição de câncer de próstata.

Bibliografia Consultada

DEMICHELIS F; STANFORD JL. Genetic predisposition to prostate cancer: Update and future perspectives. Urol Oncol. 2014;33(2):1-10.

PDQ CANCER GENETICS EDITORIAL BOARD. Genetics of Prostate Cancer (PDQ®): Health Professional Version. PDQ Cancer Information Summaries. Disponível em: http://www.cancer.gov/types/prostate/hp/prostate-genetics-pdq. Acessado em outubro 2015.

ALANEE SR et al. Clinical features and management of BRCA1 and BRCA2--associated prostate cancer. Front Biosci (Elite Ed). 2014;6:15-30.

85 Mutações no gene *APC* podem estar associadas ao desenvolvimento de quais tumores?

Deborah Azzi Nogueira

O gene *APC* (do inglês *adenomatous polyposis coli*, localizado em 5q21-22) contém informações para a produção da proteína APC, que atua em diferentes processos celulares. APC age como uma proteína supressora de tumor, controlando a frequência de divisão da célula, o número correto de cromossomos após uma divisão celular, a adesão entre células vizinhas e a migração de células. Portanto, não é surpreendente que mutações no gene *APC* que levem a modificações na estrutura e/ou função da proteína APC estejam associadas ao desenvolvimento de tumores. Já foram associados a mutações nesse gene tumores desmoides, tumores intestinais, estomacais e meduloblastona. Tumores desmoides são formados a partir de tecido conjuntivo e mutações no gene *APC* podem causar seu desenvolvimento no abdome e, mais raramente, em outras partes do corpo. Tumores desmoides podem ocorrer de forma esporádica, no entanto, em muitos casos, ocorrem em pacientes com polipose adenomatosa familiar, uma doença genética causada por mutações nesse mesmo gene. Pacientes com polipose adenomatosa familiar desenvolvem, além de tumores desmoides, inúmeros pólipos intestinais que, se não tratados, evoluem para câncer colorretal. Mais de 700 mutações no gene *APC* já foram associadas com a polipose adenomatosa familiar e a maioria delas leva à produção de uma versão da proteína APC encurtada e não funcional. O gene *APC* mutado pode causar ainda a síndrome de Turcot, a síndrome de Gardner e polipose adenomatosa familiar atenuada. Pacientes com síndrome de Turcot apresentam o desenvolvimento de câncer colorretal, assim como pacientes com polipose adenomatosa familiar, porém em associação com meduloblastomas. Pacientes com síndrome de Gardner apresentam, além de polipose, osteomas e tumores em tecidos moles. Pacientes como polipose adenomatosa familiar atenuada apresentam menor número de pólipos, localizados na porção proximal do intestino e associados ao risco de desenvolvimento de câncer de cólon. Em certas populações, mutações no gene *APC* foram associadas ao desenvolvimento de câncer de cólon. Além disso, mutações somáticas nesse gene já foram relacionadas ao desenvolvimento de tumores de estômago.

Bibliografia Consultada

CHURCH J et al. Desmoids and genotype in familial adenomatous polyposis. Dis Colon Rectum. 2015;58(4):444-8.

LUI C et al. APC functions at the centrosome to stimulate microtubule growth. Int J Biochem Cell Biol. 2015;7:S1357-2725(15)30054-6.

SÜMER-TURANLIGIL NC; CETIN EÖ; UYANIKGIL Y. A contemporary review of molecular candidates for the development and treatment of childhoodmedulloblastoma. Childs Nerv Syst. 2013;29(3):381-8.

Indicação de Tratamento

86 A presença do receptor HER2/neu em tumores de mama é indicador de elegibilidade para qual tratamento?

Larissa Fontes Generoso

O receptor de fator de crescimento epidérmico humano HER2/neu, também conhecido apenas como HER2, pertence à família dos receptores EGFR (do inglês, *epidermal growth factor receptors*) e participa da patogênese de diversos tipos de câncer. Seu domínio intracelular pode interagir com diversas vias de sinalização, ativando a oncogênese (pelas vias MAPK, PI3K e JAK/STAT), opondo-se à apoptose. É um dos marcadores de câncer mais bem estudados, e a terapia-alvo para esse receptor tem sido aplicada com sucesso.

A identificação da superexpressão de HER2/neu nas células tumorais ajuda na identificação de pacientes que possam, por exemplo, beneficiar-se da terapia com lapatinibe (inibidor de tirosina-quinase) e trastuzumabe (anticorpo monoclonal). Outras alternativas de tratamento aplicam a ação sinérgica de medicamentos contra o mesmo alvo: foi demonstrado que, ao adicionar pertuzumabe a um tratamento com trastuzumabe e docetaxel, houve melhora na sobrevida, livre de progressão da doença em pacientes com câncer de mama metastático positivo para HER2/neu.

Bibliografia Consultada

POLANOVSKI OL; LEBEDENKO EN; DEYEV SM. ERBB oncogene proteins as targets for monoclonal antibodies. Biochemistry (Moscow). 2012; 77(3):227-45.

DUFFY MJ; O'DONOVAN N; CROWN J. Use of molecular markers for predicting therapy response in cancer patients. Can Treat Rev. 2011;37(2):151-9.

BASELGA J et al. Pertuzumab plus trastuzumab plus docetaxel for metastatic breast cancer. N Engl J Med. 2012;366(2):109-19.

87 Qual a importância da pesquisa por mutações no gene *EGFR* nos pacientes com câncer de pulmão de não pequenas células (CPNPC) metastático?

Daniel Fernandes Saragiotto

Nos pacientes com câncer de pulmão de não pequenas células (CPNPC) metastático, é bem documentado que a presença de mutações do gene *EGFR* é o maior fator preditor de reposta ao tratamento com inibidores de tirosina quinase (TKi) direcionados à EGFR. Estudos mostraram que em pacientes com adenocarcinoma de pulmão com mutações no gene *EGFR*, como deleção de um par de bases no éxon 19 (del746_ A750) ou mutação no éxon 21 (L858R), o tratamento apresenta grande eficácia com o uso dos TKi direcionados à EGFR, como o erlotinibe e o gefitinibe. Tal resultado é inclusive superior à quimioterapia clássica baseada em platina nesses pacientes, com melhores resultados em termos de taxa de resposta e sobrevida. Isso fez com que nos dias atuais, para pacientes com adenocarcinoma de pulmão metastático, seja rotina a solicitação de pesquisa de mutações ativadoras do gene *EGFR* para planejar a melhor terapia ao paciente.

Bibliografia Consultada

LYNCH TJ et al. Activating mutations in the epidermal growth factor receptor underlying responsiveness of non–small-cell lung cancer to gefitinib. N Engl J Med. 2004;350:2129-39.

PAEZ J et al. EGFR mutations in lung cancer: correlation with clinical response to gefitinib therapy. Science. 2004;304:1497-500.

MAEMONDO M et al. Gefitinib or chemotherapy for non-small-cell lung cancer with mutated EGFR. N Engl J Med. 2010;362:2380-8.

MOK TS et al. Gefitinib or carboplatin-paclitaxel in pulmonary adenocarcinoma. N Engl J Med. 2009;361:947-57.

88 Por que é recomendado o teste do gene *ALK* por FISH, juntamente com o teste de mutações do gene *EGFR*, em câncer de pulmão de não pequenas células (CPNPC)?

Larissa Fontes Generoso

Os genes *ALK* (do inglês, *anaplastic lymphoma kinase*) e *EGFR* (do inglês, *epidermal growth factor receptor*) codificam para receptores tirosina quinase; alterações que levam à ativação desses genes, como mutações somáticas e rearranjos cromossômicos, acarretam a oncogênese de CPNPC (do inglês, *non-small cells lung cancer*), especialmente os adenocarcinomas. A identificação de alterações nesses genes qualifica o paciente para o tratamento com inibidores de tirosina quinase (TKI, do inglês *tirosine kinase inhibitors*).

Um guia de testes moleculares para a seleção de pacientes com câncer de pulmão para o tratamento com inibidores de tirosina quinase específicos para EGFR e ALK foi elaborado em conjunto pelo Colégio de Patologistas Americanos, pela Associação Internacional para o Estudo do Câncer de Pulmão e pela Associação de Patologia Molecular (CAP/IASLC/AMP), e orienta sobre os critérios de elegibilidade, a coleta e as características das amostras para os testes moleculares em casos de NSCLC, além dos métodos diagnósticos a serem aplicados.

A presença de rearranjos no gene *ALK*, originando o *ALK*+ em casos de CPNPC metastático, é indicação para o tratamento com o TKI crizotinibe. O método aplicado para o diagnóstico molecular é a hibridização *in situ* fluorescente (FISH) utilizando duas sondas para ALK, com marcações diferentes, para a visualização de eventual quebra no gene.

Já as alterações no gene *EGFR*, como mutações somáticas que ativam o EGFR, comumente incluindo deleções no éxon 19 ou mutações de perda de sentido L858R no éxon 21, podem qualificar o paciente com CPNPC para o tratamento com gefitinibe, erlotinibe ou afatinibe, que são TKIs específicas para EGFR.

Bibliografia Consultada

LINDEMAN NI et al. Molecular testing guideline for selection of lung cancer patients for EGFR and ALK tyrosine kinase inhibitors: Guideline from the College of American Pathologists, International Association for the Study of Lung Cancer, and Association for Molecular Pathology. Arch Pathol Lab Med. 2013;137:828-60.

NGUYEN KS; NEAL JW; WAKELEE H. Review of the current targeted therapies for non-small-cell lung cancer. World J Clin Oncol. 2014;5(4):576-87.

89 Qual a importância da identificação de rearranjos do gene *ROS1* para o tratamento de câncer de pulmão de não pequenas células (CPNPC)?

Rodrigo Guindalini

Fernanda Gonzalez Guindalini

O receptor de tirosina quinase *ROS1* é um proto-oncogene que possui semelhança estrutrural com a família de receptores de insulina e com o gene *ALK*. Rearranjos cromossômicos que conduzem à fusão do *ROS1* com diferentes parceiros foram descritos não só nos cânceres de pulmão, como também em uma variedade de tumores, incluindo glioblastomas, colangiocarcinomas e cânceres gástricos.

Em CPNPC, genes de fusão envolvendo *ROS1* são encontrados em 1-2% dos tumores, mais frequentemente em indivíduos mais jovens, com adenocarcinoma, e naqueles sem um histórico de uso de tabaco. Apesar de, em estudos retrospectivos, pacientes com esses rearranjos não apresentarem diferença no prognóstico quando comparados com outros pacientes com CPNPC, estudos clínicos evidenciaram marcantes respostas ao crizotinibe, um inibidor de tirosina quinase, em pacientes com CPNPC *ROS1* positivo. Em estudo recente, Shaw et al. demonstraram que a taxa de resposta global nesse subgrupo de pacientes previamente tratados foi de 72%. Se avaliadas de forma comparativa, as taxas de resposta à quimioterapia citotóxica em pacientes com CPNPC avançado com tratamentos prévios geralmente não ultrapassam 10%. Além disso, pacientes *ROS1* positivos apresentaram respostas de longa duração, com duração média estimada de 17,6 meses. Vale ressaltar que 60% dos pacientes ainda estavam sendo tratados no momento do corte de dados para publicação e, após 1 ano do início do tratamento, 85% dos pacientes ainda estavam vivos. Em conjunto, esses dados apontam para a definição de mais um importante subgrupo molecular para o qual a terapia com crizotinibe é altamente efetiva, levando à recente integração da triagem desse biomarcador molecular na prática clínica.

Bibliografia Consultada

BERGETHON K et al. ROS1 rearrangements define a unique molecular class of lung cancers. J Clin Oncol. 2012;30(8):863-70.

SHAW AT et al. Crizotinib in ROS1-rearranged non-small-cell lung cancer. N Engl J Med. 2014;371:1963-71.

90 Quais os testes moleculares recomendados em casos de CPNPC resistentes ao tratamento com inibidores de tirosina quinase direcionados à EGFR?

Larissa Fontes Generoso

Já foi observado o desenvolvimento de resistência aos inibidores de tirosina quinase direcionados para EGFR em tumores com mutações nesse gene, e a busca por testes que possam prever tal resistência e orientar a escolha de tratamentos alternativos é amplamente relatada na literatura.

Uma mutação secundária no próprio *EGFR*, T790M, está associada à resistência e sua pesquisa, nesses casos, é aconselhada pelo guia CAP/IASLC/AMP para testes moleculares para a seleção de pacientes com câncer de pulmão para tratamento com inibidores de tirosina quinases específicos para EGFR e ALK.

A presença de mutações no gene *KRAS*, que codifica uma proteína que estimula vias de sinalização abaixo da EGFR, e que não são bloqueadas pelos inibidores de tirosina quinase específicos para EGFR, também foi associada à resistência ao tratamento; e o guia CAP/IASLC/AMP recomenda o teste do *KRAS*, porém não isoladamente, nesses casos.

Outra alternativa é a pesquisa por amplificações no gene *MET*, que estão presentes em 5 a 20% dos tumores resistentes ao tratamento com inibidores tirosina quinase específicos para EGFR. *MET* é um proto-oncogene que codifica para um receptor de tirosina quinase que, quando ativado, estimula vias de sinalização envolvidas na proliferação, sobrevivência, mobilidade e invasão celular. Já existem estudos em fases II e III de desenvolvimento para terapias aplicáveis a tumores com alterações em *EGFR* e *MET*.

Bibliografia Consultada

NGUYEN KS; NEAL JW; WAKELEE H. Review of the current targeted therapies for non-small-cell lung cancer. World J Clin Oncol. 2014;5(4):576-87.

KORPANTY GJ et al. Biomarkers that currently affect clinical practice in lung cancer: EGFR, ALK, MET, ROS-1, and KRAS. The Treatment of Metastatic Non-small Cell Lung Cancer (NSCLC) in New Era of Personalised Medicine. 2015:64.

LINDEMAN NI et al. Molecular testing guideline for selection of lung cancer patients for EGFR and ALK tyrosine kinase inhibitors: guideline from the College of American Pathologists, International Association for the Study of Lung Cancer, and Association for Molecular Pathology. J Molec Diagn. 2013;15(4): 415-53.

LIN Y; WANG X; JIN H. EGFR-TKI resistance in NSCLC patients: mechanisms and strategies. Am J Can Res. 2014;4(5):411-9.

91 Quais as alterações moleculares identificadas até o momento para câncer de pulmão de não pequenas células subtipo carcinoma de células escamosas e câncer de pulmão de pequenas células?

Rodrigo Guindalini

Fernanda Gonzalez Guindalini

O carcinoma de células escamosas de pulmão é o segundo subtipo histológico mais frequente de câncer de pulmão de não pequenas células (CPNPC). Apesar de terapias personalizadas ainda não serem uma realidade para esse subtipo de câncer, recentes estudos de caracterização genômica permitiram identificar alterações moleculares importantes em vias de sinalização de interesse, que têm potencial para se tornar alvos terapêuticos. Entre elas, a amplificação do *FGFR1* (do inglês, *fibroblast growth factor receptor 1*): estudos recentes evidenciaram que *FGFR1* está amplificado em até 21-22% dos carcinomas de pulmão de células escamosas, e experimentos pré-clínicos demonstraram que linhagens celulares e tumores em cobaias com amplificação de *FGFR1* entraram em apoptose quando tratados com agentes inibidores do *FGFR1*. Foram também observadas mutações no receptor de tirosina quinase do gene *DDR2* (do inglês, *discoidin domain receptor tyrosine kinase 2*): 4% dos carcinomas de pulmão de células escamosas apresentam mutações no gene *DDR2*.

Em estudo fase I contemplando esse subgrupo de pacientes, o dasatinibe, um inibidor de tirosina quinase amplamente utilizado no tratamento da leucemia mieloide crônica e que também tem atividade contra *DDR2*, induziu resposta parcial em alguns casos. Ainda devem-se destacar alterações nos genes que participam da via de sinalização da PI3K (do inglês, *phosphatidylinositol 3-kinase*), uma via de sinalização importante para manter a sobrevivência celular e promover o crescimento celular. Mutação e amplificação do *PIK3CA* e deleção do gene supressor de tumor *PTEN* estão presentes em 30-50% dos CPNPC de células escamosas.

O câncer de pulmão de pequenas células (CPPC) representa 15% de todos os cânceres de pulmão. As alterações genéticas biologicamente relevantes que têm sido relatadas até o momento são: mutações inativadoras em genes supressores de tumores, *TP53* e *RB1*, amplificações dos membros da família MYC e mutações de modificadores de histonas, *CREBBP* e *EP300*. Além disso, observaram-se amplificação de *SOX2* (27%), amplificação de *FGFR1* (6%), presença do oncogene de fusão *RLF-MYCL1* (9%) e alterações genéticas na via PI3K/AKT/mTOR (*PIK3CA*, 6%; *PTEN*, 4%; *AKT2*, 9%; *AKT3*, 4%; *RICTOR*, 9% e *mTOR*, 4%).

Bibliografia Consultada

CANCER GENOME ATLAS RESEARCH N. Comprehensive genomic characterization of squamous cell lung cancers. Nature. 2012;489:519-25.

DRILON A et al. Squamous-cell carcinomas of the lung: emerging biology, controversies, and the promise of targeted therapy. Lancet Oncol. 2012;13:e418-26.

RIZVI NA et al. Activity and safety of nivolumab, an anti-PD-1 immune checkpoint inhibitor, for patients with advanced, refractory squamous non-small-cell lung cancer (CheckMate 063): a phase 2, single-arm trial. Lancet Oncol. 2015;16:257-65.

UMEMURA S; TSUCHIHARA K; GOTO K. Genomic profiling of small-cell lung cancer: the era of targeted therapies. Jpn J Clin Oncol. 2015;45(6):513-9.

92 De que maneira o resultado da pesquisa de mutações nos genes *KRAS* e *BRAF* influencia diretamente a escolha do tratamento de pacientes com câncer colorretal?

Carlos Benevides

Com o advento de novos medicamentos, a abordagem terapêutica do câncer colorretal passou a ser mais individualizada. Nesse contexto, destaca-se a via do EGFR (*epidermal growth factor receptor*), que exerce papel na carcinogênese do câncer de cólon, ativando Ras/Raf/MAPK e Pi3K/AKT. Estudos realizados com cetuximabe e panitumumabe, anticorpos monoclonais direcionados para o EGFR, demonstraram ganho em sobrevida global em pacientes com doença metastática, quando adicionados à quimioterapia e atualmente são padrão de tratamento. Todavia, cerca de 40% dos indivíduos apresentam tumores com mutações de *KRAS* (éxon 2), o que leva à resistência aos tratamentos com tais anticorpos. Adicionalmente, cerca de 17% dos pacientes com *KRAS* selvagem têm mutações nos éxons 3 e 4 e no gene *NRAS* (éxons 2, 3 e 4). Tais mutações são preditoras de ausência de benefício com anticorpos EGFR.

Além das mutações no *RAS*, mutações em *BRAF* têm sido descritas em 8 a 10% dos tumores colorretais. Os portadores de *BRAF*^V600E apresentam doença de curso mais agressivo, com pouca responsividade ao tratamento quimioterápico convencional. A inibição da oncoproteína BRAF V600E com a vemurafenibe (inibidor tirosina quinase) já foi avaliada em melanomas cutâneos com bons resultados e ganho de sobrevida; todavia, em pesquisas realizadas, *in vitro* e *in vivo*, em tumores colorretais, os resultados foram desanimadores e provável mecanismo de *feedback* com ativação de EGFR parece estar envolvido nessa resistência. Pesquisadores advogam que a inibição de *BRAF*^V600E em concomitância ao bloqueio de EGFR com anticorpos como cetuximabe e panitumumabe seria fortemente sinérgica, quebrando tal resistência, o que já foi demonstrado *in vitro*, podendo representar importante estratégia terapêutica. Como tal abordagem carece de estudos clínicos prospectivos, atualmente, aos pacientes portadores de *BRAF* mutado, tem-se indicado poliquimioterapia agressiva, envolvendo 3 drogas (irinotecano, oxaliplatina e fluorouracil), a fim de conseguir melhor controle de doença e sobrevida.

Bibliografia Consultada

VAN CUTSEM E; KÖHNE CH; HITRE E. Cetuximab and chemotherapy as initial treatment for metastatic colorectal cancer. N Engl J Med. 2009;360: 1408-17.

DOUILLARD JY et al. Final results from PRIME: randomized phase III study of panitumumab with FOLFOX4 for first-line treatment of metastatic colorectal cancer. Ann Oncol. 2014;25:1346-55.

LIÈVRE A et al. KRAS mutations as an independent prognostic factor in patients with advanced colorectal cancer treated with cetuximab. J Clin Oncol. 2008; 26:374.

AMADO RG et al. Wild-type KRAS is required for panitumumab efficacy in patients with metastatic colorectal cancer. J Clin Oncol. 2008;26:1626.

DOUILLARD JY et al. Panitumumab-FOLFOX4 treatment and RAS mutations in colorectal cancer. N Engl J Med. 2013;369:1023.

McARTHUR GA et al. Safety and efficacy of vemurafenib in $BRAF^{V600E}$ and $BRAF^{V600K}$ mutation-positive melanoma (BRIM-3): extended follow-up of a phase 3, randomised, open-label study. Lancet Oncol. 2014;15(3):323-32.

YANG H et al. Antitumor activity of BRAF inhibitor vemurafenib in preclinical models of BRAF-mutant colorectal cancer. Can Res. 2012;72:779-89.

MAO M et al. Resistance to BRAF inhibition in BRAF-mutant colon cancer can be overcome with PI3K inhibition or demethylating agents. Clin Cancer Res. 2012;19:657-67.

93 O que significam os termos RAS ou all-RAS na resposta ao tratamento de câncer colorretal metastático à terapia direcionada à EGFR?

Daniel Fernandes Saragiotto

O tratamento do câncer colorretal metastático (CCRm) restringia-se ao emprego da quimioterapia (QT) clássica até a metade dos anos 2000, quando se provou a eficácia de drogas de alvo molecular, como o cetuximabe e o panitumumabe (anticorpos monoclonais direcionados à EGFR). O cetuximabe inicialmente foi estudado em pacientes com CCRm refratários à quimioterapia que apresentavam expressão de *EGFR* em exame de imuno-histoquímica, sendo demonstrado modesta atividade em monoterapia e melhor atividade em combinação com a quimioterapia, como no estudo em que a associação de cetuximabe e irinotecano foi superior ao anticorpo isolado em taxa de resposta (22,9% *vs*. 10,8%, p = 0,007) e tempo para progressão (4,1 *vs*. 1,5 meses, p < 0,001). Tais resultados levaram essa droga posteriormente a ser pesquisada em um cenário mais precoce do tratamento da doença metastática.

No estudo de fase III CRYSTAL foram randomizados 1.217 pacientes com CCRm para QT inicial com FOLFIRI associado ou não ao cetuximabe. Houve ganho de sobrevida livre de progressão (8,9 *vs*. 8,0 meses, p = 0,036) e maior taxa de resposta (46,9% *vs*. 38,7%, p = 0,004). O panitumumabe (anticorpo totalmente humanizado) teve resultados semelhantes nesses cenários também.

Entretanto, nem todos, e nem mesmo a maioria dos pacientes cujos tumores que expressam o gene *EGFR*, beneficiam-se do tratamento com a terapia direcionada à EGFR utilizando os anticorpos monoclonais, o cetuximabe e o panitumumabe. Identificar a população que realmente se beneficiava passou a ser uma busca muito importante. Após a descoberta de que a ausência de mutação no éxon 2 (códons 12 e 13) do gene *KRAS* poderia predizer a resposta ao tratamento no CCRm, outros genes passaram a ser pesquisados como preditores de resposta, em especial o *NRAS*. Em estudo mais recente, além da análise da mutação do *KRAS* no éxon 2 (códons 12 e 13), expandiu-se a pesquisa para outros éxons do *KRAS* (éxons 3 e 4) e também para o *NRAS* (éxons 2, 3 e 4). A demonstração da ausência de mutação dos genes *KRAS* e *NRAS* (chamando-se agora de RAS ou *all-RAS*) consegue predizer de maneira ainda melhor a resposta ao tratamento com drogas anti-EGFR, conseguindo selecionar ainda mais a população que apresenta benefício do uso dessas drogas no CCRm. Atualmente, a análise do *all-RAS*, quando disponível, deve ser sempre solicitada para pacientes com câncer de cólon metastático para auxiliar na escolha da melhor terapia ao paciente.

Bibliografia Consultada

SALTZ LB et al. Phase II trial of cetuximab in patients with refractory colorectal cancer that expresses the epidermal growth factor receptor. J Clin Oncol. 2004;22:1201-8.

CUNNINGHAM D et al. Cetuximab monotherapy and cetuximab plus irinotecan in irinotecan-refractory metastatic colorectal cancer. N Engl J Med. 2004; 351:337-45.

VAN CUTSEM E et al.Cetuximab and chemotherapy as initial treatment for metastatic colorectal cancer. N Engl J Med. 2009;360:1408-17.

VAN CUTSEM E et al. Open-label phase III trial of panitumumab plus best supportive care compared with best supportive care alone in patients with chemotherapy-refractory metastatic colorectal cancer. J Clin Oncol. 2007;25:1658-64.

DOUILLARD JY et al. Randomized, phase III trial of panitumumab with infusional fluorouracil, leucovorin, and oxaliplatin (FOLFOX4) versus FOLFOX4 alone as first-line treatment in patients with previously untreated metastatic colorectal cancer: the PRIME study. J Clin Oncol. 2010;28:4697-705.

DOUILLARD JY et al. Panitumumab-FOLFOX4 treatment and *RAS* mutations in colorectal cancer. N Engl J Med. 2013;369:1023-34.

94 Qual a relevância da mutação ativadora V600E do gene *BRAF* para o tratamento do melanoma?

Rodrigo Guindalini

Mutações no gene *BRAF*, um proto-oncogene, estão presentes em aproximadamente 40-60% dos melanomas avançados e resultam na ativação constitutiva da via MAPK (do inglês, *mitogen-activated protein kinases*), uma das principais cascatas de sinalização celular, relacionada tanto com o desenvolvimnto como com a progresão do melanoma cutâneo. A mutação que está presente em 90% dos casos é a V600E. Essa mutação está localizada no éxon 15 e consiste na substituição de ácido glutâmico por valina no aminoácido 600. No melanoma, mutações no gene *BRAF* são mais comuns em indivíduos cujos tumores se desenvolveram em áreas não submetidas à exposição solar crônica, e são mais raras em melanoma acral e em regiões de mucosa. Estudos clínicos demonstraram que pacientes com melanoma metastático que apresentam a mutação *BRAF* V600E e foram tratados com o inibidor de tirosina quinase do *BRAF* demonstraram aumento significativo de sobrevida livre de doença e sobrevida global em comparação àqueles tratados com quimioterapia.

Entretanto, apesar de apresentar atividade antitumoral robusta, muitos pacientes acabam desenvolvendo resistência aos inibidores do *BRAF* e progressão da doença ocorre em média de 5 a 7 meses após o início do tratamento. Vários mecanismos de resistência foram identificados, incluindo a aquisição de novas mutações que conduzem à reativação da via MAPK e outras vias, tais como a via PI3K/AKT/mTOR e vias de VEGF.

Bibliografia Consultada

JANG S; ATKINS MB. Which drug, and when, for patients with BRAF-mutant melanoma? Lancet Oncol. 2013;14(2):e60-9.

ASCIERTO PA et al. The role of BRAF V600 mutation in melanoma. J Transl Med. 2012;10:85.

ROBERT C et al. Improved overall survival in melanoma with combined dabrafenib and trametinib. N Engl J Med. 2015;372(1):30-9.

95 De que maneira mutações no gene *PTEN* podem indicar prognóstico e ajudar na escolha da terapia-alvo em tumores de mama e endometriais?

Larissa Fontes Generoso

PTEN (do inglês, *Phosphatase and TENsin homolog*) codifica para uma fosfatase e é um gene supressor de tumor. A perda de atividade desse gene pode levar à ativação da via PI3K (do inglês, *phosphatidylinositol 3-OH kinase*), importante para sobrevivência celular, invasão, desdiferenciação e resistência à terapia em uma variedade de tumores, não somente em tumores de mama e endometriais. Além disso, PTEN participa da regulação da via MTOR/AKT, envolvida no controle do ciclo celular (promovendo sua parada em G1) e na apoptose.

Assim, a identificação da inativação de *PTEN* tem valor prognóstico, por indicar agressividade do tumor. O gene não constitui um alvo direto para terapia, porém a ausência de sua atividade em tumores que também contém mutação no gene *EGFR* pode indicar resistência à terapia com inibidores de EGFR. Além disso, tem sido estudado o direcionamento para terapia com inibidores da via PI3K/AKT/mTOR em casos de tumores com perda de expressão de *PTEN*.

Bibliografia Consultada

SUTER R; MARCUM JA. The molecular genetics of breast cancer and targeted therapy. Biol Targ Ther. 2007;1(3):241.

MD ANDERSON CANCER CENTER. Personalized Cancer Therapies, PTEN alterations. Disponível em: https://pct.mdanderson.org/genes/pten/show. Acessado em março de 2015.

96 Qual a importância do polimorfismo no gene *UGT1A1* no tratamento de cânceres gastrintestinais?

Camila Guindalini

O irinotecano, um inibidor da topoisomerase-I, é utilizado para o tratamento de diversos tipos de cânceres gastrintestinais, incluindo estômago e cólon. Entretanto, as reações adversas provocadas pelo uso do medicamento, como neutropenia e diarreia graves, podem comprometer sua eficácia terapêutica e limitar sua utilização.

Estudos têm demonstrado associação entre menor expressão da enzima UDP-glucuronosiltransferases (UGT), mais especificamente à isoforma UGT1A1, e a apresentação de reações adversas ao irinotecano. UGT1A1 é uma enzima hepática que catalisa a degradação do SN-38, o principal metabólito ativo do medicamento. Como consequência de menor atividade enzimática, a degradação do SN-38 estaria diminuída, o que acarretaria sua maior disponibilidade no organismo, aumentando o risco de toxicidade relacionada com o tratamento.

A expressão da UGT1A1 parece ser regulada pela presença de polimorfismo funcional de repetições timina-adenina (TA), localizado na região promotora TATA box do gene *UGT1A1*. A menor transcrição da enzima UGT1A1 está associada ao alelo variante denominado UGT1A1*28, caracterizado por 7 repetições TA. Pacientes heterozigotos ou homozigotos para o alelo UGT1A1*28 são, teoricamente, mais predispostos a desenvolver diarreia e neutropenia, quando comparados a indivíduos que apresentam o alelo selvagem com 6 repetições. Dessa forma, a identificação do alelo de risco pode ajudar a selecionar pacientes que necessitem de ajuste de dosagem inicial do medicamento, a fim de reduzir os riscos de toxicidade grave, aumentar a segurança e a eficácia, além de melhorar as chances de adesão à terapia.

Bibliografia Consultada

IYER L et al. UGT1A1*28 polymorphism as a determinant of irinotecan disposition and toxicity. Pharmacogen J. 2002;2:43-7.

ANDO Y et al. Polymorphisms of UDP-glucuronosyltransferase gene and irinotecan toxicity: a pharmacogenetic analysis. Can Res. 2000;60:6921-6.

97 Por que pesquisar alterações moleculares no gene da enzima tiopurina metiltransferase (*TPMT*)?

Camila Guindalini

A enzima tiopurina metiltransferase (TPMT) é responsável pelo metabolismo das drogas tiopurinas, como 6-mercaptopurina (6-MP), azatioprina e tioguanina, amplamente utilizadas no tratamento de leucemia linfoblástica aguda infantil, doenças autoimunes, artrite reumatoide, entre outros distúrbios. Entretanto, apesar de efetivas, as tiopurinas podem causar toxicidade droga-induzida. A variabilidade interindividual na resposta a essas drogas e a apresentação de efeitos colaterais podem ser explicadas pela presença de um polimorfismo genético de caráter autossômico co-dominante existente no gene *TPMT*. Essa variante está associada à deficiência enzimática total em frequência de 1/300 indivíduos e à atividade enzimática intermediária em aproximadamente 10% dos caucasianos. Esses indivíduos, se não previamente identificados, encontram-se em risco de sofrer toxicidade hematopoiética, após receberem doses padrões de medicações tiopurínicas.

A base molecular para a atividade reduzida da TPMT é explicada pela presença de um alelo selvagem denominado TPMT*1 e três alelos mutados mais frequentes (TPMT*2, *3A e *3C), responsáveis por aproximadamente 95% dos casos de deficiência hereditária da TPMT em sujeitos caucasianos. Os indivíduos homozigotos, ou seja, com duas cópias do alelo selvagem, apresentam alta atividade enzimática. Pacientes heterozigotos para os alelos mutados apresentam atividade enzimática intermediária e os indivíduos com duas cópias de alelos mutados, ou homozigotos mutantes, apresentam deficiência da enzima TPMT. Estudos clínicos demonstram que portadores dos alelos mutados deveriam receber doses reduzidas de tiopurinas para evitar toxicidade, ser monitorizados cuidadosamente, ou mesmo ter sua medicação suspensa e substituída.

Bibliografia Consultada

McLEOD HL; SIVA C. The thiopurine S-methyltransferase gene locus-implications for clinical pharmacogenomics. Pharmacogen J. 2002;3:89-98.

BOSON WL et al. Thiopurine methyltransferase polymorphisms in a Brazilian population. Pharmacogen J. 2003;3(3):178-82.

Auxílio no Diagnóstico e Prognóstico

98 A amplificação do gene *N-MYC* em neuroblastomas é indicativa de qual prognóstico?

Marcia Marçal

Amplificação do gene *N-MYC*, oncogene localizado na porção distal do braço curto do cromossomo 2, está associada com uma variedade de tumores, mais notavelmente neuroblastomas, o mais frequente tumor neurológico sólido extracranial da infância. O prognóstico dessa doença varia de regressão espontânea ou progressão agressiva.

Estudos sobre a presença e distribuição de produtos de gene *N-MYC* mostram que a maioria dos neuroblastomas que apresentam sua amplificação são tumores imaturos com nenhuma diferenciação neuronal aparente. N-MYC promove proliferação celular através de transativação direta do gene *NLRR1* (*neuronal leucine-rich repeatprotein-1*) no neuroblastoma. A maioria de casos com essa alteração genética, mas não exclusivamente, é encontrada em crianças portadoras de neuroblastoma em avançado estágio da doença e cujo diagnóstico foi feito após 1 ano de idade.

A sobrevivência de pacientes com amplificação de *N-MYC* é significantemente menor e o resultado preditivo negativo é devastador. Estas crianças têm menos de 30% de probabilidade de sobrevida, independentemente de terapias multimodais agressivas, incluindo cirurgia, quimioterapia, radioterapia e transplante de célula-tronco.

Bibliografia Consultada

NATIONAL CANCER INSTITUTE. Disponível em: http://www.cancer.gov/cancertopics/pdq/treatment/neuroblastoma/. Acessado em março de 2015.

PEDRAM M et al. Impact of N-myc amplification on median survival in children with neuroblastoma. J Compr Pediatr. 2012;3(1):29-33.

99 Qual a relevância de se estudar a metilação do promotor do gene *MGMT* no glioblastoma?

Camila Guindalini

O gene *MGMT* codifica a O6-metilguanina-DNA metiltransferase, uma das mais importantes proteínas de reparo do DNA. No curso de desenvolvimento do tumor, a metilação de DNA é um mecanismo inicial e importante pelo qual genes supressores de tumor são inativados. O silenciamento epigenético por metilação da região promotora do gene *MGMT* é conhecido por seu valor prognóstico e preditivo no tratamento de pacientes com glioblastoma, já que foi associado à maior sobrevida global e à melhor resposta à radioterapia combinada com os quimioterápicos alquilantes, como carmustina ou temozolomida. Isso porque a metilação leva à perda da expressão do gene *MGMT* e, em consequência, à redução na atividade de reparo de DNA, o que foi previamente associado ao aumento da eficácia terapêutica. Por outro lado, atividade aumentada da proteína MGMT em células cancerosas cria um fenótipo resistente e parece ser um importante fator de falha da quimioterapia tanto em crianças como em adultos. Alguns dados sugerem ainda que a metilação do promotor do gene *MGMT* tem valor prognóstico também em idosos, com idade superior a 65-70 anos.

Vale ressaltar que, apesar de ser considerado por diversos autores um biomarcador de prognóstico e de resposta à quimioterapia, evidências sobre variabilidade intratumoral e instabilidade observada no padrão de metilação acabam por exigir cuidados na interpretação dos resultados desse exame laboratorial.

Bibliografia Consultada

HEGI ME et al. MGMT gene silencing and benefit from temozolomide in glioblastoma. N Engl J Med. 2005;352(10):997-1003.

WICK W et al. MGMT testing-the challenges for biomarker-based glioma treatment. Nat Rev Neurol. 2014;10(7):372-85.

100 Nos oligodendrogliomas, como a pesquisa de deleções 1p e 19q auxilia no diagnóstico e prognóstico?

Erika Freitas

Gliomas são os tumores primários mais comuns do sistema nervoso central e formam um grupo muito heterogêneo de neoplasias, que incluem os oligodendrogliomas. Está bem estabelecido que as características clínicas, tais como idade do paciente, índice de Karnofsky, bem como características histopatológicas, fornecem informações sobre o curso clínico da doença. Mais recentemente, marcadores moleculares mostraram-se úteis no reconhecimento de subgrupos mais uniformes de oligodendrogliomas, tanto em relação ao prognóstico, como em resposta à terapia.

A perda de material genético do braço curto do cromossomo 1 (1p), combinada à perda de material do braço longo do cromossomo 19 (19q), é, reconhecidamente, uma assinatura molecular típica de tumores oligodendrogliais. Essa deleção combinada (1p/19q) resulta de translocações desbalanceadas que geram a perda de um cromossomo híbrido e, consequentemente, da heterogeneidade. Tumores com a codeleção 1p/19q apresentam melhor prognóstico do que os tumores histologicamente indistinguíveis do mesmo grau sem a codeleção. A implicação prognóstica para a sobrevida global prolongada de pacientes com tumores com a codeleção 1p/19q foi estabelecida em ensaios-clínicos randomizados. Esses estudos compararam a quimioterapia com procarbazina, lomustina e vincristina combinada à radiação, com a terapia de radiação isolada. As curvas de sobrevida dos pacientes foram, significativamente, maiores após o tratamento quimioterapia e radiação combinado. Nos pacientes com tumores com a codeleção 1p/19q, a média de sobrevida dobrou com o tratamento combinado, quando comparado ao tratamento somente com radiação, estabelecendo o valor preditivo do biomarcador 1p/19q. Com base nesses resultados, as diretrizes de tratamento recomendam a investigação do biomarcador molecular 1p/19q para a estratificação terapêutica dos oligodendrogliomas anaplásicos e gliomas mistos.

Bibliografia Consultada

SIEGAL T. Clinical impact of molecular biomarkers in gliomas. J Clin Neurosci. 2015;22(3):437-44.

101 Qual a importância clínica da pesquisa de mutação nos genes *GNA11* e *GNAQ* no prognóstico de pacientes com melanoma?

Carlos Benevides

Os melanomas são doenças de alta morbimortalidade quando diagnosticados em fases avançadas e, nesse sentido, o diagnóstico precoce é fundamental para a sobrevida dos indivíduos acometidos. O melanoma uveal (íris, corpo ciliar e coroide) é a principal neoplasia maligna do olho e cerca de 50% evoluem com metástases hepáticas. Ao contrário dos melanomas cutâneos, onde mutações em *BRAF*, *RAS* e *KIT* se somam em até 90% dos casos, tais mutações não parecem implicadas na gênese do melanoma uveal e, além da grande dificuldade no diagnóstico precoce, quando o tratamento local cirúrgico é potencialmente curativo, não há tratamentos curativos na doença avançada.

Estudos recentes têm descrito mutações ativadoras nos genes *GNAQ* e *GNA11* em cerca de 80% dos melanomas uveais. Tais genes exercem atividade sobrerregulando a via MAP quinase quando constitutivamente ativa. Estudo avaliou a frequência de mutações em *GNAQ* e *GNA11* em melanoma uveal. Foi encontrado que a frequência de mutações em *GNA11* aumenta progressivamente de lesões benignas, como o nevus azul (6,5%), a lesões malignas, como melanomas primários uveais (31,9%) e metástases (56,5%). Por outro lado, um padrão inverso foi identificado nas mutações de *GNAQ*, as quais foram mais comuns no nevus azul (54,7%) e menos frequentes nas lesões metastáticas (21,7%)(p < 0,001). Em relação à evolução clínica, outra publicação encontrou que a sobrevida de pacientes com tumores mutados em *GNA11* foi significativamente inferior àqueles que não a possuíam (121,4 meses *vs.* 50,6 meses).

Com base nessas informações, além de permitir o diagnóstico on-cogenético da maioria dos melanomas uveais, as mutações nos genes *GNAQ* e *GNA11* serviriam potencialmente como ferramenta prognóstica, em que*GNA11* estaria associado com doença mais agressiva e de pior sobrevida.

Bibliografia Consultada

HARBOUR JW. The genetics of uveal melanoma: an emerging framework for targeted therapy. Pigm Cell Melan Res. 2012;25(2):171-81.

VAN RAAMSDONK CD et al. Mutations in *GNA11* in Uveal Melanoma. N Engl J Med. 2010;363:2191-9.

GRIEWANK KG; VAN DE NES J; SCHILLING B. Genetic and clinico--pathologic analysis of metastatic uveal melanoma. Modern Pathol. 2014;27: 175-83.

102 Qual a importância da identificação de mutações no gene *PDGFRA* em tumores estromais gastrintestinais?

Camila Guindalini

Cerca de 80% dos tumores estromais gastrintestinais (GISTs) apresentam mutações somáticas localizadas no gene *KIT*. Entretanto, nos casos de ausência de alterações nesse gene, em cerca de 10% dos casos são observadas mutações com ganho de função no gene que codifica um receptor tirosina quinase com atividades semelhantes ao KIT, denominado receptor alfa do fator de crescimento derivado das plaquetas (*PDGFRA*). Vale ressaltar que a ativação mutacional dos genes *KIT* e *PDGFRA* são mutualmente excludentes, já que representam dois eventos oncogênicos alternativos e independentes, os quais acarretam desfechos biológicos semelhantes.

A PDGFR faz parte de uma família de proteínas que estimula a proliferação, sobrevivência e motilidade celular e tecidual. As mutações no gene *PDGFRA* são mais frequentemente observadas no éxon 18 e mais raramente nos éxons 12 e 14, e constituem uma via alternativa na patogênese dessa neoplasia. Pacientes cujos tumores apresentam mutações no gene *PDGFRA* apresentam sensibilidade moderada ao mesilato de imatinibe, com exceção da mutação D842V no éxon 18, a qual confere resistência total à droga.

Em conjunto com a análise do gene *KIT*, a pesquisa de mutação no gene *PDGFRA* tem papel relevante, pois permite classificar os pacientes de acordo com seu nível de resposta aos quimioterápicos moleculares específicos como o mesilato de imatinibe e similares, e é recomendada nos casos de tumores irressecáveis ou metastáticos, e ainda para pacientes com doença primária.

Bibliografia Consultada

JOENSUU H; HOHENBERGER P; CORLESS CL. Gastrointestinal stromal tumour. Lancet. 2013;382(9896):973-83.

CORLESS CL et al. PDGFRA mutations in gastrointestinal stromal tumors: frequency, spectrum and in vitro sensitivity to imatinib. J Clin Oncol. 2005;23: 5357-64.

103 Como a pesquisa por mutações de ponto no gene *KIT* pode auxiliar no diagnóstico e na escolha de terapia em tumores estromais gastrintestinais?

Camila Guindalini

Aproximadamente 80% dos tumores estromais do trato gastrintestinal (*Gastrointestinal Stromal Tumors* – GIST) apresentam mutação ativadora no gene *KIT*, um receptor da tirosina quinase transmembrana. A grande maioria das mutações ocorre no éxon 11 que codifica o domínio justamembrana do receptor, seguida das mutações observadas no éxon 9, que codifica o domínio extracelular. Mutações nos éxons 13 e 17 são mais raras e têm sido observadas em menos de 5% dos tumores. Essas mutações, quando presentes, levam à autoativação do receptor, independente do ligante, promovendo a ativação oncogênica de vias de sinalização, proliferação celular, apoptose, quimiotaxia e adesão aberrantes. Foi demonstrado que, dependendo da localização em que a mutação ocorre, tanto o prognóstico como a resposta ao tratamento com inibidores de tirosina quinase podem ser consideravelmente diferentes. Quando a mutação ocorre no éxon 11 do gene *KIT*, os pacientes tendem a apresentar melhores taxas de resposta ao imatinibe (em torno de 80%) e melhor prognóstico, com maior sobrevida livre de doença, quando comparados aos pacientes cujos tumores carregam mutações nos éxons 9, 13 e 17, ou que não apresentam mutação no *KIT*. Estudos afirmam que a presença da mutação no éxon 11 representa o fator preditor mais importante de resposta ao imatinibe em tumores estromais do trato gastrintestinal. Ainda, dados clínicos sugerem que, quando uma mutação no éxon 9 é detectada, o ajuste de dosagem da droga é recomendado, de modo a tornar a terapia mais eficiente. Em conjunto, os dados destacam a análise mutacional como ferramenta indispensável para o monitoramento do paciente e da terapia-alvo.

Bibliografia Consultada

CORLESS CL; HEINRICH MC. Molecular pathobiology of gastrointestinal stromal sarcomas. Annu Rev Pathol. 2008;3:557-86.

DEBIEC-RYCHTER M et al. KIT mutations and dose selection for imatinib in patients with advanced gastrointestinal stromal tumours. Eur J Cancer. 2006; 42:1093-103.

104 Mutações no gene *PIK3CA* foram identificadas em diversos tipos de tumores. Qual é o significado clínico da presença dessas alterações?

Camila Guindalini

Fosfatidilinositol 3-quinase (PI3K) é uma quinase lipídica responsável pela regulação de vias de sinalização importantes na tumorigênese, como proliferação celular, sobrevivência, adesão, motilidade e angiogênese. Em estudo pioneiro, Samuels et al. (2004) examinaram a sequência de 117 éxons que codificam domínios quinases preditores de 8 genes da família PI3K e 8 genes PI3K-*like*. Os autores verificaram que apenas o gene *PIK3CA*, o qual codifica a subunidade catalítica p110α de PI3K, apresentou mutações somáticas em tumores de colón (32%), cérebro (27%), gástricos (25%), de mama (8%) e pulmão (4%). A grande quantidade de mutações observadas nesse gene, assim como sua localização, sugere que elas sejam funcionalmente importantes e provavelmente aumentem a atividade quinase da proteína. Esses dados iniciais destacaram o gene *PIK3CA* como potencial oncogene e a busca por sua possível utilidade no diagnóstico e no tratamento dos cânceres humanos tem sido realizada por diversos grupos.

Recente meta-análise publicada por Therkildsen et al. demonstrou que mutações no gene *PIK3CA* são capazes de predizer resistência a terapias anti-EGFR em câncer colorretal, e que o estudo desse gene, além de outros como *KRAS*, *NRAS*, *BRAF* e *PTEN*, deve ser implementado no contexto do tratamento desse tipo de câncer.

O gene *PIK3CA* é um dos genes mais comumente mutados em câncer de mama. Por essa razão, e também devido à relação entre alterações moleculares na via PIK3K e a resistência ao tratamento com terapias anti-HER2 (receptor tipo 2 do fator de crescimento epidérmico humano) ser demonstrada em estudos pré-clínicos, os pesquisadores têm apostado que mutações no gene *PIK3A* devam funcionar também como biomarcadores de resposta ao tratamento em tumores de mama.

Nesse sentido, Majewski et al. encontraram mutações em 23% dos tumores HER2 positivos. Essas mutações foram associadas com benefício reduzido da terapia anti-HER2 neoadjuvante. As mulheres cujos tumores possuíam o gene *PIK3CA* selvagem tratadas com a combinação de trastuzumabe e lapatinibe tiveram taxa de resposta completa significativamente mais alta quando comparada com a de mulheres cujos tumores apresentavam mutações ativadoras de *PIK3CA*. Por outro lado, um segundo estudo analisando o tratamento com trastuzumabe adjuvante demonstrou que as mutações no gene *PIK3A* não influenciaram a resposta à terapia em pacientes HER2 positivas, sugerindo que a participação das alterações moleculares na via PIK3K como biomarcadores no tratamento de câncer de mama e em outros tipos de tumores ainda está por ser confirmada em estudos futuros e em ensaios clínicos controlados.

Bibliografia Consultada

SAMUELS Y et al. High frequency of mutations of the PIK3CA gene in human cancers. Science. 2004;304(5670):554.

THERKILDSEN C et al. The predictive value of KRAS, NRAS, BRAF, PIK-3CA and PTEN for anti-EGFR treatment in metastatic colorectal cancer: a systematic review and meta-analysis. Acta Oncol. 2014;53(7):852-64.

POGUE-GEILE KL et al. Intrinsic subtypes, PIK3CA mutation, and the degree of benefit from adjuvant trastuzumab in the NSABP B-31 trial. J Clin Oncol. 2015;33(12):1340-7.

MAJEWSKI IJ et al. PIK3CA mutations are associated with decreased benefit to neoadjuvant human epidermal growth factor receptor 2-targeted therapies in breast cancer. J Clin Oncol. 2015;33(12):1334-9.

105 Qual a importância clínica da perda de heterozigosidade no braço longo do cromossomo 18?

Larissa Fontes Generoso

O processo de desenvolvimento do câncer envolve o acúmulo de alterações moleculares; entre elas, a deleção de segmentos cromossômicos, o que leva à perda de heterozigosidade (LOH, do inglês, *loss of heterozygosity*) dos genes presentes nesses segmentos. A LOH de genes supressores de tumor associada a mutações, constitutivas ou adquiridas, no alelo remanescente, está envolvida na tumorigênese de uma série de neoplasias.

Foi relatado que a perda de segmentos de 18q22-23 está envolvida na tumorigênese gástrica. Perda em 18q22.3, causando a deleção do gene supressor de tumor *CPGL* (do inglês, *carboxypeptidase of glutamate-like*), está associada à curta sobrevida em pacientes com câncer pancreático. Em casos de câncer de bexiga, foi relatada a associação da LOH do segmento 18q21-23 com a não recorrência do carcinoma de células transicionais musculoinvasivo; por outro lado, a perda da região 18q21.3-qter, com deleção do gene *DCC* (do ingês, *deleted in colorectal cancer*), está associada à recorrência do tipo não musculoinvasivo de baixo risco. A LOH do 18q21 também está associada ao câncer colorretal, e é indicativa de prognóstico negativo, com baixa taxa de sobrevida.

Bibliografia Consultada

YU JC et al. Allelotyping for loss of heterozygosity on chromosome 18 in gastric cancer. World J Gastroenterol. 2004;10(13):1964-6.

LEE JH et al. Loss of 18q22.3 involving the carboxypeptidase of glutamate-like gene is associated with poor prognosis in resected pancreatic cancer. Clin Cancer Res. 2012;18(2):524-33.

CAI T et al. Prognostic role of loss of heterozygosity on chromosome 18 in patients with low-risk nonmuscle-invasive bladder cancer: results from a prospective study. J Surg Res. 2010;161(1):89-94.

BREWSTER SF et al. Loss of heterozygosity on chromosome 18q is associated with muscle-invasive transitional cell carcinoma of the bladder. Br J Cancer. 1994; 70(4):697-700.

LABIANCA R et al. ESMO Guidelines Working Group. Early colon cancer: ESMO Clinical Practice Guidelines for diagnosis, treatment and follow-up. Ann Oncol. 2013;24(S6):vi64-72.

106 Mutações somáticas no gene *TP53* estão associadas a vários tipos de câncer. Por quê?

Juliana Correa

O gene *TP53* (do inglês, *tumor protein p53*) é um gene supressor de tumor que codifica uma fosfoproteína nuclear, a proteína p53, e desempenha papel importante na resposta celular a diferentes fatores de estresse. Sob essas situações, a proteína p53 atua no controle do ciclo celular, no reparo do DNA e na indução à apoptose. Esse conjunto de fatores leva à inibição do crescimento de células anormais e previne o desenvolvimento do câncer, evidenciado o papel central da p53 na manutenção do funcionamento correto do ciclo celular. Durante sua atuação, a proteína p53 interage com diferentes fatores de transcrição e proteínas que contribuem para o processo de prevenção do desenvolvimento de células tumorais. A parada do ciclo celular, assim como a ativação da apoptose dependente de p53, pode contribuir para a inibição do desenvolvimento do câncer em diferentes estágios durante a tumorigênese.

Em humanos, cerca de 50% dos diferentes tipos de tumores possuem mutação no gene *TP53*. Nesse gene, 75% dessas mutações caracterizam-se por mutações pontuais ao longo da região codificadora, resultando na substituição de um aminoácido em seu produto proteico. A presença dessas mutações altera a capacidade de atuação da p53, modificando seu perfil de interação com outras proteínas e fatores de transcrição, além de possíveis modificações estruturais na própria p53. Dessa forma, de acordo com o tipo de mutação e sua localização gênica, são geradas diferentes possibilidades de alterações na via da atuação da p53, resultando em amplo espectro do desenvolvimento tumoral.

Bibliografia Consultada

VOGELSTEIN B; LANE D; LEVINE AJ. Surfing the p53 network. Nature. 2000;408:307-10.

LOWE SW; LI AW. Advances in viral-vector systemin cytokine gene therapy against câncer. Vaccine. 2000;28(23):3883-7.

LEROY B; ANDERSON M; SOUSSI T. TP53 Mutations in human cancer: Database Reassessment and Prospects for the Next Decade. Hum Mutat. 2014; 35(6):672-88.

OLIVIER M; HOLLSTEIN M; HAINAUT P. TP53 Mutations in Human Cancers: Origins, Consequences, and Clinical Use. Cold Spring Harb Perspect Biol. 2010;2(1):a001008.

107 Qual a importância de se estudar a expressão dos receptores de estrogênio e progesterona em tumores de mama utilizando imuno-histoquímica?

Cynthia Aparecida Bueno de Toledo Osório

Victor Piana de Andrade

Fernando Augusto Soares

O tratamento do câncer de mama é baseado na abordagem cirúrgica e complementado por uma combinação variada de tratamento anti-hormonal, bloqueadores de tirosina quinase (HER2), quimioterapia e radioterapia. O maior desafio nos dias atuais é definir qual paciente se beneficiará de cada uma dessas formas de tratamento. Perfis de expressão gênica, expressão de receptores hormonais de estrógeno (RE) e de progesterona (RP), da proteína/gene HER2 e do índice proliferativo caracterizam as principais informações moleculares para a tomada de decisão.

O *National Comprehensive Cancer Network* (NCCN) dos Estados Unidos estabeleceu fatores clínicos, morfológicos e moleculares para o tratamento e risco de recidiva nas pacientes com câncer de mama. Dessa forma, a pesquisa de receptores hormonais em todos os casos de câncer de mama em avaliação para tratamento é mandatória nos dias atuais e deve seguir as recomendações descritas pelo NCCN e pelo Colégio Americano de Patologistas – CAP (2009/2010), para garantir a qualidade dos resultados, que incluem: a observação controlada de variáveis pré-analíticas como o tempo de fixação da amostra em formol tamponado, o volume de formol, a qualidade dos reagentes, a temperatura do processamento histológico, o clone e os métodos utilizados na coloração imuno-histoquímica.

A avaliação deve levar em conta a intensidade da coloração e a porcentagem de células marcadas, uma vez que a resposta aos tratamentos anti-hormonais aumenta progressivamente com o grau de positividade imuno-histoquímica de anti-RE e anti-RP. Tumores avançados com expressão forte e difusa de RE e RP exibem resposta ao tratamento anti-hormonal em 80% dos casos, enquanto tumores que exibem expressão fraca e focal de RE ou RP possuem taxas de resposta entre 25 e 40%. Os tumores negativos para RE e RP correspondem a menos de 10% dos casos. Devido aos efeitos colaterais importantes no uso do tamoxifeno ou inibidores de aromatase (anastrozol, letrozol, exomestano), essas drogas são oferecidas apenas às pacientes cujos tumores demonstram a expressão de receptores hormonais por meio de imuno--histoquímica. Mulheres com câncer de mama na pré-menopausa têm indicação do uso de tamoxifeno. As mulheres têm a alternativa de usar inibidores de aromatase na pós-menopausa, para evitarem síntese periférica de esteroides, a partir do tecido adiposo.

Os tumores que expressam RE e/ou RP são diferentes dos tumores RE–/RP– em diversos aspectos. Do ponto de vista transcricional (RNAm), quando classificados de forma não supervisionada, os tumores da mama segregam-se em dois grupos, positivo e negativo, para a expressão de receptores hormonais. Os tumores com alta expressão de receptores hormonais e genes relacionados foram denominados de *Luminais* (pela similaridade com as células luminais do epitélio ductal), e os tumores com relativa baixa expressão de receptores hormonais foram subdivididos em *tumores HER2* (quando exibiam superexpressão do gene *HER2)* e *tumores basal-símile* (quando apresentavam alta expressão de citoceratinas de alto peso molecular e outras proteínas mais relacionadas com as células basais do epitélio ductal). Essa nomenclatura, baseada na classificação molecular, tem valor prognóstico agregado e os diferentes tipos de tumores da mama exibem modelos de sinalização que implicam carcinogênese e progressão tumorais distintos. Sabe-se ainda que, no grupo de tumores com expressão de receptores hormonais, há muita heterogeneidade no comportamento biológico e outras variáveis estão em estudo para permitirem a individualização do tratamento.

Bibliografia Consultada

NATIONAL COMPREHENSIVE CANCER NETWORK. NCCN GUIDELINES®. NCCN Guidelines for treatment of cancer by site. Guidelines Breast Cancer. 2015.Disponível em: http://www.nccn.org/professionals/physician_gls/pdf/breast.pdf. Acessado em fevereiro 2015.

HAMMOND ME et al. American Society of Clinical Oncology/College of American Pathologists guideline recommendations for immunohistochemical testing of estrogen and progesterone receptors in breast cancer. Arch Pathol Lab Med. 2010;134(6)907-22. Erratum in: Arch Pathol Lab Med. 2010;134(7): 48-72.

ALRED DC et al. NCCN Task Force Report: Estrogen Receptor and Progesterone Receptor Testing in Breast Cancer by Immunohistochemistry. J Natl Compr Canc Netw. 2009;7(S6):S1-S21; quiz S22-3.

EARLY BREAST CANCER TRIALISTS COLLABORATIVE GROUP. Effects of Chemotherapy and hormonal therapy for early breast cancer on recurrence and 15-year survival: an overview of the randomised trials. Lancet. 2005; 365(9472):1687-717.

KOMM BS. An overview of current and emerging SERMs. J Steroid Biochem Mol Biol. 2014;143C:207-22.

IGNATIADIS M. Luminal breast cancer: from biology to treatment. Nat Rev Clin Oncol. 2013;10(9):494-506.

108 A mutação somática C134W no gene *FOXL2* é considerada um marcador de que tipo de neoplasia ovariana?

Camila Guindalini

O gene Forkhead box L2 (*FOXL2*) está envolvido no desenvolvimento e na função ovariana. O produto desse gene é um dos marcadores mais precoces da diferenciação do ovário e sua expressão se mantém durante a vida adulta. Foi demonstrado que a proteína FOXL2 é necessária para o desenvolvimento normal das células da granulosa. Estudos identificaram que uma mutação somática de ponto 402C->G localizada no éxon 1 desse gene, também conhecida como C134W, está presente na maioria dos casos de tumores de células da granulosa do tipo adulto (>90%), em aproximadamente 10% das neoplasias do tipo juvenil e em 21% de tecomas, mas não em outros tipos de tumores de ovário.

O tumor de células da granulosa representa aproximadamente 5% de todas as neoplasias de ovário e é o tipo mais comum dos tumores do estroma e cordões sexuais. O diagnóstico histopatológico desse tipo de tumor é desafiador e não há nenhum tratamento efetivo, além da cirurgia. Dessa forma, a detecção da mutação C134W funciona como marcador diagnóstico dessa neoplasia, principalmente quando o achado histopatológico é duvidoso, e é relevante para a subclassificação adequada dentro do grupo de tumores do estroma e cordões sexuais.

Bibliografia Consultada

SHAH SP et al. Mutation of FOXL2 in granulosa-cell tumors of the ovary. N Engl J Med. 2009;360(26):2719-29.

KOMMOSS S et al. A current perspective on the pathological assessment of FOXL2 in adult-type granulosa cell tumours of the ovary. Histopathology. 2014; 64(3):380-8.

109 Qual a importância da investigação da amplificação do gene *MDM2* para o diagnóstico de lipossarcoma?

Juliana Correa

Lipossarcoma é o tipo mais comum de sarcoma de tecidos moles, com prevalência de 20%. Há 5 subtipos de lipossarcomas, e os dois mais frequentes são denominados lipossarcomas bem diferenciados (LPS-BD) e lipossarcomas desdiferenciados (LPS-DD). Análises citogenéticas demonstraram que ambos são caracterizados por amplificação na região cromossômica 12q13-15, resultando na presença de maior número de cópias de diferentes genes relacionados à patologia molecular de neoplasias, incluindo o gene *MDM2* (do inglês, *murine double minute type 2*). O prognóstico dos pacientes depende, entre outros fatores, do subtipo histológico, que é de difícil identificação a partir do material coletado em biópsias incisionais em que a amostra tumoral é muito pequena. O risco de recorrência é alto nos casos de LPS-DD.

O gene *MDM2* é um oncogene e apresenta importante papel na regulação do ciclo celular e na progressão da tumorigênese. A maior expressão da proteína MDM2, observada nesses tumores, leva à regulação negativa da proteína p53, cuja função está relacionada à defesa da célula contra eventos neoplásicos. A identificação do maior número de cópias do gene *MDM2* por hibridização *in situ* fluorescente (FISH) é uma importante ferramenta de diagnóstico molecular, permitindo a identificação dos tipos tumorais LPS-BD e LPS-DD, sendo essencial para a prática clínica, uma vez que radiação e quimioterapia têm baixa taxa de resposta em ambos os subtipos; entretanto, novos agentes direcionados a produtos de genes da região amplificada do cromossomo 12, como o *MDM2*, têm-se mostrado promissores e estão sendo testados em estudos clínicos.

Bibliografia Consultada

DEI TOS AP. Liposarcoma: New entities and evolving concepts. Ann Diagn Pathol. 2000;4:252-66.

VARGAS DA; TAKAHASHI S; RONAI Z. Mdm2: A regulator of cell growth and death. Adv Cancer Res. 2003;89:1-34.

MOMAND J; WU HH; DASGUPTA G. MDM2 – master regulator of the p53 tumor suppressor protein. Gene. 2000;242(1-2):15-29.

110 O que é tumor de Wilms e qual a situação atual do diagnóstico molecular da doença?

Dirce Maria Carraro

Tumor de Wilms (TW) é um tipo de câncer embrionário renal, o mais comum de todos os tumores renais pediátricos, e acomete principalmente crianças de idade entre 2 e 4 anos. O TW pode ser diagnosticado em jovem ou adulto, mas essa manifestação é extremamente rara. O tumor surge normalmente em um único rim, característica dos TW esporádicos; e em poucos casos pode ocorrer bilateralmente como consequência de um fator genético de predisposição. A grande maioria dos TWs é diagnosticada pela presença de uma massa abdominal, normalmente assintomática, sendo que nenhum marcador molecular é usado de forma rotineira com finalidade diagnóstica. Esforços são concentrados para se identificar as alterações genéticas associadas, como a patogênese de TW. Nesse esforço, alguns genes foram identificados, sendo que os mais frequentemente alterados são *WT1*, *WTX*, *CTNNB1* e *DROSHA* (recentemente identificado). Outros genes que têm sido encontrados em menor frequência são *TP53*, *DIS3L2*, *FBXW7*, *MYCN* e *DICER1*. Essas descobertas ajudam a compreender a patogênese do tumor e abrem possibilidades para o desenvolvimento de drogas específicas que ajam mais eficientemente nas células tumorais. Do ponto de vista de tratamento, melhorias significativas foram conseguidas nas últimas décadas e, hoje, a sobrevida pode chegar a 90% para pacientes com tumores localizados. O manejo do paciente requer equipe experiente e multidisciplinar, sendo que o objetivo é maximizar a taxa de cura enquanto se diminui a agressividade do tratamento. Para isso, esforços da comunidade científica estão concentrados na identificação de biomarcadores, baseados em dados genéticos e moleculares, para discriminar tumores mais agressivos que necessitam de tratamentos mais intensos, daqueles menos agressivos, que se beneficiariam com tratamentos mais amenos e de menor toxicidade.

Bibliografia Consultada

SZYCHOT E; APPS J; PRITCHARD-JONES K. Wilms'tumor: biology, diagnosis and treatment. Transl Pediatr. 2014;1:6-16.

TORREZAN GT et al. Recurrent somatic mutation in DROSHA induces microRNA profile changes in Wilms tumour. Nat Commun. 2014;5:4039.

111 Quais marcadores moleculares podem ser pesquisados para definição da conduta clínica em casos de aspirados tireoidianos com citologia indeterminada?

Larissa Fontes Generoso

O diagnóstico pré-operatório de nódulos da tireoide é baseado na avaliação citológica de material obtido por aspiração com agulha fina, de acordo com o sistema Bethesda. Entretanto, cerca de 25% das amostras têm resultado diagnóstico inconclusivo, os pacientes são geralmente encaminhados para cirurgia diagnóstica e a maioria dos nódulos é identificada como benigna.

A fim de evitar a conduta invasiva, aprimorar a avaliação pré-operatória de risco e orientar a definição da conduta clínica em cada caso, têm sido propostos testes de marcadores moleculares. Estudo prospectivo de amostras de nódulos tireoideanos por aspiração com agulha fina, utilizando qRT-PCR e imuno-histoquímica, propõe a análise de três genes (*HMGA2, MRC2* e *SFN)* para o diagnóstico diferencial de tumores da tireoide em benignos (adenomas foliculares, nódulos adenomatosos, adenomas de células de Hürthle e nódulos de tireoidite linfocítica) e malignos (carcinomas de células de Hürthle, carcinomas foliculares, carcinomas papilíferos e a variante folicular do carcinoma da tireoide). Foi relatado que a análise desses marcadores por imuno-histoquímica e qRT-PCR obteve, respectivamente, 100% e 84% de especificidade e 80% e 71% de sensibilidade.

Há relato na literatura da aplicação de um painel mais complexo, utilizando a técnica de *microarray*, o que resultou em 92% de sensibilidade e valor preditivo negativo de 93%, porém com baixa especificidade, 52%, e valor preditivo positivo, 47%.

Esse teste tem sido considerado critério de exclusão, ou seja, resultado indicativo de tumor benigno deve seguir em acompanhamento, em vez de prosseguir para a cirurgia diagnóstica. Já para as amostras de aspirado de nódulo tireoideano com resultado citológico de "suspeita de malignidade", a recomendação é de prosseguir diretamente à cirurgia e não aplicar esse painel para diagnóstico.

Outro painel, baseado na pesquisa de mutações de ponto nos genes *BRAF* e *RAS*, e de rearranjos *RET/PTC* e *PAX8/PPAR* por PCR, demonstrou ter especificidade de 96 a 99% e valor preditivo positivo de 87 a 95%, mas com baixa sensibilidade, 57 a 63%, e valor preditivo negativo, 72 a 94%. Assim, esse painel pode ser utilizado como critério de inclusão para tireoidectomia total quando os resultados dos marcadores forem positivos, devido à alta probabilidade de malignidade.

Bibliografia Consultada

CIBAS ES; ALI SZ. The Bethesda system for reporting thyroid cytopathology. Am J Clin Pathol. 2009;132(5):658-65.

PRASAD NB et al. Three-gene molecular diagnostic model for thyroid cancer. Thyroid. 2012;22(3):275-84.

ALEXANDER EK et al. Preoperative diagnosis of benign thyroid nodules with indeterminate cytology. N Engl J Med. 2012;367(8):705-15.

LEE L; MITMAKER EJ; HOW J. The value of molecular diagnostics for indeterminate thyroid nodules. J Clin Edocrinol Metab. 2014;99(11):4062-5.

NIKIFOROV YE et al. Impact of mutational testing on the diagnosis and management of patients with cytologically indeterminate thyroid nodules: a prospective analysis of 1056 FNA samples. J Clin Edocrinol Metab. 2011;96(11):3390-7.

112 Qual a importância clínica da pesquisa de mutações do gene *BRAF* em casos de carcinoma papilífero de tireoide?

Carlos Benevides

Os carcinomas papilíferos de tireoide (CPT) compreendem cerca de 85% dos cânceres de tireoide e, no geral, apresentam excelente prognóstico. Entretanto, o entendimento das vias de carcinogênese, a aplicação de métodos diagnósticos precisos e as novas terapias são objetos de estudo atualmente.

Nesse contexto, a mutação de *BRAF* (V600E) tem-se mostrado de maior importância na patogênese do CPT. Por meio da ativação da via MAPK, BRAF exerce importante papel nos processos de proliferação, angiogênese e sobrevivência celular tumoral.

Do ponto de vista de diagnóstico, grande parte dos pacientes com nódulos tireoidianos realizam tireoidectomias, devido à incerteza quanto à natureza maligna da lesão, em aspirados provenientes de biópsia por agulha fina, dos quais 10 a 15% são indeterminados. Nesse contexto, a presença de mutação de *BRAF* no aspirado seria de grande valor diagnóstico, visto que apresenta valor preditivo positivo de 95% para CPT. Assim, tal achado permitiria melhor planejamento do procedimento cirúrgico a ser adotado, visando minorar os riscos de tireoidectomias desnecessárias.

Em relação ao prognóstico, Lupi et al. avaliaram 500 casos de CPT, dos quais 45% abrigavam mutações de *BRAF*. Foi encontrado que pacientes com *BRAF* mutado, quando comparados com os demais, apresentaram maior incidência de metástases em linfonodos, de extensão extratireoidiana, além de estádios mais avançados.

No campo terapêutico, novas drogas, como os inibidores de tirosina quinase (vemurafenibe), são alvo-específicas para BRAF^{V600E}, com resultados animadores já descritos em melanoma. Com base nessa refe-

258

rência, portadores de CPT recorrentes ou metastáticos potencialmente se beneficiariam desses medicamentos. Kim et al. avaliaram o uso de vemurafenibe em 3 portadores de CPT metastático com $BRAF^{V600E}$. Um deles apresentou redução de lesões com sobrevida livre de progressão de doença (SLP) de 11,7 meses, os demais tiveram doença estável com SLP de 11,4 e 13,2 meses. Tais resultados são superiores aos dados históricos do uso de quimioterapia convencional, portanto motivadores de pesquisas futuras.

Bibliografia Consultada

MELCK AL; YIP L; CARTY SE. The utility of BRAF testing in the management of papillary thyroid cancer. Oncologist. 2010;15:1285-93.

DAVIES H et al. Mutations of the BRAF gene in human cancer. Nature. 2002; 417:949-54.

LUPI C et al. Association of BRAF V600E mutation with poor clinicopathological outcomes in 500 consecutive cases of papillary thyroid carcinoma. J Clin Endocrinol Metab. 2007;92:4085-90.

KIM KB et al. Clinical responses to vemurafenib in patients with metastatic papillary thyroid cancer harboring BRAFV600E mutation. Thyroid. 2013;23(10): 1277-83.

VII. TUMORES SÓLIDOS

113 O gene *GNAS* pode estar mutado, superexpresso ou amplificado em uma série de doenças, incluindo algumas neoplasias. Por que é importante se investigar alterações moleculares nesse gene?

Larissa Fontes Generoso

A proteína GNAS faz parte da via de sinalização cAMP/PKA (adenosina monofosfatase cíclica/proteína quinase dependente de cAMP). PKA é ativada somente na presença de cAMP e fosforila uma variedade de outras proteínas, entre elas enzimas e fatores de transcrição. O descontrole dessa via pode resultar na hiperproliferação celular, contribuindo para o desenvolvimento ou a progressão do câncer.

Anormalidades na via de sinalização cAMP/PKA têm sido associadas à formação de tumores em tecidos endócrinos. Tal associação foi inicialmente observada na síndrome de McCune-Albright (MAS), causada por mutações ativadoras do *GNAS* que levam à estimulação constitutiva da adenilatociclase e à ativação da PKA. A manifestação da doença inclui manchas café com leite, displasia fibrosa poliostótica e hiperfunção endócrina autônoma. Os tecidos endócrinos mais frequentemente afetados incluem ovários, tireoide, pituitário, porém a hiperplasia adrenocortical macronodular bilateral também pode ser encontrada no contexto da MAS.

Além disso, a expressão ou atividade anormal da GNAS foi descrita em lesões adrenocorticais, tumores pituitários, renais, da tireoide e da paratireoide. Os pontos mais frequentes de mutação no *GNAS* são o códon 201 no éxon 8 e o códon 227 no éxon 9. Clinicamente, mutações nesse gene em neoplasias pituitárias podem estar implicadas na sensibilidadade aumentada ao octreotida (agonista de somatostatina).

Atualmente, não há terapia dirigida ao *GNAS*, porém, o entendimento do status do *GNAS* no paciente individual pode abrir caminho para o desenvolvimento desse tipo de terapia e para o avanço do tratamento personalizado.

Bibliografia Consultada

ALMEIDA MQ; STRATAKIS CA. How does cAMP/protein kinase A signaling lead to tumors in the adrenal cortex and other tissues? Mol Cell Endocrinol. 2011;336(1-2):162-8.

MD ANDERSON CANCER CENTER. GNAS Mutational Analysis. Disponível em: http://www.mdanderson.org/education-and-research/resources-for-professionals/scientific-resources/core-facilities-and-services/molecular-diagnostics-lab/services/molecular-diagnostics-lab-tests-gnas-mutational-analysis.html. Acessado em março 2015.

114 Existe correlação entre as características histológicas de tumores de pâncreas e mutações genéticas?

Larissa Fontes Generoso

Sim, uma vez que avanços recentes nas tecnologias de sequenciamento e bioinformática possibilitaram a realização de uma série de estudos em sequenciamento de genomas de câncer, expandindo vastamente nosso conhecimento sobre as mudanças genéticas subjacentes a uma variedade de tipos de tumor. Muitos desses estudos se concentraram em tumores pancreáticos, atualmente os mais bem caracterizados geneticamente, tendo sido estabelecida a relação entre alterações genéticas e os tipos histológicos dos tumores.

Assim, foram elencadas mutações associadas a adenocarcinomas ductais de pâncreas, neoplasias císticas do pâncreas, tumores neuroendócrinos de pâncreas, carcinomas de células acinares e pancreatoblastomas. Esse conhecimento, integrado à análise histológica e aos achados clínicos, pode ter implicações clínicas diretas, trazendo oportunidades para o diagnóstico molecular e o tratamento personalizado.

Bibliografia Consultada

HANNO M; SEMAAN A; HRUBAN RH. The genetic classification of pancreatic neoplasia. J Gastroenterol. 2015;50(5):520-32.

WOOD LD; HRUBAN RH. Pathology and molecular genetics of pancreatic neoplasms. Cancer. 2012;18(6):492.

115 Quais alterações são características das diferentes lesões císticas do pâncreas?

Larissa Fontes Generoso

As lesões císticas do pâncreas são classificadas em quatro tipos histológicos: neoplasia mucinosa papilar intraductal (NPPI), neoplasia cística mucinosa (NCM), tumor sólido pseudopapilar (TSPP), que têm potencial para progredir para um câncer metastático, e cistoadenoma seroso (CAS), geralmente benigno.

O *KRAS* é o gene mais frequentemente mutado na neoplasia mucinosa papilar intraductal (aproximadamente 80%) e, embora o *KRAS* seja característico do adenocarcinoma ductal de pâncreas, duas outras alterações genéticas são muito prevalentes na NPPI, mutações no códon 201 do *GNAS* e mutações que inativam o gene *RNF43*. Alterações nos genes *TP53*, *SMAD4* e *CDKN2A* são encontradas em tumores mais diferenciados e acredita-se que sejam afetados tardiamente na progressão da tumorigênese. Também podem ser encontradas mutações nos genes *PIK3CA*, *STK11* e *BRAF*.

Na neoplasia cística mucinosa, a frequência de mutações no *KRAS* também é cerca de 80%; a inativação do *RNF43* ocorre em 40% dos casos, e *TP53*, *SMAD4* e *CDKN2A* também aparecem mutados nas NCM, especialmente naquelas com displasia de alto grau ou carcinoma invasivo associado.

Mutação de sentido trocado no gene *CTNNB1*, que codifica a β-catenina, é encontrada em praticamente todos os tumores sólidos pseudopapilares (TSPP), e a perda de heterozigose (LOH) ocorre raramente nos TSPP.

A alteração característica do cistoadenoma seroso (CAS) é a perda de heterozigose, predominantemente a do braço cromossômico 3p, onde se localiza o gene supressor de tumor *VHL* que, por estar frequentemente mutado no CAS, é considerado um *driver* (condutor) desse tipo de tumor. Assim, para se identificar se uma lesão cística do pâncreas é um CAS, pode-se pesquisar por mutações intragênicas no *VHL* ou LOH em 3p.

A caracterização das lesões císticas do pâncreas, utilizando análise histológica e molecular em conjunto com achados clínicos, tem potencial para mudar a forma como essas neoplasias são manejadas, abrindo caminho para o tratamento personalizado e potencialmente mais efetivo no futuro.

Bibliografia Consultada

HANNO M; SEMAAN A; HRUBAN RH. The genetic classification of pancreatic neoplasia. J Gastroenterol. 2015;50(5):520-32.

116 Quais alterações estão presentes em adenocarcinoma ductal de pâncreas, tumor neuroendócrino de pâncreas, carcinoma de células acinares e pancreatoblastoma?

Larissa Fontes Generoso

Mutações em um oncogene, o *KRAS*, e em três genes supressores de tumor, *CDKN2A* (também conhecido como *P16*), *TP53*,e *SMAD4* (também conhecido como *DPC4*) estão presentes na maioria dos adenocarcinomas ductais de pâncreas (ADP). Com menos frequência, são encontradas mutações nos genes *MLL3*, *TGFBR2*, *ARID1A* e *ATM*.

A ativação do oncogene *KRAS* está presente em 90% dos ADPs, e geralmente ocorre por mutações de ponto, concentradas em um *hot spot* no códon 12, mas também podem estar presentes nos códons 13 ou 61. Um terço dos ADPs sem mutações no *KRAS* apresentam mutação no *BRAF*, que também faz parte da via de sinalização Ras, o que destaca a importância dessa via na formação do ADP.

O gene supressor de tumor mais frequentemente inativado em ADPs é o *CDKN2A*, em 95% dos tumores desse tipo, sendo: 40% por mutação intragênica associada à perda de heterozigose; 40% por deleção homozigótica; e 15% por silenciamento epigenético. Outros genes supressores de tumor, *TP53* e *SMAD4*, estão inativados em 75 e 55% dos ADPs, também por mutação intragênica associada à perda de heterozigose ou por deleção homozigótica.

Os genes afetados em tumor neuroendócrino de pâncreas (pNET) incluem *MEN1*, *DAXX*, *ATRX* e genes da via da proteína-alvo da rapamicina em mamíferos (mTOR), como *TSC2*, *PTEN* e *PIK3CA*. Mutações intragênicas em *MEN1* são as mais frequentes nos pNET (44%), e 70% dos tumores têm perda de heterozigose na região correspondente a esse gene; já a frequência de mutações em *DAXX* e *ATRX* é de 25% e 18%, respectivamente. Outros genes alterados pertencem à via fosfatidilinositol-3-quinase (PI3K)-AKT-mTOR; alterações em *PTEN*, *PSC2* ou *PIK3CA* são encontradas em 16% dos pNET. Além disso, a perda de heterozigose do gene *PHLDA3* parece estar associada à progressão da doença e mau prognóstico.

O carcinoma de células acinares (CCA) é raro, porém importante devido à sua malignidade. Os CCA têm grande instabilidade cromossômica e heterogeneidade genética; estudos de sequenciamento mostraram que esse tipo de tumor chega a ter em média 64 mutações somáticas, que incluem genes alterados em outras neoplasias pancreáticas, como *SMAD4*, *TP53*, *GNAS*,*MEN1* e *RNF43*; e genes associados a síndromes de câncer de pâncreas familial. Adicionalmente, alterações genômicas recorrentes foram identificadas, incluindo fusões entre *RAF1* e *BRAF*, e deficiências no reparo de DNA.

A LOH em uma região altamente imprintada no braço cromôssomico 11p é característica do pancreatoblastoma; a maioria desses tumores tem mutações em genes da via de sinalização Wnt, associada à proliferação celular, incluindo mutação inativadora do *APC* e ativadora do *CTNNB1*. As mutações genéticas frequentes em ADP são raras (*KRAS*) ou ausentes (*TP53*, *CDKN2A*, *SMAD4*).

Bibliografia Consultada

HANNO M; SEMAAN A; HRUBAN RH. The genetic classification of pancreatic neoplasia. J Gastroenterol. 2015;50(5):520-32.

117 Quais os desafios atuais para o desenvolvimento de um painel analítico para a caracterização de carcinomas de células escamosas de cabeça e pescoço?

Rodrigo Vieira Rodrigues

Apesar de existir extensa lista de candidatos a biomarcadores preditivos e prognóstico, nenhum tem sido amplamente aceito como rotina no manejo de pacientes com carcinoma epidermoide de cabeça e pescoço (CECP). Por outro lado, o *National Comprehensive Cancer Network* (NCCN) reconhece o vírus do papiloma humano (HPV) e p16INK4a (p16) como marcadores prognósticos para o câncer de orofaringe, onde os tumores positivos para HPV ou com expressão elevada de p16 têm melhor prognóstico do que os HPV negativos.

Lothaire et al. compararam os resultados publicados sobre os marcadores estudados extensivamente em CECP, incluindo *EGFR*, *CCND1*, *BCL2*, *KIP1*, *VEGF* e *TP53*, e descobriram que as conclusões relatadas pelos diferentes grupos de pesquisa nem sempre foram consistentes.

Inúmeros fatores podem contribuir para os resultados discordantes entre diferentes laboratórios, como a variabilidade clínica real e as variações nas técnicas utilizadas nos estudos, por exemplo, plataformas tecnológicas para a detecção e medição, fontes de reagentes, se o tecido estava fresco ou fixado etc. As variações no desenho do estudo, na seleção da amostra, população de pacientes, desfechos clínicos e métodos de análise podem resultar em diferentes modelos preditivos.

Nos últimos anos tem ocorrido enorme progresso das tecnologias de alta capacidade, conhecidas como "ômicas" (genômica, transcriptômica, proteômica, metabolômica e epigenômica), que definiu o ritmo para a descoberta de biomarcadores em grande escala. Essa imensa quantidade de dados não desconexos são um dos maiores desafios para a ciência atual. Dessa forma, é essencial que sejam desenvolvidos algoritmos computacionais capazes de compilar todos esses dados e determinar biomarcadores reais para o câncer.

Bibliografia Consultada

LOTHAIRE P et al. Molecular markers of head and neck squamous cell carcinoma: Promising signs in need of prospective evaluation. Head Neck. 2006; 28(3):256-69.

VIII

TUMORES HEMATOLÓGICOS

Leucemias Mieloides Agudas e Crônicas

118 Qual a importância da análise das alterações cromossômicas em hematologia oncológica?

Ana Carolina Fonseca
Priscila Lubraico

A caracterização das alterações cromossômicas em hematologia oncológica é essencial na compreensão dos mecanismos tumorais e no processo de desenvolvimento de drogas para combater a doença. Apesar de ser uma das técnicas mais antigas em genética, o cariótipo é o exame mais frequentemente utilizado para adeterminação do tipo de alteração cromossômica, a qual pode ser numérica ou estrutural. Entre as alterações numéricas, destacam-se as hiperdiploidias, caracterizadas pelo ganho de cromossomos, ou as hipodiploidias, quando estão presentes 45 cromossomos ou menos na linhagem tumoral. As alterações estruturais envolvem as translocações cromossômicas e a formação de genes de fusão, cuja expressão como proteínas são de relevância na leucemogênese, uma vez que influenciam a expressão de genes regulatórios, que comprometem os mecanismos de divisão celular, diferenciação, maturação e apoptose, fazendo com que o clone apresente a vantagem proliferativa que caracteriza a transformação neoplásica. Ressalta-se, no entanto, que parte das alterações estruturais não pode ser detectada no cariótipo, mas somente por técnicas moleculares capazes de detectar anomalias crípticas, como a técnica de hibridização *in situ* fluorescente (FISH).

Estudos clínicos em portadores das alterações cromossômicas têm sido fundamentais para a determinação do prognóstico associado a cada tipo de anomalia cromossômica. Além disso, a identificação dessas alterações configura importante instrumento tanto para o diagnóstico, como para a estratificação desses pacientes, orientando decisões terapêuticas. Ao atuarem como marcadores moleculares, alterações específicas possibilitam melhor acompanhamento em relação à resposta do paciente ao protocolo de tratamento, o que pode ser mais dependente da presença ou da ausência da alteração específica do que sua morfologia.

Embora os tipos de anomalias cromossômicas sejam semelhantes em crianças e adultos, sua distribuição e possivelmente seu significado biológico são diferentes, sendo necessária uma interpretação acurada do cariótipo para avaliar essas distinções.

Bibliografia Consultada

CHEN Z; SANDBERG AA. Molecular cytogenetic aspects of hematological malignancies: clinical implications. Am J Med Genet. 2002;115(3):130-41.

FARIAS MG; CASTRO SM. Diagnóstico laboratorial das leucemias linfóides agudas. J Bras Patol Med Lab. 2004;40(2):91-8.

119 O que é cromossomo Philadelphia e qual sua importância na leucemia mieloide crônica?

Luciana Nardineli

A leucemia mielóide crônica (LMC) é uma das doenças oncológicas mais estudadas, sendo que sua primeira descrição científica data de meados do século XIX. Apesar disso, o grande avanço para o melhor entendimento dessa doença ocorreu na década de 60 com a descrição do cromossomo Philadelphia (Ph[1] ou Ph) por Nowell e Hungerford. Utilizando novas técnicas citogenéticas, eles observaram que, no cariótipo de pacientes com LMC, o cromossomo 22 apresentava perda aparente do braço longo e, consequentemente, redução do seu tamanho em relação ao seu homólogo. Essa observação levou a uma nova abordagem do diagnóstico da doença, tornando-se um marcador no estudo da LMC e o foco para estudos moleculares futuros. Já na década de 1970, Janet D. Rowley descreveu que a perda aparente do material do cromossomo 22 era parte de uma translocação recíproca entre os cromossomos 9 e 22, caracterizando assim a t(9;22).

Com o desenvolvimento de técnicas moleculares, a fusão *BCR-ABL* foi descrita na década de 1980 e ocorre pela justaposição dos pontos de quebra do gene *BCR*, presente no cromossomo 9, e do gene *ABL*, no cromossomo 22. Essa fusão resulta na transcrição de uma oncoproteína funcional, p210[BCR-ABL], com atividade tirosina quinase constitutiva, ou seja, com capacidade de transferir grupos fosfato (PO_4^{3-}) a resíduos de tirosina em proteínas-alvo, ativando, assim, vias de sinalização como JAK-STAT e PI3K-AKT relacionadas, principalmente, à proliferação celular e à inibição da apoptose, pilares da transformação maligna presente na LMC.

Bibliografia Consultada

GEARY CG. The story of chronic myeloid leukemia. Br J Haematol. 2000; 110(1):2-11.

120 Quais as indicações para análise de mutações no domínio quinase *ABL1* na leucemia mieloide crônica (LMC)?

Luciana Nardineli

Em pacientes com LMC em fase crônica, a análise de mutações do domínio quinase do gene *ABL1* é indicada para aqueles que apresentam resposta subótima ou falha ao tratamento com inibidores de tirosina quinase, ou seja, o paciente não apresenta a resposta adequada ao tempo de tratamento ou perde após atingi-la, seja ela hematológica, citogenética ou molecular. Entre os principais mecanismos de resistência possíveis, as mutações do domínio quinase são mais frequentes e afetam aminoácidos envolvidos na ligação do medicamento ou em regiões regulatórias do domínio quinase, impedindo ou apenas dificultando sua ligação à proteína BCR-ABL. Dessa forma, essas mutações podem conferir diferentes graus de resistência, sendo que algumas são totalmente insensíveis, outras apenas parcialmente, sendo que nesse último caso o escalonamento de dose pode restaurar a sensibilidade.

A análise de mutação do domíno quinase *ABL1* nos casos de resistência a inibidores de tirosina quinase é importante ferramenta clínica para a mudança de tratamento, pois essa vai depender da mutação detectada, ou seja, cada mutação possui um grau de sensibilidade distinto para cada inibidor de tirosina quinase utilizado no tratamento da LMC.

Bibliografia Consultada

BRANFORD S; HUGHES TP. Mutational analysis in chronic myeloid leukemia: when and what to do? Curr Opin Hematol. 2011;18(2):111-6.

MELO J; CHUAH C. Resistance to imatinib mesylate in chronic myeloid leukemia. Cancer Letters. 2007;249:121-32.

121 O cromossomo Philadelphia está presente apenas nas leucemias mieloides crônicas?

Luciana Nardineli

Além da leucemia mieloide crônica (LMC), o cromossomo Philadelphia também pode ser observado na leucemia linfocítica aguda Ph positiva (LLA-Ph+), porém, apesar de morfologicamente similar em ambas as doenças, molecularmente podem ser distintos, já que a fusão *BCR-ABL* pode ocorrer em pontos distintos do gene *BCR* e, dessa forma, dar origem a 3 isoformas: p210, p190 e p230.

Na maioria dos pacientes com LMC e um terço dos pacientes com LLA-Ph+, os pontos de quebra do gene *BCR* podem ocorrer na região M-bcr (*major breakpoint cluster region*) e originam dois transcritos, e13a2 (b2a2) e e14a2 (b3a2), sendo que ambos traduzem uma proteína de 210kDa (p210). Dois outros pontos de quebra podem ocorrer no gene *BCR* nas regiões m-bcr (*minor breakpoint cluster region*) e μ-bcr (*micro breakpoint cluster region*), que dão origem aos transcritos e1a2 e e19a2 e codificam as proteínas p190 e p230, envolvidas na LLA-Ph+ e na LMC neutrofílica, respectivamente.

O cromossomo Philadelphia também pode ser encontrado em alguns casos de leucemia mieloide aguda (LMA), quando essa resulta da evolução de uma LMC para uma crise blástica, não sendo possível encontrar esse marcador nos casos de LMA *de novo*.

Bibliografia Consultada

DEININGER MWN; GOLDMAN JM; MELO JV. The molecular biology of chronic myeloid leukemia. Blood. 2000;96:3343-56.

122 Qual a principal diferença entre as metodologias disponíveis para a detecção do cromossomo Philadelphia?

Maria de Lourdes Chauffaille

Hoje, estão disponíveis quatro exames para a detecção do cromossomo Philadelphia (Ph): cariótipo por banda G, hibridização *in situ* fluorescente (FISH), *reverse transcription-polymerase chain reaction* (RT-PCR) e *quantitative reverse transcription-polymerase chain reaction* (Rq-PCR).

O cariótipo, no caso, consiste na análise dos cromossomos das células precursoras hematopoiéticas bloqueadas em metáfases e coradas para a banda G. O procedimento técnico inclui cultura da amostra em meio por curto período, adição de bloqueador do fuso mitótico, hipotonia, fixação das células e coloração pela banda G. Segue-se a análise dos espalhamentos cromossômicos ao microscópio e o pareamento de cada par de cromossomos na procura da translocação entre os cromossomos 9 e 22 [t(9;22)(q34;q11)]. Para a pesquisa do Philadelphia por cariótipo prefere-se amostra de medula óssea, rica em células precursoras. Esporadicamente, pode-se usar o sangue periférico desde que contenha percentual representativo de blastos. A identificação de pelo menos duas células com a translocação garante a detecção da alteração clonal. Entretanto, é necessária a avaliação de 20 metáfases para garantir a ausência do Philadelphia variante, subclones ou evolução clonal representados por envolvimento de um terceiro cromossomo na translocação entre o 9 e o 22 [t(9;22;?)]; e a presença de alterações adicionais ao Ph, respectivamente. Nesses casos, reside a vantagem do cariótipo: permite a avaliação de todos os cromossomos.

A FISH consiste na pesquisa do rearranjo *BCR-ABL1* por meio da aplicação das sondas sobre intérfases preparadas para tanto. O procedimento técnico inclui a desnaturação do DNA, incubação com as sondas para os genes *BCR* e *ABC* marcadas com fluorcromos de cores diferentes e análise ao microscópio de fluorescência com os filtros apropriados para o comprimento de ondas dos fluorocromos usados. São contadas pelo menos 200 intérfases por dois observadores e anotadas as anormalidades. A vantagem da FISH reside na rapidez, sensibilidade e especificidade. Rapidez, em poucas horas tem-se o resultado da pesquisa; sensibilidade, podem ser analisadas centenas de células em um único procedimento; especificidade, será observado apenas o que foi investigado.

RT-PCR constitui-se na pesquisa do rearranjo *BCR-ABL1* pela reação em cadeia da polimerase por transcriptase reversa. Trata-se de técnica de biologia molecular que detecta qualitativamente a expressão de RNA. O procedimento técnico consiste na transcrição reversa de RNA de interesse em DNA complementar (cDNA) que vai sendo exponencialmente amplificado pela reação.

Rq-PCR é na sua essência a amplificação de transcritos, mas feito graças ao uso de sondas de DNA que emitem sinal fluorescente e permitem a detecção em tempo real, além de ser quantitativo e mais sensível.

Na prática clínica, tem sido recomendada a realização do cariótipo e do Rq-PCR para o diagnóstico de leucemia mieloide crônica (LMC), leucemia aguda linfoide ou mieloide. O cariótipo, além de demonstrar a presença do cromossomo Philadelphia, revela se há alteração adicional indicativa de fase acelerada ou crise blástica. Pode demonstrar outras anomalias nos casos de neoplasia mieloproliferativa crônica cujo diagnóstico diferencial se faz com a LMC.

A FISH tem sido reservada para situações específicas, por exemplo, quando o cariótipo não demonstrou a presença do Philadelphia, não foi informativo ou quando se tem urgência no resultado. A FISH não identifica o tipo de transcrito.

A RT-PCR revela a presença ou ausência do tipo de transcrito, se p190 ou p210.

A Rq-PCR revela a quantidade de transcritos e, portanto, sabendo-se quanto havia ao diagnóstico vai-se acompanhar seu desaparecimento no monitoramento do tratamento. Para LMC espera-se, em 12 meses de uso de terapia antitirosina quinase, o desaparecimento dos transcritos, situação intitulada de remissão molecular.

Bibliografia Consultada

HUGHES T et al. Monitoring CML patients responding to treatment with tyrosine kinase inhibitors: review and recommendations for harmonizing current methodology for detecting BCR-ABL transcripts and kinase domain mutations and for expressing results. Blood. 2006;108(1):28-37.

123 Quais são as alterações moleculares mais frequentes na leucemia mieloide aguda (LMA)?

Beatriz Dolabela

As alterações moleculares mais frequentes na leucemia mieloide aguda (LMA) estão relacionadas às translocações cromossômicas que levam à fusão de genes codificando fatores de transcrição. Os genes híbridos mais frequentes resultantes da justaposição de genes distintos nessa leucemia são: *RUNX1/RUNX1T1* (*AML1-ETO*) [t(8;21)(q22;q22)], *CBFβ/MYH11* [inv(16)(p13;q22) ou t(16;16)(p13;q22)] e *PML-RA-Rα* [t(15;17)(q22;q12)]. Além dessas, mutações somáticas foram identificadas em vários genes, tais como*NPM1*, *FLT3*, *CEBPA*, *MLL*, *NRAS* homólogo do oncogene viral *RAS* do neuroblastoma, *WT1* (tumor de Wilms),*TET2* e *IDH1*.

LMA com mutações nos genes *NPM1* ou *CEBPA* têm sido incorporadas na classificação da OMS em 2008 como classes provisórias. Em ensaios clínicos, devem-se utilizar esses dois marcadores, assim como as mutações no gene *FLT3*.Mesmo que o estudo dessas mutações não seja mandatório fora dos ensaios clínicos, elas devem ser analisadas em pacientes com LMA citogeneticamente normais (LMA-CN).

Desse modo, a classificação atual da OMS para LMA reconhece a importância da pesquisa das seguintes anormalidades genéticas para diagnóstico e manejo adequado do paciente:

- LMA com t(8;21)(q22;q22); (*RUNX1/RUNX1T1*).
- LMA com inv(16) ou t(16;16)(p13.1;q22); (*CBFβ/MYH11*).
- Leucemia promielocítica aguda com t(15;17)(q22;q12); (*PML/RARα*).
- LMA com t(9;11)(p22;q23) (*MLLT3/MLL*).
- LMA com inv(3)(q21q26.2) ou t(3;3)(q21;q26.2); (*RPN1/EVI1*).

- LMA (megacariocítica) com t(1;22)(p13;q13); (*RBM15/MKL1*).
- Classe provisória: LMA com mutação no gene *NMP1*.
- Classe provisória: LMA com mutação no gene *CEBPA*.

Bibliografia Consultada

VARDIMAN JW et al. The 2008 revision of the World Health Organization (WHO) classification of myeloid neoplasms and acute leukemia: rationale and important changes. Blood. 2009;114(5):937-51.

124 Em que casos de leucemia mieloide aguda é recomendada a pesquisa de mutações do gene *FLT3*?

Paulo Vidal Campregher

O gene *FLT3* codifica um receptor tirosina quinase que exerce papel central na regulação da hematopoiese. Mutações no gene *FLT3* estão presentes ao diagnóstico em cerca de 30% dos portadores de leucemia mieloide aguda (LMA). Existem dois grupos principais de mutações no gene *FLT3* em LMA: a duplicação interna em tandem no domínio justamembrana (FLT3-ITD) e as substituições no domínio quinase (FLT3-TKD). Enquanto o impacto prognóstico das mutações *FLT3--TKD* ainda é controverso, a presença da proteína de fusão FLT3-ITD está associada com alto risco de recidiva e sobrevida reduzida. O diagnóstico completo de um portador de LMA tem como um de seus objetivos o de classificar o paciente de acordo com o risco de recidiva de sua doença. A classificação *LeukemiaNet* estratifica os pacientes em quatro grupos de risco de acordo com as características citogenéticas e moleculares. Portanto, para avaliação diagnóstica, a pesquisa da mutação *FLT3-ITD* é fundamental em todos os pacientes com cariótipo normal e com alterações citogenéticas raras que classifiquem o paciente como sendo de risco intermediário II, com exceção de t(9;11) (p22;q23). A presença da mutação *FLT3-ITD* em um paciente com cariótipo normal caracteriza o grupo de risco intermediário I.

Evidências sugerem que portadores de LMA com *FLT3-ITD* se beneficiem de transplante de células-tronco hematopoiéticas (TCTH) em primeira remissão. Com relação à terapia-alvo de portadores de LMA com *FLT3-ITD*, existem hoje diversos compostos com atividade anti-FLT3 sendo testados em ensaios clínicos. Atualmente, existem pelo menos três drogas disponíveis no mercado com atividade anti--FLT3: sorafenibe, ponatinibe e sunitinibe. Essas três drogas são aprovadas para outras indicações e seu uso em LMA é *off-label*. No entanto, existem dados que sugerem benefício clínico com o uso de sorafenibe em portadores de LMA com *FLT3-ITD* recidivados após TCTH. Apesar de essa estratégia não ser aprovada e não ter sido avaliada em ensaios clínicos prospectivos, existe um número crescente de hematologistas optando por esse tratamento nessa população de pacientes com tão poucas opções terapêuticas. Nesse contexto, a pesquisa da mutação *FLT3-ITD* deveria estender-se a todos os portadores de LMA. Em conclusão, a pesquisa da mutação *FLT3-ITD* é fundamental em LMA, fornecendo informações prognósticas e terapêuticas de extrema importância.

Bibliografia Consultada

LEVIS M. FLT3 mutations in acute myeloid leukemia: what is the best approach in 2013? Hematol Am Soc Hematol Educ Program. 2013;2013:220-6.

BACHER U et al. Prognostic relevance of FLT3-TKD mutations in AML: the combination matters--an analysis of 3082 patients. Blood. 2008;111(5):2527-37.

KOTTARIDIS PD et al. The presence of a FLT3 internal tandem duplication in patients with acute myeloid leukemia (AML) adds important prognostic information to cytogenetic risk group and response to the first cycle of chemotherapy: analysis of 854 patients from the United Kingdom Medical Research Council AML 10 and 12 trials. Blood. 2001;98(6):1752-9.

DOHNER H et al. Diagnosis and management of acute myeloid leukemia in adults: recommendations from an international expert panel, on behalf of the European Leukemia Net. Blood. 2010;115(3):453-74.

BRUNET S et al. Impact of FLT3 internal tandem duplication on the outcome of related and unrelated hematopoietic transplantation for adult acute myeloid leukemia in first remission: a retrospective analysis. J Clin Oncol. 2012;30(7): 735-41.

METZELDER SK et al. High activity of sorafenib in FLT3-ITD-positive acute myeloid leukemia synergizes with allo-immune effects to induce sustained responses. Leukemia. 2012;26(11):2353-9.

125 Qual a importância prognóstica da presença de mutações no gene *NPM1* em pacientes com LMAs?

Luis Gustavo Raimundo

O diagnóstico e a classificação das leucemias mieloides agudas (LMA) são baseados em estudos morfológicos e genéticos. As alterações citogenéticas (alterações cromossômicas) permitem a classificação dos pacientes em três categorias de risco: baixo, médio e alto. No entanto, existem casos em que a célula maligna não apresenta alterações estruturais dos cromossomos. Nesse contexto, número crescente de mutações está sendo descoberto nessas malignidades e algumas estão sendo usadas para estratificação de risco (definição de prognóstico) em pacientes com LMA com cariótipo normal (LMA-CN), ou seja, aproximadamente 41% dos pacientes com menos de 60 anos de idade. A estratificação dos pacientes serve para a escolha do tipo de terapia pós-remissão (seguindo a quimioterapia de indução) a ser empregada: quimioterapia de consolidação ou transplante de células-tronco (opção de tratamento em pacientes com menos de 60 anos de idade).

Mutações no gene da nucleofosmina 1, ou *NPM1* (sigla derivado do nome em inglês do gene: *nuclophosmin 1*), ocorrem em 45 a 64% dos pacientes com LMA-CN. Pacientes que apresentem a mutação do gene *NPM1* apresentam melhor prognóstico, inclusive foi proposto um grupo provisório, na mais recente classificação da WHO (Organização Mundial da Saúde), de LMA com *NPM1* mutado.

No entanto, os efeitos negativos das mutações do gene da tirosina quinase 3 relacionada ao proto-oncogene *FMS* (sigla em inglês: *FLT3*) no prognóstico se sobrepõem ao efeito "protetor" das mutações no gene *NPM1*. São considerados pacientes de baixo risco, portanto, aqueles que apresentam LMA-CN com mutação no gene *NPM1*, porém sem mutação concomitante no gene *FLT3*.

Bibliografia Consultada

PORT M et al. Prognostic significance of FLT3 internal tandem duplication, nucleophosmin 1, and CEBPA gene mutations for acute myeloid leukemia patients with normal karyotype and younger than 60 years: a systematic review and meta-analysis. Ann Hematol. 2014;93(8):1279-86.

MARUCCI G. Molecular genetics of adult acute myeloid leukemia: prognostic and therapeutic implications. J Clin Oncol. 2011;29(5):475-86.

SWERDLOW SH et al. WHO Classif. Tumours Haematop. Lymphoid Tissues. Lyon, IARC Press, 2008.

126 O gene de fusão *CBFB/MYH11*, associado à inv(16)(p13.1q22), é encontrado em 5 a 8% dos casos de LMA. Como o exame quantitativo do transcrito pode auxiliar no diagnóstico?

Luis Gustavo Raimundo

A inv(16)(p13.1q22) que resulta no gene de fusão *CBFB/MYH11* (*CBFB*: gene que codifica o fator de ligação ao *core* β; *MYH11*: gene que codifica a cadeia pesada 11 da miosina de músculo liso) é uma anormalidade genética de um tipo específico de leucemia agrupada pela classificação da Organização Mundial da Saúde (OMS) na categoria das LMAs com anormalidades genéticas recorrentes e anteriormente conhecida como LMA mielomonocítica variante eosinofílica (LMA-M4Eo), de acordo com o antigo sistema de classificação Franco-Americano-Britânico (FAB). O simples achado do transcrito *CBFB/MYH11* é considerado fator diagnóstico decisivo dessa LMA, mesmo antes de as células blásticas (leucêmicas) perfazerem 20% das células da medula óssea (critério diagnóstico adotado pela OMS para o diagnóstico geral das leucemias), em pacientes com distúrbios da hematopoiese.

A técnica molecular de transcriptase reversa-reação em cadeia da polimerase (RT-PCR) tem permitido o diagnóstico correto de pacientes que têm o transcrito *CBFB/MYH11*, mas que apresentam o exame citogenético normal, devido a fatores como falha na execução do exame de cariótipo devido a metáfases insuficientes ou de má qualidade, cariótipo falso-negativo devido à coleta de elementos residuais normais da medula óssea, pequenas inserções cromossômicas que não são visualizadas em técnicas de baixa resolução, entre outros.

O RT-PCR, há mais de uma década, mostrou-se de grande utilidade no monitoramento de doença residual mínima (MDR), condição que surge com a aplicação do tratamento em casos com o gene de fusão *CBFB/MYH11* crípticos não prontamente identificáveis à citogenética.

Atualmente, devido ao desenvolvimento da técnica de RT-PCR quantitativa, podemos detectar de maneira sensível e quantificar os genes de fusão anormais associados às leucemias, permitindo um diagnóstico mais precoce, sobretudo nos casos de LMA com anormalidades recorrentes, além de permitir monitoramento adequado da MRD, permitindo a rápida identificação de clones que voltam a emergir, durante o acompanhamento desses pacientes. Dessa forma, os pacientes com risco de recaída podem ser prontamente identificados, antes que as consequências da doença voltem a se tornar clinicamente significativas.

Bibliografia Consultada

SANGLE NA. Core-binding factor acute myeloid leukemia. Arch Pathol Lab Med. 2011;135(11):1504-9.

GRIMWADE D. Screening for core binding factor gene rearrangements in acute myeloid leukemia. Leukemia. 2002;16(5):964-9.

YIN JA et al. Minimal residual disease monitoring by quantitative RT-PCR in core binding factor AML allows risk stratification and predicts relapse: results of the United Kingdom MRC AML-15 trial. Blood. 2012;120(14):2826-35.

127 De que maneira mutações somáticas no gene *DNMT3A* podem estar associadas ao prognóstico das LMAs?

Luis Gustavo Raimundo

As enzimas DNA metiltransferases (DNMTs) catalisam a transferência do grupo metil para os dinucleotídeos CpGs (citosina precedendo guanina) existentes na molécula de DNA. Esse processode metilação da molécula de DNA é um dos mais importantes mecanismos epigenéticos que regulam a maquinaria de transcrição celular. A metilação dos genes e outras regiões do DNA determinam uma conformação da cromatina mais compacta e mais restrita aos fatores de restrição, determinando uma conformação repressiva da cromatina. A DNMT3A juntamente com a DNMT3B determinam a metilação *de novo* da molécula de ácido nucleico, enquanto a DNMT1 é responsável pelo manutenção do padrão de metilação durante a replicação do DNA.

Entre as mutações do gene *DNMT3A*, a substituição da arginina, no códon 882, é a mais frequente e juntamente com outras mutações no éxon 23 representam até 27,7% dos pacientes com cariótipo normal (LMA-CN), abaixo dos 60 anos de idade. Coortes envolvendo o estudo do éxon 23 do gene *DNMT3A* evidenciaram que as mutações desse gene influenciam negativamente a sobrevida geral desses pacientes, classificando-os como grupo de prognóstico ruim.

Bibliografia Consultada

LI E. Chromatin modification and epigenetic reprogramming in mammalian development. Nat Rev Genet. 2002;3(9):662-73.

JAENISCH R. Epigenetic regulation of gene expression: how the genome integrates intrinsic and environmental signals. Nat Genet. 2003;33:245-54.

BESTOR TH. The DNA methyltransferases of mammals. Hum Mol Genet. 2000;9(16):2395-402.

HSIEH CL. Evidence that protein binding specifies sites of DNA demethylation. Mol Cell Biol. 1999;19(1):46-6.

OKANO M et al. DNA methyltransferases Dnmt3a and Dnmt3b are essential for de novo methylation and mammalian development. Cell. 1999;99(3):247-57.

CHEN ZX. Maintenance and regulation of DNA methylation patterns in mammals. Biochem Cell Biol. 2005;83(4):438-48.

THOL F et al. Incidence and prognostic influence of DNMT3A mutations in acute myeloid leukemia. J Clin Oncol. 2011;29(21):2889-96.

YAN XJ et al. Exame sequencing identifies somatic mutations of DNA methyltransferase gene DNMT3A in acute monocytic leukemia. Nat Genet. 2011; 43(4): 309-15.

128 Por que é indicado pesquisar mutações no éxon 17 do gene *KIT* em leucemias mieloides agudas (LMAs)?

Luis Gustavo Raimundo

De acordo com a estratificação de risco, baseada nas alterações citogenéticas, as LMAs que apresentam as alterações cromossômicas t(8;21) (q22;q22) ou inv(16)(p13;q22) são consideradas de prognóstico favorável. No entanto, uma parcela considerável dos pacientes portadores de leucemias com essas alterações apresenta recaída e altas taxas de mortalidade. Estudos identificaram que até 25% dos pacientes com aquelas alterações cromossômicas apresentam também mutações do proto-oncogene *KIT*.

As mutações do gene *KIT* ocorrem mais frequentemente no éxon 17, e no grupo dos pacientes com a t(8;21), portadores do gene *KIT* mutado, foi observado prognóstico significativamente mais reservado quando esses foram comparados com portadores da t(8;21), mas sem a mutação do gene *KIT*.

Bibliografia Consultada

CARE RS et al. Incidence and prognosis of c-KIT and FLT3 mutations in core binding factor (CBF) acute myeloid leukaemias. Br J Haematol. 2003;121(5): 775-7.

BOISSEL N et al. Incidence and prognostic impact of c-Kit, FLT3, and Ras gene mutations in core binding factor acute myeloid leukemia (CBF-AML). Leukemia. 2006;20(6):965-70.

CAIROLI R et al. Prognostic impact of c-KIT mutations in core binding factor leukemias: an Italian retrospective study. Blood. 107(9):3463-8.

SCHNITTGER S et al. KIT-D816 mutations in AML1-ETO-positive AML are associated with impaired event-free and overall survival. Blood. 2006;107(5): 1791-9.

PASCHKA P et al. Cancer and Leukemia Group B. Adverse prognostic significance of KIT mutations in adult acute myeloid leukemia with inv(16) and t(8;21): a Cancer and Leukemia Group B Study. J Clin Oncol. 2006;24(24):3904-11.

PARK SH et al. Prognostic impact of c-KIT mutations in core binding factor acute myeloid leukemia. Leuk Res. 2011;35(10):1376-83.

129 Mutações nos genes *IDH1* e *IDH2* são indicativas de qual prognóstico em leucemia mieloide aguda e tumores da glia?

Luis Gustavo Raimundo

Os genes homólogos que codificam as enzimas isocitrato desidrogenases 1 e 2 (siglas em inglês: *IDH1* e *IDH2*) são frequentemente encontrados mutados em diversos tipos de câncer.

Mutações do códon 132 do gene *IDH1* (principalmente a substituição da arginina por histidina – R132) parecem ter sua frequência inversamente relacionada ao grau dos gliomas, sendo encontrada em 77% dos tumores de grau 2, 55% nos de grau 3 e 4% nos de grau 4, em uma série de 404 pacientes avaliados por Sanson et al. Esses autores também observaram que a mutação do gene *IDH1* foi forte preditor independente de prognóstico nos gliomas.

Yan et al. observaram que a sobrevida para pacientes com mutação no *IDH1* ou no *IDH2* (mutações no códon 172) foi até duas e três vezes para os diagnosticados com glioblastomas e astrocitomas anaplásicos, respectivamente, quando comparados com o grupo de pacientes com os genes *IDH1* e dois selvagens.

Mutações dos genes *IDH1* e *IDH2* também são observadas em 10% dos casos de LMAs. Nos casos de LMA citogeneticamente normal (LMA-CN), encontramos mutação nos genes *IDH1* (R132) ou *IDH2* (substituição da arginina nos códons 140 e 172 – R140 e R172) em até 33%. Pacientes com LMA-CN com mutação no gene *IDH*, idade inferior a 60 anos e considerados de baixo risco molecular (*NPM1* mutado e *FLT3* não mutado), apresentaram sobrevida livre de doença menor quando tiveram a mutação do *IDH1*. Já a mutação R172 do *IDH2* se mostrou mutuamente exclusiva com outras mutações recorrentemente descritas nos casos de LMA-CN, como a no gene *NPM1*, por exemplo. Além disso, pacientes com a mutação R172 do gene *IDH2*, que perfazem cerca de 15% dos casos de LMA-CN, apresentam menor chance de alcançarem a resposta completa à quimioterapia de remissão.

Bibliografia Consultada

YANG H et al. IDH1 and IDH2 mutations in tumorigenesis: mechanistic insights and clinical perspectives. Clin Cancer Res. 2012;18(20):5562-71.

SANSON M et al. Isocitrate dehydrogenase 1 codon 132 mutation is an important prognostic biomarker in gliomas. J Clin Oncol. 2009;27(25):4150-4.

YAN H et al. IDH1 and IDH2 mutations in gliomas. N Engl J Med. 2009; 360(8):765-73.

MARCUCCI G et al. IDH1 and IDH2 gene mutations identify novel molecular subsets within de novo cytogenetically normal acute myeloid leukemia: a cancer and leukemia group B study. J Clin Oncol. 2010;28(14):2348-55.

130 Que tipo de deleção é observada na síndrome hipereosinofílica crônica/ leucemia eosinofílica?

Luis Gustavo Raimundo

A leucemia eosinofílica crônica (LEC) é causa rara, porém de grande significância clínica, de aumento persistente do número de eosinófilos circulantes. Para estabelecer o diagnóstico de uma proliferação clonal (neoplásica) de eosinófilos, podemos recorrer aos testes genéticos e, nos casos de LEC em particular, observamos predominantemente anormalidades envolvendo o gene do receptor do tipo alfa para o fator de crescimento derivado de plaquetas (*PDGFRα*). Nesses casos, observamos a deleção do gene *CHIC2* (que dá origem a um dos membros de família de proteínas que apresentam uma região hidrofóbica principal rica em resíduos de cisteína, encontrada nas estruturas vesiculares da membrana plasmática), localizado no cromossomo 4 (região 4q12), resultante da justaposição entre os genes *FIP1L1* (que codifica a uma subunidade do fator de especificidade de adenilação e clivagem, que, em última análise, é responsável pela poliadenilação dos precursores de RNAm) e *PDGFRα*.

Bibliografia Consultada

SWERDLOW SH et al. WHO Classific. Tumours Haematop. Lymphoid Tissues. Lyon, IARC Press, 2008.

131 Qual o significado clínico da detecção do transcrito da fusão *RUNX1-RUNX1T1* (AML1-ETO), resultante da translocação cromossômica t(8;21)(q22;q22)?

Paulo Vidal Campregher

A translocação cromossômica recorrente em leucemia mieloide aguda t(8;21)(q22;q22) resulta na formação do gene de fusão *RUNX1--RUNX1T1*. A detecção do transcrito desse gene de fusão é importante no monitoramento de doença residual mínima de pacientes em remissão hematológica após consolidação com quimioterapia ou transplante de célula-tronco hematopoiética, uma vez que a presença do transcrito se associa fortemente à recaída hematológica. De forma geral, pacientes com doença residual mínima nessas situações devem ser submetidos a tratamentos adicionais para evitar a recaída hematológica. Esses tratamentos podem ser o TCTH para pacientes que tenham sido tratados somente com quimioterapia ou a infusão de linfócitos do doador (DLI) em pacientes que já tenham sido submetidos a TCTH.

Bibliografia Consultada

ZHU HH et al. MRD-directed risk stratification treatment may improve outcomes of t(8;21) AML in the first complete remission: results from the AML05 multicenter trial. Blood. 2013;121(20):4056-62.

WANG Y et al. In adults with t(8;21)AML, posttransplant RUNX1/RUNX1T1--based MRD monitoring, rather than c-KIT mutations, allows further risk stratification. Blood. 2014;124(12):1880-6.

132 Quais exames moleculares podem ser utilizados no monitoramento póstransplante de medula óssea?

Gustavo Loureiro

O transplante de células-tronco hematopoiéticas (TCTH) é uma modalidade terapêutica totalmente integrada à prática clínica atual e utilizada no tratamento de diversas doenças benignas e malignas e, em alguns casos, sua única opção terapêutica. Técnicas de biologia molecular são amplamente utilizadas na condução dos diversos tipos de transplantes, tanto autólogos quanto alogênicos. As principais aplicações de análises que envolvem biologia molecular após o transplante estão no auxílio diagnóstico e monitoramento das frequentes complicações infecciosas, no monitoramento do quimerismo pós-transplante alogênico e na detecção de doença residual mínima.

Complicações infecciosas são comuns no curso dos transplantes e requerem vigilância. Testes de biologia molecular estão disponíveis como apoio diagnóstico para microbiologia clássica (por exemplo, sequenciamento do DNA de microrganismos), além da detecção e quantificação por PCR de grande variedade de patógenos em diversos materiais clínicos. A indicação e o momento da realização dos testes dependem do tipo e fase do transplante, da imunossupressão, do tratamento instituído e, principalmente, dos contextos clínico e laboratorial.

O monitoramento do quimerismo é necessário após os transplantes alogênicos. Uma vez infundidas células-tronco do doador, o objetivo é a substituição do sistema hematopoiético do receptor, chamado de quimera, que pode ser mista (incompleta) ou completa. A avaliação do quimerismo pode ser feita por hibridização *in situ* fluorescente (FISH) quando doador e receptor são de gêneros diferentes, já que se baseia na detecção do cromossomo Y, e por técnicas de PCR. Estas últimas baseiam-se na amplificação de regiões específicas do genoma (STRs –

short tandem repeats), que são características em cada indivíduo. Com base nessas amplificações é possível estimar a porcentagem de células do doador e do receptor em determinada amostra.

Mesmo após o transplante, existe a possibilidade de recidiva de algumas doenças, em especial doenças onco-hematológicas. Técnicas de biologia molecular, principalmente FISH e PCR, podem ser utilizadas para a detecção e monitoramento submicroscópico da doença (doença residual mínima).

Bibliografia Consultada

LIESVELD JL; ROTHBERG PG. Mixed chimerism in SCT: conflict or peaceful coexistence? Bone Marrow Transplant. 2008;42(5):297-310.

GINEIKIENE E; STOSKUS M; GRISKEVICIUS L. Recent advances in quantitative chimerism analysis. Expert Rev Mol Diagn. 2009;9(8):817-32.

APPELBAUM FR. Measurement of minimal residual disease before and after myeloablative hematopoietic cell transplantation for acute leukemia. Best Pract Res Clin Haematol. 2013;26(3):279-84.

LEUCEMIAS LINFOIDES AGUDAS E CRÔNICAS

133 Quais as principais alterações moleculares encontradas na leucemia linfoide aguda (LLA) em adultos?

Juliana Corrêa

A leucemia linfoide aguda (LLA) é um câncer caracterizado por neoplasia em precursores da linhagem linfoide na medula óssea. A proliferação desregulada desses precursores linfoides compromete a hematopoiese, levando a anemia e depressão imunológica. Com o aumento da idade, é observada menor frequência de alterações genéticas associadas a prognósticos favoráveis, enquanto alterações relacionadas a prognósticos mais graves são mais comuns. Dessa forma, apesar da menor incidência de LLA em adultos, a taxa de mortalidade nessa faixa etária é maior quando comparada aos casos de LLA infantil.

Os casos de LLA podem ser classificados em dois subgrupos principais, dependendo do direcionamento da linhagem precursora, onde ocorre a neoplasia, para a diferenciação de linfócitos B (B-LLA) ou de linfócitos T (T-LLA). Independente do subtipo do LLA, muitos casos estão relacionados a alterações cromossômicas que podem ser detectadas por cariotipagem, como em casos de aberrações numéricas e translocações, ou por hibridização *in situ* fluorescente e técnicas moleculares no caso de aberrações submicroscópicas. Nos casos classificados como B-LLA, uma entre os cromossomos 9 e 22, t(9;22), envolvendo os genes *BCR* e *ABL1*, é observada em cerca de 5% dos adultos acometidos por LLA. Em 13% dos pacientes são encontrados rearranjos do cromossomo 11 com grande diversidade de ligantes, afetando a função do gene *MLL*, localizado em 11q23. A hiperdiploidia, anomalia em que as células apresentam mais de 50 cromossomos, é observada em apenas 9% dos casos adultos, sendo mais frequente na LLA infantil.

Tanto em adultos, como em crianças, os mecanismos moleculares que levam à T-LLA estão relacionados à ativação de diferentes fatores de transcrição oncogênicos. Alterações no gene *HOX11* são mais frequentes em adultos, sendo observadas em 33% dos casos de T-LLA, enquanto mutações no gene *HOX11L2* são encontradas em apenas 5% dos casos. O gene *TAL1* está relacionado à T-LLA em cerca de 33% dos pacientes adultos.

Bibliografia Consultada

PUI CH; ROBISON LL; LOOK AT. Acute lymphoblastic leukaemia. Lancet. 2008;371(9617):1030-43.

TEITELL MA; PANDOLFI PP. Molecular genetics of acute lymphoblastic leukemia. Annu Rev Pathol. 2008;4:175-98.

MULLIGHAN CG. The molecular genetic makeup of acute lymphoblastic leukemia. Hematology Am Soc Hematol Educ Program. 2012;2012:389-96.

ARMSTRONG A; LOOK AT. Molecular genetics of acute lymphoblastic leukemia. J Clin Oncol. 2005;23(26):6306-15.

134 Quais as principais alterações moleculares encontradas na LLA em crianças?

Priscilla Lubraico

Diversas alterações gênicas, incluindo fusões, mutações, deleções e inversões ocorrem nas leucemias. Tais alterações diferem, em relação ao tipo e à frequência de ocorrência, entre LLA de linhagem B e T e entre crianças e adultos portadores de LLA.

Na LLA de linhagem B, em crianças, a alteração molecular mais comum é a *TEL-AML1*, consequente da translocação t(12;21) (p13;q22). Ocorre em cerca de 25% dos casos da infância e é rara em adultos. Trata-se de uma alteração de bom prognóstico.

A translocação t(1;19)(q23;p13),que gera a proteína de fusão *E2A--PBX*, está presente em cerca de 6% das crianças com B-LLA e está associada a prognóstico favorável. Em 5% das crianças, é encontrada a t(9;22)(q34;q11) (cromossomo Philadelphia ou Ph1+), gerando a formação do gene de fusão *BCR/ABL*, associado a prognóstico reservado. O rearranjo *MLL/AF4*, originado da t(4;11)(q21;q23), está presente em cerca de 2% das crianças acima de 12 meses e em torno de 80% dos lactentes menores de 12 meses e está associado a prognóstico desfavorável.

Na T-LLA derivada, a principal alteração cromossômica inclui a t(1;14)(p32-34;q11), gerando a ativação do *TAL1*, presente em cerca de 25% dos casos da infância, com prognóstico ruim. Mutações no gene *NOTCH-1* e fusões de genes como *MLL-ENL*, t(11;19)(q23;p13), também são encontradas nesse tipo de leucemia.

Bibliografia Consultada

LIGHTFOOT TJ; ROMAN E. Causes of childhood leukemia and lymphoma. Toxicol Appl Pharmacol. 2002;199(2):104-17.

ARMSTRONG SA; LOOK T. Molecular genetics of acute lymphoblastic leukemia. J Clin Oncol. 2005;23(26):6306-15.

VAN DONGEN JJM, et al. Standardized RT-PCR analysis of gene transcripts from chromosome aberrations in leukemia for detection of minimal residual disease. Leukemia. 1999;13(12):1901-28.

PUI CH; RELLING MV; DOWNING JR. Acute lymphoblastic leukemia. N Engl J Med. 2004;350(15):1535-48.

VAN GROTEL M et al. The outcome of molecular-cytogenetic subgroups in pediatric T-cell acute lymphoblastic leukemia: a retrospective study of patients treated according to DCOG or COALL protocols. Haematologic. 2006;91(9): 1212-21.

135 Qual a relevância prognóstica das translocações envolvendo o lócus do gene *IGH* para leucemias linfoides agudas (LLA)?

Ana Carolina Fonseca

A leucemia linfoide aguda (LLA) é um tipo agressivo de leucemia caracterizada pela presença em grande quantidade de linfoblastos na medula óssea e no sangue periférico. As translocações cromossômicas são o principal tipo de alteração estrutural em pacientes com LLA. Apesar de a maioria das translocações em LLA resultar na formação de genes híbridos que codificam proteínas oncogênicas, o tumor pode originar-se também de alteração da região reguladora de genes, como, por exemplo, na LLA proveniente de translocações envolvendo pontos de quebra próximos ao lócus do gene *IGH* (imunoglobulina) no cromossomo 14. Assim, oncogenes localizados em outros cromossomos são justapostos aos *enhancers* de imunoglobulina e passam a estar sob o controle de seus reguladores, tendo sua expressão exacerbada. As translocações envolvendo o lócus do *IGH* em LLA ocorrem principalmente em adolescentes e jovens adultos, sendo detectadas em 5% dos afetados por LLA. Esse tipo de translocação estaria associado predominantemente a prognóstico ruim.

Bibliografia Consultada

MOORMAN AV. The clinical relevance of chromosomal and genomic abnormalities in B-cell precursor acute lymphoblastic leukaemia. Blood Rev. 2012; 26(3):123-35.

PUI CH; ROBISON LL; LOOK AT. Acute lymphoblastic leukaemia. Lancet. 2008;371(9617):1030-43.

136 Quais as principais alterações moleculares encontradas na leucemia linfocítica crônica?

Adriano Bonaldi

A leucemia linfocítica crônica (LLC) desenvolve-se como uma neoplasia dos linfócitos B, que adquirem resistência à apoptose e proliferação anormal. É uma doença clínica e geneticamente heterogênea. As causas genéticas incluem principalmente alterações cromossômicas, mutações de ponto no gene da cadeia pesada de imunoglobulina e em vários genes que participam das vias de transdução de sinal. Além disso, alterações epigenéticas diversas e desregulação dos padrões de expressão de micro-RNAs têm sido descritas mais recentemente na LLC.

Alterações cromossômicas estruturais e numéricas são responsáveis por aproximadamente 80% dos casos de LLC, incluindo deleções em 11q23, 13q14, 17p e trissomia do cromossomo 12. Técnicas de citogenética convencionais, como o exame cromossômico e a hibridização *in situ* fluorescente (FISH), e técnicas de citogenética molecular de alta resolução, como a hibridização genômica comparativa em *microarray* (a-CGH) ou *microarray* baseado em polimorfismos de base única (SNP), são aplicadas para a identificação dessas anomalias cromossômicas.

A deleção 13q14 é a alteração cromossômica mais comum, sendo identificada em 40-60% dos casos. Essa deleção pode ser heterozigótica (76%) ou homozigótica (24%). Existem dois tipos de deleções: tipo I, que abrange o *cluster MIR15A/16*, mas não inclui o gene *RB1*; e tipo II, que abrange o gene *RB1* e está associado com maior gravidade da doença. A deleção de 11q23 é responsável por 10-20% dos casos de LLC e abrange vários genes, incluindo o gene supressor tumoral *ATM*. Em geral, essa deleção aparece em pacientes relativamente mais jovens e está associada com linfadenopatia, rápida progressão da doença, resposta menos eficiente ao tratamento e tempo de sobrevida reduzido.

Deleções de 17p são observadas em 3-8% dos casos e geralmente estão associadas com alta agressividade da doença e falta de resposta à terapia. Essa deleção abrange frequentemente o gene supressor tumoral *TP53*, que desempenha papel essencial na indução da apoptose e na parada do ciclo celular após danos ao DNA. A trissomia do cromossomo 12 é detectada em 10-20% dos pacientes com LLC e está associada com morfologia e imunofenótipo atípicos. Duplicações pequenas também foram relatadas em 12q15, englobando o gene *MDM2*, e em 12q22, abrangendo o gene *CLLU1*. Recentemente, foi descrita duplicação recorrente em 20q13, presente em 19% dos casos de LLC e sempre associada a outras alterações cromossômicas. Anomalias cromossômicas menos frequentes incluem a deleção de 6q (6%), translocações em 14q32 (7%) e trissomias de 3q27 (3%), 8q24 (5%) e dos cromossomos 18 e 19.

Mutações somáticas em genes específicos têm sido relatadas associadas à etiologia, à progressão e ao tratamento de LLC. Técnicas moleculares, como o sequenciamento de Sanger e o sequenciamento de próxima geração (NGS), são utilizadas para detectar mutações de ponto no DNA. Técnicas de NGS permitem avaliar ainda variações nos números de cópias de DNA, alterações cromossômicas estruturais e expressão gênica.

As mutações de ponto na região variável da cadeia pesada da imunoglobulina (*IGHV*) são as mais frequentes na LLC, estando presentes em 60-65% dos casos. Mutações nesse lócus podem alterar a afinidade dos receptores de linfócitos B por antígenos. Mutações do gene *TP53* são observadas em 4-12% dos pacientes não tratados. Aproximadamente 80 a 90% dos casos com deleção de 17p, incluindo *TP53*, apresentam mutação desse gene no outro alelo. A mutação ou deleção do gene *TP53* está associada com progressão da doença, resposta ruim à quimioterapia e sobrevida curta dos pacientes. Mutações no gene *ATM* foram descritas em 12% dos casos de LLC e em cerca de 30% dos portadores de deleção em 11q23. A supressão da proteína ATM provoca perda de função de P53, estresse oxidativo grave, encurtamento dos telômeros, descontrole do ciclo celular e defeito no mecanismo de reparo de DNA, levando, assim, à progressão da doença. Aproximadamente 10% dos casos de LLC apresentam mutação de ganho de função no gene *NOTCH1*, que pode estar associada à trissomia do cromossomo 12. A via de sinalização NOTCH tem papel importante na sobrevivência e resistência à apoptose das células LLC. Além disso, mutações no gene *SF3B1*, causando defeito no *splicing* e na síntese proteica, foram relatadas em cerca de 10% dos pacientes e podem estar associadas com deleções em 11q23. Mutações que inativam o gene *BIRC3* levam à ativação exacerbada da via metabólica MAP3K14 e nos níveis da proteína NF-κB, o que resulta na resistência à apoptose e aumento da proliferação celular. Apesar de raras na LCC (~ 4%), mutações em *BIRC3* são detectadas com maior frequência em pacientes com recidiva ou refratários ao tratamento com fludarabina (~25%). Ainda, mutações de ganho de função no gene *MYD88*, que estão associadas com resistência à apoptose celular, foram relatadas em 3-5% dos casos. Em menor frequência, observam-se mutações nos genes *KRAS, SMARCA2, NFKBIE* e *PRDK3*, associadas com LLC.

Muitos estudos têm demonstrado a importância de mutações epigenéticas no desenvolvimento da LLC e de outros tipos de tumor. Alterações epigenéticas não mudam a sequência do DNA, mas alteram sua metilação e o padrão de modificações das histonas. O genoma de pacientes com LLC está globalmente hipometilado quando comparado ao genoma de células do sangue periférico de indivíduos saudáveis. A hipometilação das regiões promotoras de proto-oncogenes, ativando-os, é uma alteração relativamente comum na LLC. Esse fenômeno leva à superexpressão dos genes *BCL2, MDR1* e *TCL1*. Por outro lado, foram relatados hipermetilação das regiões promotoras e, consequentemente, silenciamento dos genes supressores de tumor *P16INK4A* e *P15INK4B* em um subgrupo de pacientes. Outro exemplo é a hipermetilação do promotor do gene *TWIST2*, que está associada com o silenciamento de *TP53*. Foi demonstrado, ainda, que alterações epigenéticas podem causar mudança no padrão de expressão de micro-RNAs, moléculas pequenas de RNA não codificadoras responsáveis pela regulação gênica por meio da inibição da tradução ou degradação de moléculas de mRNA. O *cluster MIR15A/16-1*, localizado em 13q14.3, está deletado ou regulado negativamente em 68% dos pacientes com LLC. Micro-RNAs específicos podem ser utilizados como biomarcadores para diagnóstico e prognóstico, além de serem alvos para tratamento da LLC.

Bibliografia Consultada

RODRÍGUEZ-VICENTE AE; DÍAZ MG; HERNÁNDEZ-RIVAS JM. Chronic lymphocytic leukemia: a clinical and molecular heterogenous disease. Cancer Genet. 2013;206:49-62.

SHAHJAHANI M et al. Molecular basis of chronic lymphocytic leukemia diagnosis and prognosis. Cell Oncol. 2015;38(2):93-109.

IX

LINFOMAS

IX. LINFOMAS

137 Nos casos de leucemias linfoides crônicas, que testes moleculares podem ser utilizados para direcionar o tratamento?

Gustavo Loureiro

A genética molecular contribuiu para esclarecer as bases biológicas da heterogeneidade do curso clínico da leucemia linfoide crônica (LLC). Nos últimos anos, o entendimento da complexidade das alterações moleculares na LLC aumentou profundamente e isso se traduziu em importantes implicações para o manejo dos pacientes. A técnica padrão para avaliar lesões citogenéticas na LLC é a hibridização *in situ* fluorescente (FISH), que detecta alterações cromossômicas em mais de 80% dos pacientes e supera a aplicação do cariótipo convencional.

Algumas alterações específicas que cursam com prognóstico desfavorável permitem abordagem terapêutica diferenciada. A presença de deleção do braço curto do cromossomo 17 – del(17p) – é uma das alterações de evolução clínica desfavorável em que os pacientes podem se beneficiar da terapêutica com ibrutinibe, um inibidor da enzima tirosinoquinase de Bruton (BTK) ou de esquemas com alemtuzumabe, um anticorpo monoclonal anti-CD52. Nesses casos, o transplante de células-tronco hematopoiéticas alogênico deve ser considerado para pacientes elegíveis no momento apropriado.

Em casos com deleção do braço longo do cromossomo 11 – del(11q) – outra alteração de prognóstico desfavorável, o uso de esquemas terapêuticos de quimioimunoterapia, que contemplam um agente alquilante, mostrou-se benéfico.

É importante lembrar, ainda, que, em casos com evolução clínica desfavorável e que não apresentam as alterações mencionadas acima, o sequenciamento do gene *TP53* (presente no braço curto do cromossomo 17) em busca de mutações características pode ser útil para o direcionamento terapêutico. Outro teste molecular que, embora não tenha implicação direta na terapêutica, possui valor prognóstico é a pesquisa de estado mutacional do gene *IGVH*. Esse teste envolve a amplificação do gene por PCR e seu sequenciamento, onde os casos não mutados ou aqueles com rearranjo *VH3*-21 se correlacionam com evolução clínica desfavorável. Com a aplicação de técnicas mais sofisticadas (como *next generation sequencing*), recentemente foram detectadas também alterações nos genes *NOTCH1*, *SF3B1* e *BIRC3*, porém sua demonstração não é suficiente, até o momento, para guiar a terapêutica.

Bibliografia Consultada

DÖNER H et al. Genomic aberrations and survival in chronic lymphocytic leukemia. N Engl J Med. 2000;343(26):1910-6.

BYRD JC et al. Ibrutinib versus ofatumumab in previously treated chronic lymphoid leukemia. N Engl J Med. 2014;371:213-23.

OBERIC L et al. Clinical activity of a new regimen combining gemcitabine and alemtuzumab in high-risk relapsed/refractory chronic lymphocytic leukemia patients. Eur J Haematol. 2015;94(1):37-42.

HALLEK M. Chronic lymphocytic leukemia: 2013 update on diagnosis, risk stratification and treatment. Am J Hematol. 2013:88(9):803-16.

GOEDE V et al. Obinutuzumab plus chlorambucil in patients with CLL and coexisting conditions. N Engl J Med. 2014;370:1101-10.

DICKER F et al. The detection of TP53 mutations in chronic lymphocytic leukemia independently predicts rapid disease progression and is highly correlated with a complex aberrant karyotype. Leukemia. 2009;23(1):117-24.

VASCONCELOS Y et al. Gene expression profiling of chronic lymphocytic leukemia can discriminate cases with stable disease and mutated Ig genes from those with progressive disease and unmutated Ig genes. Leukemia. 2005;19(11): 2002-5.

FOÀ R et al. Clinical implications of the molecular genetics of chronic lymphocytic leukemia. Haematologica. 2013;98(5):675-85.

138 Como pode ser diagnosticado e acompanhado com exames moleculares o linfoma de células do manto?

Isida Souza

O diagnóstico do linfoma de células do manto, estabelecido segundo o critério de classificação das neoplasias hematológicas da Organização Mundial da Saúde (WHO), é realizado em amostras de linfonodo ou outros tecidos nos casos de envolvimento extranodal, e na medula óssea ou sangue periférico, quando esses estão envolvidos. Nos casos clássicos, a morfologia é observada à histologia é típica. O marcador diagnóstico mais importante que distingue o linfoma de células do manto dos outros linfomas é a expressão nuclear do anticorpo ciclina D1, determinada por imuno-histoquímica em amostras emblocadas em parafina. Esse achado geralmente está associado à translocação entre os cromossomos 11 e 14 – t(11;14)(q13;q32). Essa translocação é característica do linfoma das células do manto e está presente em quase todos os casos. Envolve os genes *CCND1* no cromossomo 11 e *IGH* no cromossomo 14, levando à hiperexpressão de *CCND1* e causando desregulação da progressão do ciclo celular. A pesquisa dessa translocação por meio da técnica de FISH (hibridização *in situ* fluorescente) é o método de eleição que apresenta a vantagem de ser realizado no sangue, na medula e especialmente em material parafinado. Na prática, a pesquisa da t(11;14) deveria ser realizada nos casos com morfologia atípica, imunofenótipo aberrante, positividade equívoca da ciclina D1 ou quadro clínico incomum. A determinação da clonalidade pode ser obtida por meio de fenotipagem por citometria de fluxo, que identificará a restrição de cadeia leve das imunoglobulinas, ou por meio da técnica molecular da reação em cadeia da polimerase (PCR), para pesquisar o rearranjo no gene *IGHV*. Alterações nos modelos de resposta ao dano do DNA também têm sido identificadas no desenvolvimento do linfoma de células do manto, incluindo deleções ou mutações em 11q (gene *ATM*) e 17p (gene *TP53* que codifica a proteína p53 do tumor). A avaliação e a investigação diagnóstica nos casos de linfoma de células do manto devem ser conduzidas com cuidado para assegurar o diagnóstico preciso e o estágio desse linfoma frequentemente agressivo.

Bibliografia Consultada

DREYLING M. How to manage mantle cell lymphoma. Leukemia. 2014;28: 2117-30.

MCKAY P et al.Guidelines for the investigation and management of mantle cell lymphoma. Br J Haematol. 2012;159:405-26.

SWERDLOW SH et al. Mantle cell lymphoma. In: SWERDLOW SH et al. (eds). WHO Classification of Tumours of Haematopoietic and Lymphoid Tissue. 4th ed., Lyon: IARC, 2008.

139 Qual a importância clínica da detecção da translocação t(14;18)(q32;q21) *IGH/BCL2* no diagnóstico de linfomas foliculares e linfoma difuso de grandes células B?

Isida Souza

A translocação entre os cromossomos 14q32 e 18q21 envolvendo os genes *IGH/BCL2* pode estar presente tanto no linfoma folicular quanto no linfoma difuso de grandes células B. No linfoma folicular, a t(14;18)(q32;q21) está presente em aproximadamente 90% dos casos de baixo grau (graus 1 e 2) e é considerada uma assinatura genética desse tipo de linfoma, promovendo a sobrevivência celular por meio de sua atividade antiapoptótica. Como sua expressão é regulada nas células B do centro germinativo normal, sua expressão ou a ausência de expressão, pode auxiliar na distinção entre folículos linfoides reativos ou neoplásicos. Embora a morfologia e os estudos imuno-histoquímicos complementares, na maioria dos casos, sejam suficientes para o diagnóstico do linfoma folicular, a detecção da translocação t(14;18) exclui os casos de morfologia semelhante ou outros linfomas não Hodgkin que apresentam arquitetura nodular. No linfoma difuso de grandes células B (LDGCB), essa translocação não tem a mesma ocorrência, estando presente em aproximadamente 30% dos casos. Além dessa translocação, até 30% dos linfomas difusos de grandes células B apresentam alterações no cromossomo 3q27, região que envolve o gene *BCL6*. Não está claro se a presença da translocação t(14;18) representa um único tipo de LDGCB ou qual papel essa translocação tem na sua patogênese. Alguns estudos mostram que ela não tem efeito, enquanto outros têm mostrado associação com o aumento na incidência de recaídas, diminuição na resposta à terapia e menor taxa de sobrevivência.

Bibliografia Consultada

HARRIS NL et al. Follicular lymphoma. SWERDLOW SH et al. (eds). WHO Classification of Tumours of Haematopoietic and Lymphoid Tissue. 4th ed. Lyon: IARC, 2008.

GEORGESCU A et al. Prognostic and predictive significance of the bcl-2/IGH translocation in malignant follicular lymphomas. Romanian J Morphol and Embryol. 2010;51(4):687-91.

BARRANS SH et alThe t(14;18) Is Associated with Germinal Center-derived Diffuse Large B-Cell Lymphoma and Is a Strong Predictor of Outcome. Clin Cancer Res. 2003;9:2133-9.

140 Quais rearranjos cromossômicos estão presentes no linfoma de Burkitt e qual a relevância clínica para o prognóstico dessa neoplasia?

Isida Souza

O linfoma de Burkitt (LB) é caracterizado por translocações cromossômicas envolvendo a região 8q24 e um dos lócus das imunoglobulinas nos cromossomos 2, 14 e 22. Em 80% dos casos está presente a t(8;14) (q24;q32) envolvendo o gene *IGH* e o oncogene *CMYC*. O oncogene *CMYC* é responsável por regular uma série de processos, como o crescimento celular, a divisão celular e a apoptose. Os 20% restantes apresentam a t(2;8)(p12;q24) envolvendo o lócus IG κ (15%), e t(8;22) (q24;q11), o lócus IG λ (5%). Essas translocações causam a desregulação e hiperexpressão do gene *CMYC*, promovendo o crescimento e divisão celulares descontrolados. O linfoma de Burkitt ocorre em três formas clínicas distintas: endêmica, mais frequente na África equatorial com forte associação à infecção por *Plasmodium falciparum* e representa 90% dos linfomas infantis; esporádica, que não está relacionada à distribuição geográfica ou climática e acomete 1 a 2% de todos os linfomas em adultos; e a forma associada à imunodeficiência frequentemente observada no contexto da infecção por vírus da imunodeficiência humana (HIV). A arquitetura da região molecular da t(8;14) varia entre os diferentes subtipos clínicos. Na forma endêmica, a quebra no cromossomo 8 ocorre em local mais distante de *CMYC*, a mais de 100kb a montante do éxon 1 (5'), e a quebra no cromossomo 14 ocorre na região J (juncional) ou D (diversidade) do gene *IGH*. Na forma esporádica e na associada à imunodeficiência, o ponto de quebra no cromossomo 8 ocorre entre os éxons 1 e 2 (5') do gene *CMYC* e as quebras no cromossomo 14 ocorrem na região 3' de *IGH*. Nas translocações variantes t(2;8) e t(8;22), o ponto de quebra de *CMYC* em 8q24 ocorre na região 3' de *CMYC*, em sequências não codificantes. Essas translocações variantes podem ocorrer em qualquer uma das formas clínicas do LB, parecem ser responsáveis por menor sobrevida e estão presentes com frequência mais elevada em portadores do vírus HIV. O restante dos casos de linfoma de Burkitt apresenta uma a duas anormalidades adicionais: anormalidades de 1q, trissomia dos cromossomos 7 e 12 ou alterações de 13q. Análise de prognóstico tem identificado um subgrupo de portadores de deleção 13q14.3, com diminuição em 5 anos na sobrevida global. Foi observado que essa deleção ocorre em linfoma de Burkitt infantil com frequências superiores às previamente detectadas pela citogenética clássica, ressaltando a importância da citogenética molecular na estratificação do risco da doença.

Bibliografia Consultada

HARRIS NL et al. Follicular lymphoma. SWERDLOW SH et al. (eds). WHO Classification of Tumours of Haematopoietic and Lymphoid Tissue. 4th ed. Lyon: IARC, 2008.

GEORGESCU A et al. Prognostic and predictive significance of the bcl-2/IGH translocation in malignant follicular lymphomas. Romanian J Morphol and Embryol. 2010;51(4):687-91.

BARRANS SH et alThe t(14;18) Is Associated with Germinal Center-derived Diffuse Large B-Cell Lymphoma and Is a Strong Predictor of Outcome. Clin Cancer Res. 2003;9:2133-9.

141 Qual exame pode ser utilizado para predizer a resistência ao tratamento de erradicação do *Helicobacter pylori* em linfoma gástrico do tipo MALT?

Isida Souza

O linfoma da zona marginal extranodal do tecido linfoide associado à mucosa (linfoma MALT) compreende cerca de 7-8% de todos os linfomas B e mais de 50% dos linfomas primários gástricos. Na maioria dos casos de linfoma MALT gástrico, há história de inflamação crônica resultando no acúmulo de tecido linfoide, que pode ocorrer como consequência de infecções, autoimunidade ou outros estímulos desconhecidos. O agente infeccioso *Helicobacter pylori* (*H. pylori*) está presente em aproximadamente 85 a 92% dos pacientes com linfoma MALT gástrico. Pesquisas correlacionando essa infecção com linfoma MALT gástrico, apontaram que a erradicação da bactéria induz a completa remissão em 70 a 80% das lesões precoces desse linfoma, e aproximadamente 25% desses casos não respondem à erradicação do *H. pylori*. Várias translocações cromossômicas têm sido associadas ao linfoma MALT gástrico, mas a mais frequente e com maior significado clínico é a translocação t(11;18)(q21;q21). É encontrada em 15-40% dos casos de linfoma MALT gástrico de baixo grau e demonstra condicionar a independência das células do linfoma ao estímulo antigênico, com a consequente não regressão do linfoma após a erradicação do *H. pylori*. Essa translocação é o resultado da fusão de dois genes *API2* na região 11q21, membro de uma família de cinco genes que codificam proteínas envolvidas na regulação da apoptose, e o gene *MALT1* na região 18q21, que codifica uma proteína tipo caspase. A presença dessa translocação está associada a doença disseminada e pobre resposta à antibioticoterapia e tem valor prognóstico na resposta tumoral ao tratamento quimioterápico. A pesquisa dessa translocação é feita por meio da técnica de hibridização *in situ* por fluorescente (FISH) no material parafinado. Uma vez presente a translocação t(11;18)(q21;q21), é indicado efetuar a erradicação do *H. pylori* e encaminhar o paciente de imediato para outra modalidade terapêutica, considerada mais eficaz e adequada (cirurgia, quimioterapia e/ou radioterapia), já que esse teria 25% ou mais de chance de não apresentar regressão tumoral.

Bibliografia Consultada

ISAACSON PG et al. Extranodal marginal zone lymphoma of mucosa-associated lymphoid tissue (MALT lymphoma). In: SWERDLOW SH et al. (eds). WHO Classification of Tumours of Haematopoietic and Lymphoid Tissue. 4th ed. Lyon: IARC, 2008.

LIMA KS. Avaliação e padronização de metodologias para análise da translocação cromossômica t(11;18)(q21;q21) em portadores de linfoma malt gástrico. Belo Horizonte (Dissertação) – Faculdade de Medicina, Universidade de Minas Gerais, 2011.

LÉVY M et al. Prognostic Value of Translocation t(11;18) in Tumoral Response of Low-Grade Gastric Lymphoma of Mucosa-Associated Lymphoid Tissue Type to Oral Chemotherapy. J Clin Oncol. 2005;23(22):5061-6.

142 Quais as aplicações clínicas da pesquisa de clonalidade de células sanguíneas B e T?

Gustavo Loureiro

O desenvolvimento de técnicas moleculares para a detecção de clonalidade permitiu aos pesquisadores melhor caracterizar, classificar e monitorizar as neoplasias hematológicas. Considera-se que neoplasias são populações de células que compartilham muitas das mesmas características e podem, em teoria, derivar da proliferação de um precursor comum, em outras palavras, seriam "clonais". Dessa forma, esperar-se-ia que todas as células neoplásicas demonstrassem sequências idênticas de DNA, as quais poderiam ser utilizadas como marcadores tumorais específicos. A grande maioria dos tumores malignos linfoides (> 98%) apresenta rearranjos idênticos (clonais) dos genes da imunoglobulina e/ou do receptor de células T. Outras aberrações cromossômicas bem definidas são encontradas em 25-30% dos casos. Ambas as alterações podem ser utilizadas como marcadores de clonalidade.

Atualmente, a distinção entre proliferações linfoides malignas ou benignas é realizada por meio da avaliação conjunta de características clínicas, cito/histomorfológicas, imunofenotípicas e da detecção de alterações cromossômicas características. No entanto, tal diagnóstico permanece desafiador em cerca de 10-15% dos casos de doenças linfoproliferativas e, nesses casos, a avaliação de clonalidade é com frequência requerida para confirmação da suspeita diagnóstica. Além disso, a presença de marcadores de clonalidade pode ser utilizada para monitoramento da doença residual mínima (DRM) no contexto de programas terapêuticos que objetivam erradicar o clone neoplásico. Dessa forma, as verificações de clonalidade podem ser utilizadas para fins diagnósticos, prognósticos e terapêuticos. No passado, a avaliação de clonalidade era feita principalmente por *Southern-blotting* para caracterizar rearranjos nos segmentos dos genes *IG/TCR*. Atualmente, o método mais comumente utilizado no laboratório de biologia molecular é a PCR, a qual é extremamente sensível para a detecção de ácidos nucleicos. Essa técnica é rápida, sensível e específica e pode ser utilizada para avaliar vários tipos de materiais clínicos, incluindo biópsias pequenas, amostras fixadas em formol e emblocadas em parafina. Essas vantagens conferem às abordagens por PCR o *gold-standard* atual na avaliação da presença de clonalidade.

Bibliografia Consultada

VAN DONGEN J; WOLVERS-TETTERO I. Analysis of immunoglobulin and T cell receptor genes. Part I: Basic and technical aspects. Clin Chim Acta. 1991;198:1-91.

MANNU C et al. Use of IGK gene rearrangement analysis for clonality assessment of lymphoid malignancies: a single center experience. Am J Blood Res. 2011;1:167-74.

VAN DONGEN J et al. Design and standardization of PCR primers and protocols for detection of clonal immunoglobulin and T-cell receptor gene recombinations in suspect lymphoproliferations: report of the BIOMED-2 Concerted Action BMH4-CT98-3936. Leukemia. 2003;17:2257-317.

143 Qual a relevância clínica da detecção da mutação L265P do gene *MYD88* como ferramenta complementar no diagnóstico de subclasses de doenças linfoproliferativas de células B?

Bernardo Garicochea

Entre as dezenas de subtipos de linfoproliferações conhecidas como linfomas não Hodgkin, o linfoma linfoplasmacítico (LPL) é uma das mais intrigantes em termos de fisiopatologia e apresentação clínica. LPL caracteriza-se por infilração de células linfoplasmocitárias na medula óssea e, quando essas células produzem um pico monoclonal de imunoglobulina da classe IgM, a doença é chamada de macroglobulinemia de Waldenström. O diagnóstico diferencial entre LPL e outros tipos de linfomas com diferenciação plasmocitária ou com secreção de para proteína IgM pode ser muito complicada com os métodos atuais de análise, tais como achados patológicos e fenotípicos.

Estudos recentes com sequenciamento de última geração de pacientes com LPL identificaram sistematicamente mutações somáticas no gene *MYD88* (*myeloid differentiation factor 88*). O gene *MYD88* codifica uma proteina central na sinalização do sistema de receptores *Toll-like* (TLR). Esse sistema de receptores é na verdade uma superfamília de proteínas cuja função é estabelecer uma resposta imune inata. MYD88 é uma proteína adaptadora crucial na ativação de sinalização induzida a partir da membrana por elementos da TCR. Em linfócitos normais, a ativação de *MYD88* parece relacionar-se especialmente à remoção de clones de linfócitos B autorreativos.

Mutações em *MYD88* não são exclusivas de LPL e macroglobulinemia de Waldenström, onde podem ser detectadas em mais de 90% dos casos. Pacientes com gamopatia monoclonal de significado desconhecido (MGUS) que secretam IgM, apresentam frequentemente mutações (60 a 80% dos casos). A mutação foi relatada em um grupo substancial de pacientes com linfoma difuso de grandes células, mas sua presença parece se concentrar em casos extranodais (sistema nervoso central e testículo) e em linfomas do tipo célula ativada (que é de origem linfoplasmocítica). Esses pacientes podem apresentar frequências de até 75% de alelos mutados. Raramente a mutação é descrita em linfoproliferações de linfócitos B maduros, como LLC e linfoma de zona marginal (menos que 5% dos casos). Mutações em *MYD88* não foram descritas em mieloma múltiplo. Dessa forma, a busca da mutação em casos limítrofes entre zona marginal ou LLC com plasmocitose, ou ainda mieloma múltiplo secretor de IgM, é um fator fundamental no diagnóstico diferencial de LPL/MW.

Mais de 80% das mutações em *MYD88* estão em um *hot spot*, L265P. Essa mutação *missense* promove a formação descontrolada do dímero *MYD88/IRAK* que resulta em hiperexpressão de *NF-kB*, tanto por ativação direta, como por estímulo da via BTK (*Bruton tyrosine-kinase*). O estudo exclusivo dessa mutação torna simples e barato o rastreamento de casos duvidosos de LPL/MW que necessitam de confirmação diagnóstica. Além disso, os casos mutantes têm melhor prognóstico, sugerindo que essa análise teria fator prognóstico. Em pacientes com MGUS, no entanto, a presença da mutação aumenta em cinco vezes o risco de progressão para LPL/MW.

Finalmente, a presença da mutação pode ser forte preditor para o uso de drogas anti-BTK, como o ibrutinibe, poupando o paciente de quimioterapia citotóxica. Estudos clínicos estão em andamento para responder essa questão.

É importante ressaltar que as análises por sequenciamento bidirecional (Sanger) podem não detectar a mutação, dada a baixa sensibilidade do método em casos em que a população clonal é menor que 20%. Isso é especialmente comum nos casos em que o material é proveniente da medula óssea. Métodos de sequenciamento profundo ou técnicas mais simples como PCR aleloespecífico detectam praticamente todos os casos, e devem ser os métodos solicitados pelo clínico.

Bibliografia Consultada

WARNER N; NÚÑEZ G. MyD88: a critical adaptor protein in innate immunity signal transduction. J Immunol. 2013;190(1):3-4.

VON BERNUTH H et al. Experimental and natural infections in MyD88-and IRAK-4-deficient mice and humans. Eur J Immunol. 2012;42(12):3126-35.

NETEA MG; WIJMENGA C; O'NEILL LAJ. Genetic variation in Toll-like receptors and disease susceptibility. Nat Immunol. 2012;13(6):535-42.

XU L et al. MYD88 L265P in Waldenström macroglobulinemia, immunoglobulin M monoclonal gammopathy, and other B-cell lymphoproliferative disorders using conventional and quantitative allele-specific polymerase chain reaction. Blood. 2013;121(11):2051-8.

YANG G et al. A mutation in MYD88 (L265P) supports the survival of lymphoplasmacytic cells by activation of Bruton tyrosine kinase in Waldenström macroglobulinemia. Blood. 2013;122(7):1222-32.

144 Qual gene de fusão pode ser encontrado na síndrome hipereosinofílica e na doença sistêmica de mastócitos?

Adriano Bonaldi

A fusão do gene *FIP1L1* (*factor interacting with PAPOLA and CPSF1*) com o gene *PDGFRA* (*platelet-derived growth factor receptor, alpha polypeptide*) foi descrita pela primeira vez em 2003, em pacientes com síndrome hipereosinofílica (SHE). Essa fusão gênica é resultado de deleção cromossômica intersticial de ~ 800kb em 4q12, que liga a porção 5' de *FIP1L1* com a porção 3' de *PDGFRA*. Pouco tempo após sua descoberta, o gene de fusão *FIP1L1-PDGFRA* foi identificado em pacientes com leucemia eosinofílica crônica (LEC) e naqueles com doença sistêmica de mastócitos.

Diversas variações da proteína de fusão FIP1L1-PDGFRA foram detectadas em estudos clínicos de SHE e doença sistêmica de mastócitos. A deleção intersticial tem início dentro do gene *FIP1L1*, com pontos de quebra variados em diferentes pacientes, e termina no éxon 12 do gene *PDGFRA*, com pontos de quebra sempre próximos. Dessa forma, o domínio JM (*autoinhibitory juxtamembrane*) do gene *PDGFRA* é removido, parcial ou completamente, culminando na ativação do domínio de tirosina quinase e, consequentemente, ativando uma cascata de vias de sinalização que regula proliferação e sobrevivência celulares. O gene de fusão é regulado pelo promotor de *FIP1L1*, e a parte desse gene na fusão *FIP1L1-PDGFRA* pode determinar a estabilidade e a localização subcelular da proteína de fusão.

Muitos estudos investigaram a frequência do rearranjo cromossômico responsável por gerar o gene de fusão *FIP1L1-PDGFRA* em pacientes com SHE ou LEC. Apesar de esses estudos apresentarem vieses na seleção de pacientes, os dados combinados mostraram que a fusão *FIP1L1-PDGFRA* tem incidência de aproximadamente 10-20% (variando de 3 a 56%) entre os pacientes com hipereosinofília idiopática em países desenvolvidos.

Bibliografia Consultada

COOLS J et al. A tyrosine kinase created by fusion of the PDGFRA and FIP1L1 genes as a therapeutic target of imatinib in idiopathic a tyrosine kinase created by fusion of the PDGFRA and FIP1L1. N Engl J Med. 2003;348(13): 1201-14.

GRIFFINJH et al. Discovery of a fusion kinase in EOL-1 cells and idiopathic hypereosinophilic syndrome. Proc Natl Acad Sci. 2003;100:7830-5.

PARDANANI A et al. CHIC2 deletion, a surrogate for FIP1L1-PDGFRA fusion, occurs in systemic mastocytosis associated with eosinophilia and predicts response to imatinib mesylate therapy. Blood. 2003;102:3093-6.

GOTLIB J; COOLS J. Five years since the discovery of FIP1L1-PDGFRA: what we have learned about the fusion and other molecularly defined eosinophilias. Leukemia. 2008;22:1999-2010.

STOVER EH et al. Activation of FIP1L1-PDGFRα requires disruption of the juxtamembrane domain of PDGFRα and is FIP1L1-independent. Proc Natl Acad Sci. 2006;103:8078-83.

X

Doenças Mieloproliferativas/ Síndrome Mielodisplásica

145 Por que o teste da mutação V617F do gene *JAK2* é um importante critério diagnóstico para as doenças mieloproliferativas crônicas?

Paulo Vidal Campregher

A mutação V617F do gene *JAK2* é a mais frequente em portadores de policitemia vera (PV), trombocitemia essencial (TE) e mielofibrose primária (PMF), ocorrendo também em portadores de anemia refratária com sideroblastos em anel e trombocitose (ARSA-T) e raros pacientes com leucemia mieloide aguda. Estudos *in vitro* e *in vivo* demonstraram de forma conclusiva que essa mutação é causadora dessas síndromes mieloproliferativas.

Desde sua descoberta em 2005, essa mutação tornou-se o marcador diagnóstico mais importante nas doenças mieloproliferativas crônicas (MPC) cromossomo Philadelphia negativas. Como alguns portadores de TE, PMF e PV inicialmente são assintomáticos, apresentando apenas discretas alterações ao hemograma, a presença da mutação *JAK2* V617F confirma o diagnóstico nesses pacientes. Por outro lado, a ausência da mutação não exclui o diagnóstico, já que outros mecanismos genômicos podem causar essas mesmas doenças. Além disso, a mutação V617F do gene *JAK2* pode também estar presentes em pacientes com tromboses venosas sem MPC, e mais raramente em indivíduos hígidos aparentemente sem trombose ou doença hematológica. O significado da presença da mutação nessa população ainda é incerto, mas existem evidências de que este seja um estágio pré-MPC e que esses pacientes apresentam maior risco de desenvolvimento dessas doenças quando comparados à população normal.

Bibliografia Consultada

CAMPREGHER PV et al. Molecular biology of Philadelphia-negative myeloproliferative neoplasms. Rev Bras Hematol Hemoter. 2012;34(2):150-5.

SZPURKA H et al. Refractory anemia with ringed sideroblasts associated with marked thrombocytosis (RARS-T), another myeloproliferative condition characterized by JAK2 V617F mutation. Blood. 2006;108(7):2173-81.

VICENTE C et al. JAK2-V617F activating mutation in acute myeloid leukemia: prognostic impact and association with other molecular markers. Leukemia. 2007;21(11):2386-90.

WERNIG G et al. Expression of Jak2V617F causes a polycythemia vera-like disease with associated myelofibrosis in a murine bone marrow transplant model. Blood. 2006;107(11):4274-81.

COLAIZZO D et al. The JAK2 V617F mutation frequently occurs in patients with portal and mesenteric venous thrombosis. J Thromb Haemost. 2007;5(1): 55-61.

XU X et al. JAK2(V617F): Prevalence in a large Chinese hospital population. Blood. 2007;109(1):339-42.

NIELSEN C et al. The JAK2 V617F somatic mutation, mortality and cancer risk in the general population. Haematologica. 2011;96(3):450-3.

146 Quando é indicado pesquisar a presença da mutação W515L e W515K no gene *MPL*?

Fabio Santos

As mutações W515L e W515K no gene que codifica o receptor da trombopoietina (*MPL*) devem ser pesquisadas em pacientes com trombocitemia essencial e mielofibrose primária que são negativos para a mutação V617F no gene *JAK2*. Essas mutações são encontradas em aproximadamente 5-10% dos pacientes com trombocitemia essencial e mielofibrose primária. Elas ocorrem apenas em pacientes que são negativos para a mutação V671F do gene *JAK2* e no gene *CALR*, embora raríssimos pacientes podem ter duas mutações distintas (exemplo: *JAK2* e *MPL*) em clones distintos. A mutação altera um resíduo de triptofano localizado na região justamembrana da proteína MPL, levando a sua dimerização espontânea, com consequente ativação de vias de sinalização intracelular que levam a aumento da proliferação celular e redução da apoptose. Pacientes com trombocitemia essencial com mutação do *MPL*, quando comparados a pacientes com trombocitemia essencial com mutação no gene *JAK2*, tendem a apresentar hemoglobina mais baixa e incidência inferior de trombose. Pacientes com mielofibrose com mutação do *MPL*, quando comparados àqueles com mielofibrose que apresentam as mutações dos genes *JAK2* e *CALR*, têm maior incidência de anemia, de dependência transfusional e de plaquetopenia. Entre os pacientes com mielofibrose, aqueles que apresentam mutação no gene *MPL* têm sobrevida intermediária entre os pacientes com mutação do gene *CALR* (melhor sobrevida) e os pacientes triplo-negativos (ausência de mutações nos genes *JAK2*, *MPL* e *CALR*).

Bibliografia Consultada

PIKMAN Y et al. MPLW515L is a novel somatic activating mutation in myelofibrosis with myeloid metaplasia. PLoS Med. 2006;3(7):e270.

VANNUCCHI AM et al. Characteristics and clinical correlates of MPL 515W>L/K mutation in essential thrombocythemia. Blood. 2008;112(3):844-7.

KUCHENBAUER F et al. Impact of FLT3 mutations and promyelocytic leukaemia-breakpoint on clinical characteristics and prognosis in acute promyelocytic leukaemia. Br J Haematol. 2005;130(2):196-202.

DEFOUR JP et al. Tryptophan at the transmembrane-cytosolic junction modulates thrombopoietin receptor dimerization and activation. Proc Natl Acad Sci. 2013;110(7):2540-5.

TEFFERI A et al. Long-term survival and blast transformation in molecularly annotated essential thrombocythemia, polycythemia vera, and myelofibrosis. Blood. 2014;124(16):2507-13.

TEFFERI A et al. CALR vs JAK2 vs MPL-mutated or triple-negative myelofibrosis: clinical, cytogenetic and molecular comparisons. Leukemia. 28(7):1472-7.

147 Quando se deve pesquisar por mutações no gene *CALR* em casos de mielofibrose primária e trombocitemia essencial?

Fabio Santos

As mutações no gene *CALR* devem ser pesquisadas em casos de mielofibrose primária e trombocitemia essencial que sejam negativos para a mutação V617F no gene *JAK2*, e raros pacientes com policitemia vera confirmada que sejam negativos para mutações no gene *JAK2* (tanto a mutação V617F como mutações mais raras do éxon 12). Mutações do gene *CALR* ocorrem em pacientes com trombocitemia essencial e mielofibrose primária, em cerca de 20-30% dos casos. As mutações do gene *CALR* são, após a mutação V617F no *JAK2*, as mais comuns nessas duas doenças. Elas ocorrem apenas em pacientes que são negativos para a mutação V617F no *JAK2* e mutações do gene *MPL*. Além disso, trabalho recente descreveu mutações no *CALR* em pacientes com policitemia vera que eram negativos para mutações no gene *JAK2*. As mutações no gene *CALR* são sempre inserções ou deleções (*indels*) que ocorrem sempre no éxon 9 e alteram o quadro de leitura do gene (*frameshift indel*) em 1 par de base, levando à síntese de nova porção carboxiterminal da molécula. Dentro dessas características comuns, existem dezenas de tipos de mutações no gene *CALR*. As mais comuns são a mutação tipo 1 (deleção de 52 pares de base no éxon 9; p.L367fs*46) e tipo 2 (inserção de 5 pares de base TTGTC no éxon 9; p.K385fs*47). Pacientes com trombocitemia essencial com mutações no gene *CALR*, quando comparados a pacientes com mutação V617F no gene *JAK2*, são mais jovens, com predomínio do sexo masculino, com valores mais baixos de hemoglobina e leucócitos, porém valores mais altos de plaquetas. Esses pacientes também apresentam menor incidência de trombose arterial e venosa quando comparados àqueles que apresentam a mutação V617F no gene *JAK2*. Indivíduos com mielofibrose primária que apresentem mutações do gene *CALR* são mais jovens, com predomínio do sexo masculino e com melhor sobrevida entre todos aqueles com mielofibrose, quando comparados aos pacientes com mutação V617F no gene *JAK2, MPL* e perfil molecular triplo negativo. Existe evidência preliminar na literatura que o benefício da mutação no gene *CALR* na sobrevida de pacientes com mielofibrose estaria limitado aos pacientes que apresentem a mutação tipo 1 (deleção de 52 pares de base), porém isso ainda não está confirmado.

Bibliografia Consultada

KLAMPFL T et al. Somatic mutations of calreticulin in myeloproliferative neoplasms. N Engl J Med. 2013;369(25):2379-90.

NANGALIA J et al. Somatic CALR mutations in myeloproliferative neoplasms with nonmutated JAK2. N Engl J Med. 369(25):2391-405.

BROSEUS J et al. Presence of calreticulin mutations in JAK2-negative polycythemia vera. Blood. 2014;124(26):3964-6.

TEFFERI A et al. Long-term survival and blast transformation in molecularly annotated essential thrombocythemia, polycythemia vera, and myelofibrosis. Blood. 2014;124(16):2507-13.

TEFFERI A et al. CALR vs JAK2 vs MPL-mutated or triple-negative myelofibrosis: clinical, cytogenetic and molecular comparisons. Leukemia. 2014;28(7): 1472-7.

TEFFERI A et al. The prognostic advantage of calreticulin mutations in myelofibrosis might be confined to type 1 or type 1-like CALR variants. Blood 2014; 124(15):2465-6.

148 A translocação t(5;12), causando a fusão dos genes *ETV6* e *PDGFBR*, está associada a quais doenças?

Ana Carolina Fonseca

A translocação t(5;12)(q33;p13) resulta na formação do gene híbrido *ETV6-PDGFBR* em virtude da justaposição do gene *ETV6* (mapeado em 12p13) e o gene *PDGFBR* (mapeado em 5q33) no cromossomo derivativo 5. O gene *ETV6* codifica um fator de transcrição essencial para a hematopoiese na medula óssea. O gene *PDGFRB* codifica um receptor de tirosina quinase que em adultos atua no processo de cicatrização. A proteína híbrida ETV6-PDGFBR contém o domínio *helix- -loop-helix* da ETV6 e os domínios de tirosina quinase e transmembrânico, ambos da PDGFRB. A proteína ETV6-PDGFBR apresenta atividade constitutiva de tirosina quinase e atua estimulando a proliferação de células precursoras hematopoiéticas e impedindo que essas sofram apoptose. O gene híbrido *ETV6-PDGFBR* está envolvido na patogênese de vários tipos de leucemias mieloides eosinofílicas, entre as quais se incluem a leucemia mielomonocítica crônica (LMMC), leucemia mieloide crônica atípica (LMCa), leucemia mieloide aguda (LMA) com eosinofilia e leucemia mieloide aguda indiferenciada (LMA-M0).

Bibliografia Consultada

STEER EJ; CROSS NC. Myeloproliferative disorders with translocations of chromosome 5q31-35: role of the platelet-derived growth factor receptor beta. Acta Haematol. 2002;107(2):113-22.

DE BRAEKELEER E et al. ETV6 fusion genes in hematological malignancies: a review. Leuk Res. 2012;36(8):945-61.

GOLUB TR et al. Fusion of PDGF receptor beta toa novel ets-like gene, tel, in chronic myelomonocytic leukemia with t(5;12)chromosomal translocation. Cell. 1994;77(2):307-16.

CURTIS CE et al. A novel ETV6-PDGFRB fusion transcript missed by standard screening in a patient with an imatinib responsive chronic myeloproliferative disease. Leukemia. 2007;21(8):1839-41.

YAHATA N et al. Late appearance of t(5;12)(q31;p12) in acute myeloid leukemiaassociated with eosinophilia. Cancer Genet Cytogenet. 1998;107(2):147-50.

TOKITA K et al. Chronicidiopathic myelofibrosis expressing a novel type of TEL-PDGFRB chimaeraresponded to imatinib mesylate therapy. Leukemia. 2007;21(1):190-2.

149 Qual a translocação cromossômica de maior frequência presente nos casos de leucemia promielocítica aguda?

Fabio Santos

A translocação cromossômica presente em 98% dos casos de leucemia promielocítica aguda é a translocação t(15;17)(q24;q21), que forma o gene de fusão quimérico *PML-RARA*, dando origem à proteína do mesmo nome. O ponto de quebra no gene *PML* é variável, podendo localizar-se no íntron 3 (*breakpoint cluster region 3*; bcr3; *short*), no éxon 6 (*breakpoint cluster region 2*; bcr2; *variant*) ou no íntron 6 (*breakpoint cluster region 1*; bcr1; *long*), sendo o mais comum o ponto de quebra bcr1. O ponto de quebra no gene *RARA* é sempre no íntron 2. Pacientes com leucemia promielocítica aguda no ponto de quebra bcr3 tendem a apresentar maior incidência da variante microgranular, taxas mais elevadas de leucócitos e maior incidência da mutação com duplicação interna em tandem do gene *FLT3*. Nos 2% de casos restantes de pacientes com leucemia promielocítica aguda que não apresentem a translocação t(15;17)(q24;q21), podemos ter casos raros de outras translocações que envolvam o gene *RARA*, como t(11;17)(q23;q21), t(5;17)(q13;q21) e t(11;17)(q13:q21). A identificação da translocação t(15;17)(q24;q21) em paciente com leucemia mieloide aguda é de suma importância, pois essa translocação denota sensibilidade ao tratamento com os medicamentos ácido all-transretinoico (ATRA) e trióxido de arsênico (ATO). Recentemente, estudos clínicos comprovaram que o esquema de tratamento com ATRA e ATO é superior a esquemas com quimioterapia para o tratamento de leucemia promielocítica aguda com t(15;17).

Bibliografia Consultada

MELNICK A; LICHT JD. Deconstructing a disease: RARalpha, its fusion partners, and their roles in the pathogenesis of acute promyelocytic leukemia. Blood. 1999;93(10):3167-215.

KUCHENBAUER F et al. Impact of FLT3 mutations and promyelocytic leukaemia-breakpoint on clinical characteristics and prognosis in acute promyelocytic leukaemia. Br J Haematol. 2015;130(2):196-202.

SANZ MA et al. Management of acute promyelocytic leukemia: recommendations from an expert panel on behalf of the European Leukemia Net. Blood. 2009; 113(9):1875-91.

LO-COCO F et al. Retinoic acid and arsenic trioxide for acute promyelocytic leukemia. N Engl J Med. 2013;369(2):111-21.

150 Por que o gene *GATA1* deve ser pesquisado em crianças com síndrome de Down (SD) portadoras de doença mieloproliferativa transitória (DMT) ou leucemia mieloide aguda (LMA)?

Beatriz Dolabela de Lima

Para DMT e LMA, especificamente a leucemia mieloide da SD (LM-SD), o primeiro evento para iniciar a progressão para leucemia é a desregulação da hematopoiese fetal. A expansão de células progenitoras eritroides e megacariocíticas no fígado de fetos com SD leva à maior suscetibilidade para adquirir eventos genéticos secundários. Entre esses, a mutação somática do gene *GATA1* parece ser um passo essencial no início da gênese da DMT e LMA. O gene *GATA1* está localizado no cromossomo Xp11.23 e codifica um fator de transcrição *zinc finger* envolvido na diferenciação eritroide normal e megacariocítica. Várias mutações no *GATA1* foram descritas em DMT e LM-SD, mas todas elas produzem uma proteína truncada sem o terminal amino, chamada GATA1 curta (GATA1s). Mutações somáticas no *GATA1* são detectadas quase que exclusivamente e de forma uniforme em todos os casos de DMT e LM-SD. As mutações não são detectadas em casos de LMA não SD ou LLA com SD ou em amostras de medula óssea de pacientes LM-DS em remissão. GATA1 mutada induz o acúmulo de precursores megacariocíticos pouco diferenciados, como observado na DMT. Essas células podem regredir logo após o nascimento ou adquirir eventos genéticos adicionais que levam ao desenvolvimento da LM-SD. A frequência desproporcional de mutações no *GATA1* em crianças com SD com DMT e LMA sugere que a trissomia do cromossomo 21 tem efeito positivo sobre a ocorrência de mutações no *GATA1*.

As mutações no *GATA1* da DMT e LM-SD são clonais e, geralmente, a mesma mutação verificada na DMT é posteriormente encontrada na LM-SD. A doença residual mínima (DRM) caracteriza-se pela persistência de pequeno número de células blásticas resistentes que não desaparecem durante a remissão espontânea da DMT e durante o tratamento da LM-SD. Essas células escapam à ação das drogas por não estarem em fase proliferativa do ciclo celular e as mutações detectadas no *GATA1* podem ser utilizadas ao diagnóstico de DMT ou LM-SD como marcadores clonais estáveis para o monitoramento da DRM nesses pacientes.

Bibliografia Consultada

HITZLER JK; ZIPURSKY A. Origins of leukaemia in children with Down syndrome. Nat Rev Cancer. 2005;5:11-20.

WECHSLER J et al. Acquired mutation in GATA 1 in the megakaryoblastic leukemia of Down syndrome. Nat Genet. 2002;32:148-52.

XU G et al. Frequent mutations in the GATA-1 gene in the transient myeloproliferative disorder of Down syndrome. Blood. 2003; 102(8):2960-8.

CRISPINO JD. GATA1 mutations in Down syndrome: implications for biology and diagnosis of children with transient myeloproliferative disorder and acute megakaryoblastic leukemia. Pediatr Blood Cancer. 2005;44(1):40-4.

151 Quais são as alterações moleculares mais frequentes na síndrome mielodisplásica (SMD)?

Fernando Janczur Velloso

A síndrome mielodisplásica (SMD) representa um grupo heterogêneo de doenças hematopoiéticas clonais que acomete de 3 a 5/100.000 pessoas no mundo, principalmente a partir da sexta década de vida. A SMD caracteriza-se principalmente por hematopoiese displásica de uma ou mais linhagens na medula óssea, manifestando-se por citopenias periféricas de vários níveis, podendo evoluir em cerca de 15% dos casos para leucemia mieloide aguda (LMA). A hematopoiese deficiente se deve a alterações moleculares somáticas em células progenitoras hematopoiéticas (CPH) na medula óssea. Mutações nas CPHs acarretam vantagens proliferativas que levam à expansão clonal dessas células indiferenciadas. Alterações no microambiente medular, como a liberação de citocinas, promovem a morte por apoptose da população de CPH normais, favorecendo as emergências dos clones mutados. Essas linhagens clonais apresentam instabilidade genética com risco elevado de transformação maligna, o que caracteriza o surgimento da LMA.

A SMD é classificada como primária quando a etiologia é desconhecida e como secundária quando as alterações moleculares são relacionadas à terapia quimioterápica ou radioterápica. Diversas categorias de alterações moleculares estão associadas à SMD, entre elas, aberrações cromossômicas, mutações de ponto, variações no número de cópias gênicas e modulação de expressão. As aberrações cromossômicas são as alterações mais frequentemente observadas em pacientes com SMD, principalmente as não equilibradas, presentes em cerca de 50% dos casos primários e 80% dos casos secundários da síndrome. Entre essas aberrações, as mais frequentes são a deleção do braço longo ou monossomia dos cromossomos 5 e 7, ambos presentes em 10% dos casos primários e 40-50% dos casos secundários. São também comuns a trissomia do cromossomo 8 e a deleção do braço longo do cromossomo 20, observadas em 5 a 10% dos casos primários e em 23% e 2% dos casos secundários, respectivamente. Aberrações cromossômicas equilibradas também são observadas na SMD, como as translocações t(11;16) e t(3;21), presentes em, respectivamente, 2% e 3% dos casos de SMD secundários. Essas aberrações cromossômicas podem acumular-se devido à instabilidade genética das células gerando cariótipos complexos, que estão associados a pior prognóstico e risco aumentado de progressão para LMA.

O modelo molecular da emergência de neoplasias prevê o acúmulo de duas mutações, levando à perda de ambas as cópias de um gene. As aberrações cromossômicas observadas na SMD podem agir em combinação com mutações de ponto ou microdeleções, observadas em cerca de 78% dos pacientes, para inativar genes supressores do tumor. Por exemplo, a deleção frequente do braço longo do cromossomo 5 leva à perda de genes como *IRF1* e *EGR-1*, enquanto a deleção no 17 leva à perda do oncogene *TP53*. É importante ressaltar que a perda de função de um dos alelos desses genes pode ocorrer também por supressão de sua expressão por mecanismos epigenéticos. Recentemente, técnicas de sequenciamento em larga escala permitiram a detecção de mutações frequentes em genes relacionados a importantes vias de regulação celular, podendo tanto agir em combinação com aberrações cromossômicas quanto apresentar disfunção quando em heterozigose. Entre eles, destacam-se genes da via de *splicing* como *SF3B1* (60% dos casos) e *U2AF1* (6-12% dos casos) e de vias de regulação epigenética como *TET2* (20-25% dos casos), *ASXL1* (21% dos casos) e *DNMT3A* (8% dos casos). Acredita-se atualmente que alterações epigenéticas, como a alteração no padrão de metilação nas ilhas CpG próximas a promotores de oncogenes e outros genes que regulam o ciclo celular, são um fator decisivo na manifestação e progressão da SMD.

Bibliografia Consultada

VISCONTE V; TIU RV; ROGERS HJ. Pathogenesis of myelodysplastic syndromes: an overview of molecular and non-molecular aspects of the disease. Blood Res. 2014;49:216-27.

CREMERS EM et al. Immunophenotyping for diagnosis and prognosis in MDS: ready for general application? Best Pract Res Clin Haematol. 2015;28(1): 14-21.

ORNSTEIN MC; MUKHER JEE. More is better: combination therapies for myelodysplastic syndromes. Best Pract Res Clin Haematol. 2015;28(1):22-31.

BACHER U; KOHLMANN A; HAFERLACH T. Mutational profiling in patients with MDS: Ready for every-day use in the clinic? Best Pract. Res Clin Haematol. 2015;28(1):32-42.

GANAN-GOMEZ I et al. Deregulation of innate immune and inflammatory signaling in myelodysplastic syndromes. Leukemia. 2015;29(7):1458-69.

XI

Mieloma Múltiplo

152 Como prever e orientar o tratamento de mieloma múltiplo com base na pesquisa da deleção 13q14?

Fernando Janczur Velloso

O mieloma múltiplo (MM) é o segundo tipo de câncer hematológico mais frequente, caracterizado por neoplasia em células plasmáticas promovendo sua expansão clonal na medula óssea. A doença, que acomete cerca de 6/1000.000 pessoas na América do Norte e Europa, é tipicamente detectada entre a quinta e sexta décadas de vida, pela presença de imunoglobulinas monoclonais no plasma e urina. Os tumores originados das células plasmáticas dos pacientes com MM apresentam grande heterogeneidade genética. A neoplasia nessas células é causada principalmente por aberrações cromossômicas, tanto numéricas, quanto estruturais. Essas variações genéticas estão entre os fatores mais importantes para a definição da terapia da MM e de seu prognóstico, com taxas de sobrevida que podem variar de vários meses a mais de 10 anos.

Entre as aberrações cromossômicas observadas em pacientes com MM, são frequentes aquelas em que ocorre deleção de uma porção ou de um braço cromossômico. As deleções cromossômicas mais frequentes estão associadas a prognósticos ruins, com sobrevida reduzida e pior resposta a tratamentos químio e radioterápicos. As deleções mais frequentes são detectadas em cariótipos complexos, podendo estar associadas a translocações, mas podem também ser detectadas isoladamente. Entre as deleções observadas, pode-se destacar as do cromossomo 13, particularmente a 13q14, detectada em mais de 15% dos casos de MM. Técnicas de hibridização *in situ* sugerem que cerca de 50% dos pacientes com MM podem apresentar microdeleções nessa região. As células que carregam essa deleção apresentam maior taxa proliferativa, possivelmente pela ausência do gene supressor de tumor *RB1*, conferindo maior invasividade tumoral. A detecção de deleção 13q14 é reconhecida como um dos fatores mais importantes para o prognóstico. Os portadores dessa deleção apresentam baixa taxa de sobrevida geral e livre de evento, assim como alta taxa de recidiva, mesmo após tratamento quimioterápico de alta dose, resultando em prognóstico bastante desfavorável. A detecção dessa deleção, associada a altos níveis de betamicroglobina, podem ser considerados fatores de alto risco, que indicam o emprego imediato de tratamento quimioterápico agressivo.

Bibliografia Consultada

DRACH J et al. The biology of multiple myeloma. J Cancer Res Clin Oncol. 2000; 126(8):441-7.

CAGNETTA A et al. Mechanisms and Clinical Applications of Genome Instability in Multiple Myeloma. Bio Med Res Int. 2015;2015:9430-96.

PANAYIOTIDIS P; KOTSI P. Genetics of small lymphocyte disorders. Sem Hematol. 1999;36(2):171-7.

JUGE-MORINEAU N et al. The retinoblastoma susceptibility gene RB-1 in multiple myeloma. Leuk Lymphoma. 1997;24(3-4):229-37.

KAUFMANN H et al. Beneficial effect of high-dose chemotherapy in multiple myeloma patients with unfavorable prognostic features. Ann Oncol. 2003;14(11): 1667-72.

153 Que outras alterações cromossômicas estão associadas ao prognóstico de mieloma múltiplo?

Fernando Janczur Velloso

Entre os portadores de mieloma múltiplo (MM), as aberrações cromossômicas mais comuns são as variações numéricas, entre as quais o aparecimento de cromossomos diploides é o mais prevalente. Essas aberrações dão origem ao mieloma múltiplo hiperdiploide (H-MM), o subtipo mais frequente de MM, no qual se observam diploidias múltiplas, principalmente dos cromossomos 3, 5, 7, 9, 11, 15, 19 e 21, com número total de cromossomos nas células podendo chegar a 75. O H-MM está associado a bom prognóstico, com contagem de plaquetas normalmente alta e boa resposta ao tratamento. Entre as variações estruturais, são observadas diversas translocações, como at(11;14), com prevalência de 16% nos pacientes, e t(6;14), com prevalência de 3%. Nessas duas translocações ocorre justaposição de genes ligados a vias de ciclinas com o lócus da cadeia pesada da imunoglobulina (IgH) no cromossomo 14. Ambas as translocações estão associadas a bom prognóstico, com sobrevida mais extensa dos pacientes e com boa resposta ao tratamento quimioterápico. As demais translocações observadas no MM estão associadas a prognósticos ruins, com baixa sobrevivência e resposta ao tratamento. Entre elas se destacam a translocação t(4;14), presente em 3% dos pacientes, onde ocorre a justaposição de oncogenes como *FGFR3* com o lócus do IgH, especificamente do subtipo A (IgA), e a t(14;16), que ocorre em 5% dos pacientes e leva à desregulação do oncogene *C-MAF*. As deleções cromossômicas de braço curto ou longo são também frequentes em pacientes com MM. As deleções cromossômicas mais frequentes estão associadas a prognósticos ruins, com sobrevida reduzida e pior resposta ao tratamento. Entre as deleções observadas, cerca de 11% ocorrem no braço curto do cromossomo

17 (del 17p13). Essa deleção leva à ausência de um alelo do gene *TP53*, que em 37% dos casos é encontrada em combinação com uma segunda mutação de ponto no outro alelo do *TP53*. São ainda observadas deleções no braço curto do cromossomo 1 (1p21), presentes em 18% dos pacientes que apresentam prognóstico ruim. Essa deleção pode anular a expressão de diversos genes, incluindo *CDC14A*, *CDKN2C*, *FAF1*, *MTF2*, estando normalmente associada à proliferação aumentada das células.

Bibliografia Consultada

SAKI N et al. Association of chromosomal translocation and MiRNA expression with the pathogenesis of multiple myeloma. Cell J. 2014;16(2):99-110.

CORRE J; MUNSHI N; AVET-LOISEAU H. Genetics of multiple myeloma: another heterogeneity level? Blood. 2015;125(12):1870-6.

SALTARELLA I et al. Identify multiple myeloma stem cells: Utopia? World J Stem Cells. 2015;7(1):84-95.

CHESI M; BERGSAGEL PL. Molecular pathogenesis of multiple myeloma: Basic and clinical updates. Int J Hematol. 2013;97(3):313-23.

PRIDEAUX SM et al. The genetic architecture of multiple myeloma. Adv Hematol. 2014;2014:1-16.

KAUFMANN H et al. Beneficial effect of high-dose chemotherapy in multiple myeloma patients with unfavorable prognostic features. Ann Oncol. 2003;14(11): 1667-72.

DRACH J et al. The biology of multiple myeloma. J. Can Res Clin Oncol. 2000; 126(8):441-7.

XII

HPV e Câncer

154 Como as infecções por HPV podem originar câncer do colo uterino?

Aurora Marques Cianciarullo

Por um longo período, o HPV não foi considerado uma infecção importante, pois só se sabia sobre sua relação com as verrugas anogenitais. Ao analisar as conversões malignas raras de verrugas genitais em carcinomas de células epiteliais, Harald zur Hausen propôs a hipótese de o câncer cervical ser resultante da infecção causada pelo vírus encontrado em condiloma acuminado ou verruga genital. A constatação dessa relação tornou-se um marco científico altamente relevante para a saúde pública global.

O câncer cervical ou câncer de colo uterino pode originar-se por meio da infecção por alguns tipos predominantes de HPVs: HPV16, HPV18, HPV31, HPV33 e HPV45, denominados por HPVs de alto risco para o desenvolvimento de câncer. Os HPVs de alto risco constituem um subconjunto do gênero *Alphapapillomavirus* e são considerados os mais prevalentes na população, correspondendo a 90% dos casos. Esse subconjunto causa, na maioria dos indivíduos infectados, apenas lesões orais e genitais imperceptíveis, as quais são consideradas infecções transientes, com duração de 1 a 2 anos, seguidas pela eliminação do vírus pelo sistema imune. Apenas 10% dos infectados desenvolverão a progressão maligna para o câncer, que está associada com a infecção persistente, sendo os HPVs 16 e 18 os causadores de 70% dos casos. O HPV é responsável por cerca de 5% das mortes globais em decorrência de câncer.

Os HPVs possuem no genoma os oncogenes virais *E6* e *E7*, os quais são requeridos para a iniciação e manutenção do fenótipo maligno em câncer HPV-positivo, porém não o fazem isoladamente. Esses oncogenes são responsáveis pela expressão das oncoproteínas E6 e E7, que são multifuncionais e interferem com proteínas importantes reguladoras do ciclo celular, responsáveis pela proliferação excessiva de células, reparo de DNA deficiente e acúmulo de danos genéticos nas células infectadas.

O ciclo de vida do HPV está ligado diretamente à diferenciação epitelial. Inicialmente, os HPVs infectam células pouco diferenciadas, proliferativas e o compartimento basal dos epitélios estratificados. Nesse momento, o genoma viral se hospeda com baixo número de cópias, sem ocorrer a produção da progênie do vírus. No entanto, quando as células basais infectadas se dividem, as novas células migram para o compartimento suprabasal para finalizar a diferenciação, iniciando, então, a fase produtiva do ciclo de vida viral.

A partir desse estágio, as células suprabasais são reprogramadas pelo vírus para amplificar o número de cópias do genoma viral. A progênie do vírus, expressando as proteínas do capsídeo L1 e L2, é liberada para o meio nas camadas mais superficiais do epitélio. Embora a organização do ciclo de vida dos HPVs de alto risco seja muito semelhante à dos tipos de HPVs de baixo risco, os dois grupos diferem significativamente na sua capacidade em conduzir a entrada no ciclo celular e a proliferação celular nas camadas celulares basais/parabasais. Acredita-se que essa diferença esteja relacionada, pelo menos em parte, a distintas capacidades de as proteínas de alto e baixo risco E6 modularem a atividade de p53 e de proteínas do domínio PDZ, assim como a capacidade diferencial das proteínas E7 em atingir vários membros diferentes da família da proteína do retinoblastoma, a pRb.

A relação do HPV com a carcinogênese cutânea pode estar na inibição de apoptose pela oncoproteína E6 de alguns tipos de HPVs cutâneos e na degradação da p53 pela E6 do HPV 20, porém, o papel dos tipos de HPVs nos carcinomas de células epiteliais ainda não foi totalmente esclarecido.

Estudos recentes demonstram a presença da oncoproteína E6 no núcleo e no citoplasma celular e, principalmente, a presença de E6 intramitocondrial, tanto em células transformadas por HPV16 e HPV18, como em células transfectadas com vetores contendo o oncogene viral *E6* de HPV16. Além disso, E7 foi detectada no interior do núcleo e dispersa no citoplasma celular, porém não houve detecção de E7 intramitocondrial, fato que favorece a hipótese da participação de E6 intramitocondrial em atividade inibidora de apoptose, contribuindo, dessa forma, para a oncogênese celular.

As pesquisas prosseguem na expectativa de detectar novos elos envolvidos no processo de infecção viral por HPV, ainda não descritos na literatura científica, focalizando na busca por alvos terapêuticos eficientes para o desenvolvimento e aperfeiçoamento de drogas e imunoterápicos mais eficazes no combate à infecção, de ações profilática e terapêutica, acessíveis a todas as classes sociais globais.

Bibliografia Consultada

ZUR HAUSEN, H Condyloma acuminate and human genital cancer. Cancer Res. 1976;36:794. http://cancerres.aacrjournals.org/content/36/2 Part_2/794. full.pdf

STANLEY MA et al. HPV infection, anal intra-epithelial neoplasia (AIN) and anal cancer: current issues. Bio Med Central Cancer. 2012;12(1):1-4.

CIANCIARULLO AM. Profilaxia contra o papilomavírus humano. Rev Sodebras, São Paulo. 2014;9(100):8-15. Disponível em: http://www.sodebras.com.br

CIANCIARULLO AM. Prophylaxis against human papillomavirus. Rev Sodebras, São Paulo. 2014;9(100):134-41. Disponível em: http://www.sodebras.com.br

DOORBAR J et al. The biology and life-cycle of human papillomaviruses. Vaccine. 2012;30(S5):F55-70.

MANDIC A. Primary prevention of cervical cancer: prophylactic human papillomavirus vaccines. J BUON. 2012;17:422-7.

MUNÕZ N et al. Chapter 1: HPV in the etiology of human cancer. Vaccine. 2006;24:S3/1-S3/10.

ZUR HAUSEN H. Papillomaviruses in the causation of human cancers – a brief historical account. Virology. 2009;384:260-5.

GAMMOH N et al. Regulation of human papillomavirus type 16 E7 activity through direct protein interaction with the E2 transcriptional activator. J Virol. 2006;80:1787-97.

ZUR HAUSEN H. Papillomaviruses in human cancers. Proc Assoc Am Physic. 1999;111:581-7.

ZUR HAUSEN, H Papillomavirus and cancer: from basic studies to clinical application. Nat Rev Cancer. 2002;2:342-50.

FEI JW. Degradation of HPV20E6 by p53: Delta Np63 alpha and mutant p53R248W protect the wild type p53 mediated caspase-degradation. Int J Cancer. 2008;123:108-16.

JACKSON S et al. Role of Bak in UV-induced apoptosis in skin cancer and abrogation by HPV E6 proteins. Genes Dev. 2000;14:3065-73.

KAVATI EA. Interação de oncoproteínas virais E6 e E7 de HPV16/18 com alvos celulares potenciais para o desenvolvimento de estratégias terapêuticas. São Paulo, Dissertação (Mestrado). Instituto de Ciências Biomédicas, Universidade de São Paulo, 2012. Disponível em: http://www.teses.usp.br/teses/disponiveis/87/87131/tde-26112012-103224/

155 Quais são as indicações clínicas para a pesquisa da presença de RNA mensageiro da oncoproteína E6/E7 do vírus HPV?

Aurora Marques Cianciarullo

A infecção por HPV é de grande relevância clínica, devido ao fato de ser o patógeno mais comum em doenças sexualmente transmissíveis (DST), sendo a prevenção da infecção o caminho mais seguro. O exame de Papanicolaou, conhecido também por esfregaço cervicovaginal e colpocitologia oncótica cervical, desenvolvido pelo médico patologista grego Georgious Papanikolaou na década de 1920, foi reconhecido e adotado na clínica médica na década de 1940, pois demonstrou ser eficaz na detecção de lesões precursoras do câncer de colo do útero e vagina. Esse teste também permite a avaliação clínica da ação hormonal sobre os genitais e, assim, a correção do distúrbio, sendo ainda hoje recomendado pela Organização Mundial da Saúde e Ministério da Saúde.

Entretanto, após o estabelecimento da infecção, a determinação segura da presença de HPV é fundamental para a definição da terapia mais adequada a ser aplicada aos pacientes. Dessa forma, além de saber quando o teste para a presença de HPV é adequado e como realizar o procedimento em várias amostras clínicas, é de extrema importância também observar o grau de confiabilidade nos métodos e produtos disponíveis comercialmente.

Os *kits* de teste domiciliar para HPV disponíveis não são recomendados como método de rastreamento do câncer para as mulheres infectadas por HPV, pois são menos precisos do que os testes laboratoriais. As anomalias cervicais são normalmente selecionadas por citologia e/ou detecção do DNA de HPV de alto risco, entretanto, ambos os métodos são imperfeitos para a previsão de quais mulheres precisam de tratamento, pois foi constatado que tipos específicos de HPV determinam riscos distintos para a persistência e progressão das lesões.

A detecção do tipo viral por meio da análise de expressão do RNAm codificador das oncoproteínas E6/E7 do HPV pós-colposcopia mostrou sensibilidade semelhante, mas é considerada mais específica do que a citologia pós-colposcopia. Além disso, o teste de RNAm de HPV foi mais sensível e específico do que a repetição da citologia em triagem de mulheres com citologia de lesão intraepitelial escamosa de baixo grau, com maior valor preditivo positivo. Portanto, a detecção do tipo viral através da expressão do RNAm codificador das oncoproteínas E6/E7 do HPV alerta quanto à necessidade de atenção especial no tratamento dessas pacientes, devido ao maior risco para a progressão da doença.

Por essa razão, a detecção de RNAm de E6/E7 de HPVs de alto risco tipos 16, 18, 31, 33 e 45 por reação em cadeia da polimerase de transcrição reversa quantitativa (qRT-PCR) adquiriu o *status* de "padrão-ouro" para a detecção de HPVs oncogênicos, por meio da demonstração de HPVs de alto risco transcricionalmente ativos no tecido tumoral. Entretanto, esses testes também se encontram em fase de aprimoramento, como o teste recentemente proposto denominado *CervicGen HPV RT-qDX®* (Optipharm, Osong, Republic of Korea), para rastreamento e diagnóstico do câncer de colo uterino. Aparentemente, o teste para detectar RNAm de HPV por RT-qPCR supera as deficiências da especificidade mais baixa, vista no ensaio de DNA, superando também a menor sensibilidade do teste de amplificação em tempo real baseado em sequências de ácidos nucleicos (NASBA) de RNAm de HPV comercializado no ensaio de amostras *ThinPrep Pap test®* (Hologic, Inc. Bedford, MA, EUA).

Resumindo, a detecção de DNA de HPV de alto risco na identificação histológica oferece alta sensibilidade e baixa especificidade para a neoplasia intraepitelial cervical de grau moderado ou avançado. Há evidências de que o teste para a detecção do RNAm de E6/E7 de HPV é mais específico do que os testes de DNA de HPV e também mais eficiente do que a citologia para a triagem de HPV em mulheres DNA-positivas. Entretanto, parece haver sempre a necessidade da associação de métodos para um diagnóstico mais seguro e tratamento mais eficiente para cada caso clínico.

Outro teste recente desenvolveu a tecnologia da hibridização *in situ* de RNA, denominada *RNAscope* (Advanced Cell Diagnostics, Inc.

Hayward, CA, EUA), para a detecção *in situ* de HPVs transcricionalmente ativos em células escamosas de carcinoma de cabeça e pescoço. Considerando que a detecção de RNAm de E6/E7 por qRT-PCR exige a extração de RNA que destrói o tecido tumoral, um contexto crítico para a correlação morfológica, tem sido difícil adotar essa metodologia na prática clínica de rotina. Nesse sentido, o ensaio *RNAscope* permite a visualização direta de RNAm em amostras de tecidos fixados em formalina e incluídos em parafina, com a sensibilidade para detectar uma única molécula e resolução de uma única célula, que permite a análise *in situ* altamente sensível e específica de qualquer biomarcador de RNA em amostras clínicas de rotina. O ensaio *RNAscope* para HPV foi concebido para detectar RNAm E6/E7 de sete genótipos de HPV de alto risco (HPV 16, 18, 31, 33, 35, 52, e 58), utilizando um conjunto de sondas específicas de cada genótipo. Ele tem demonstrado excelente sensibilidade e especificidade em relação ao método atual "padrão-ouro" de detecção de RNAm E6/E7 por qRT-PCR. A detecção de HPV determinada pela *RNAscope* apresenta alto valor prognóstico em pacientes com câncer de orofaringe.

Bibliografia Consultada

ARBYN M et al. Accuracy of human papillomavirus testing on self-collected versus clinician-collected samples: a meta-analysis. Lancet Oncol. 2014;15:172-83.

CIANCIARULLO AM. Profilaxia contra o papilomavírus humano. Rev Sodebras, São Paulo. 2014;9(100):8-15. Disponível em: http://www.sodebras.com.br

CIANCIARULLO AM. Prophylaxis against human papillomavirus. Rev Sodebras, São Paulo. 2014;9(100):134-41. Disponível em: http://www.sodebras.com.br

KARANAM B et al. Vaccination with HPV16 L2E6E7 fusion protein in GPI-0100 adjuvant elicits protective humoral and cell-mediated immunity. Vaccine. 2009;27:1040-9.

WESTRA WH. Detection of human papillomavirus (HPV) in clinical samples: Evolving methods and strategies for the accurate determination of HPV status of head and neck carcinomas. Oral Oncol. 2014;50(9):771-9.

WHEELER CM et al. Human papillomavirus genotypes and the cumulative 2-year risk of cervical precancer. J Infect Dis. 2006;194(9):1291-9.

CORNET I et al. Variant Study Group. Human papillomavirus type 16 genetic variants: phylogeny and classification based on E6 and LCR. J Virol. 2012; 86(12):6855-61.

CORNET I et al. HPV16 genetic variation and the development of cervical cancer worldwide. Br J Cancer. 2013;108(1):240-44.

SORBYE SW et al. HPV E6/E7 mRNA testing is more specific than cytology in post-colposcopy follow-up of women with negative cervical biopsy. PLoS One. 2011;6(10):e26022.

SORBYE SW et al. Triage of women with low-grade cervical lesions--HPV mRNA testing versus repeat cytology. PLoS One. 2011;6(8):e24083.

MUNKHDELGER J et al. Performance of HPV E6/E7 mRNA RT-qPCR for screening and diagnosis of cervical cancer with ThinPrep Pap test samples. Exp Mol Pathol. 2014;97(2):279-84.

WANG H et al. RNAscope for in situ detection of transcriptionally active human papillomavirus in head and neck squamous cell carcinoma. J Vis Exp. 2014;85. Disponível em: http://www.jove.com/pdf/51426/jove-protocol-51426--rnascope-for-situ-detection-transcriptionally-active-human/http://www.jove.com/video/51426

156 As infecções por HPV podem originar somente câncer de colo uterino?

Aurora Marques Cianciarullo

Não. Além do câncer de colo uterino ou cervical, há outros cânceres como orofaríngeo, de cabeça e pescoço, de pênis, vagina e ânus também causados por HPV, portanto, passíveis de prevenção com a adoção de medidas profiláticas, como as recomendadas pelo Ministério da Saúde e Organização Mundial da Saúde (OMS).

Portanto, o HPV é o agente etiológico de lesões proliferativas benignas, como as verrugas anogenitais, e transformações malignas, causando algumas das doenças sexualmente transmissíveis (DST) mais comuns, o câncer cervical ou câncer de colo do útero, o terceiro tipo de câncer mais frequente em mulheres de todo o mundo, sendo os HPVs 16 e 18 os causadores de 70% dos casos. Também estão associados ao câncer anal, peniano, cabeça e pescoço e orofaríngeo. Os HPVs de baixo risco são causadores das verrugas anogenitais, entre eles os HPVs 6 e 11 são responsáveis por mais de 90% dos casos. O HPV é responsável por cerca de 5% das mortes globais em decorrência de câncer.

A via de transmissão mais comum do HPV ocorre pelo contato direto com a pele ou mucosas infectadas pelo vírus, na relação sexual vaginal ou anal com penetração, porém os contatos manual-genital e/ou genital-oral também têm sido associados à transmissão viral. Há também estudos sobre vias não sexuais de transmissão, incluindo a materno-fetal durante a gestação e o parto vaginal. Há evidências de que a infecção por HPV acontece mais frequentemente em grávidas do que em não grávidas, sendo constatada maior progressão de displasia de carcinoma cervical em gestantes. A transmissão intrauterina fetal poderia ser causada pela ascensão da infecção através do canal cervical infectado (via transcervical), ou hematologicamente pela placenta (via hematogênica). O DNA de HPV foi detectado em fluido amniótico, membranas fetais, células trofoblásticas placentárias, no trato orofaríngeo de crianças nascidas através de parto cesariano, bem como em material de aborto espontâneo. Como a concordância entre tipos de HPV detectados em crianças e nas respectivas mães varia de 57 a 69%, significa que as infecções por HPV em crianças também podem ser adquiridas de fontes diferentes da materna.

Em 2014, o aumento mundial de cânceres em geral foi de cerca de 22 milhões de novos casos. Estudo recente, realizado no Brasil, México e Estados Unidos, revelou que 50% dos homens voluntários entre 18 e 70 anos de idade estavam infectados com algum tipo de HPV e 30% eram portadores de HPVs de alto risco para o desenvolvimento de algum tipo de câncer associado ao vírus. Portanto, a relevância de ampliar a campanha de vacinação também aos meninos adolescentes fica bastante evidente.

É claro que se a vacinação profilática contra o HPV fosse implantada globalmente e acessível a todos os cidadãos, motivados através de campanhas esclarecedoras sobre sua importância, os cânceres HPV--positivos poderiam ser eliminados ou, pelo menos, mantidos amplamente controlados.

Bibliografia Consultada

ALBERT CJ et al. HIV is an important risk factor for human papillomavirus types 16 and 18 seropositivity among sexually active men who have sex with men. Sex Transm Dis. 2015;42(3):129-34.

CIANCIARULLO AM. Profilaxia contra o papilomavírus humano. Rev Sodebras, São Paulo, 2014;9(100):8-15. Disponível em: http://www.sodebras.com.br

CIANCIARULLO AM. Prophylaxis against human papillomavirus. Rev Sodebras, São Paulo. 2014;9(100):134-41. Disponível em: http://www.sodebras.com.br

YUDIN MH. HPV vaccination: time to end the debate. J. Pediatr Adolesc Gynecol. 2010;23:55-6.

DALIANIS T. Human papillomavirus and oropharyngeal cancer, the epidemics, and significance of additional clinical biomarkers for prediction of response to therapy (Review). Int J Oncol. 2014;44(6):1799-805.

DONÀ MG et al. Alpha, beta and gamma human papillomaviruses in the anal canal of HIV-infected and uninfected men who have sex with men. J Infect. 2015;71(1):74-84.

EMAL A et al. Annual Report to the Nation on the Status of Cancer, 1975-2009, featuring the burden and trends in human papillomavirus (HPV)-associated cancers and HPV vaccination coverage levels. J Natl Can Inst. 2013;105: 175-201.

SICHERO L et al. Diversity of human papillomavirus in the anal canal of men: the HIM Study. Clin Microbiol Infect. 2015;21(5):502-9.

VEO CA et al. Clinical characteristics of women diagnosed with carcinoma who tested positive for cervical and anal high-risk human papillomavirus DNA and E6 RNA. Tumour Biol. 2015;36(7):5399-405.

ARMBRUSTER-MORAES E et al. Presence of human papillomavirus DNA in amniotic fluids of pregnant women with cervical lesions. Gynecol Oncol. 1994;54:152-8.

KAVATI EAet al. Interaction of HPV16L1L2 VLP with stem cells CD34+/CD117+ of the human amniotic fluid. In: MÉNDEZ-VILAS A. Current Microscopy Contributions to Advances in Science and Technology. 5th ed. Badajóz, Spain: Formatex Research Center, 2012. p. 617-24.

RINTALA MA et al. Transmission of high-risk human papillomavirus (HPV) between parents and infant: a prospective study of HPV in families in Finland. J Clin Microbiol. 2005;43:376-81.

ROMBALDI RL et al.Transplacental transmission of human papillomavirus. Virol J. 2008;5:106-20.

WHO, 2014. Disponível em: http://saude.ig.com.br/minhasaude/2014-02-04/mundo-contempla-maremoto-de-cancer-e-custos-fogem-do-controle-diz-oms.html

GIULIANO AR et al. Incidence and clearance of genital human papillomavirus infection in men (HIM): a cohort study. Lancet. 2011;377:932-40.